아기는 건강하게, 엄마는 날씬하게

소피아의
임산부 요가

prologue

엄마가 행복해야 아기도 행복합니다

요가를 통해 많은 임산부들을 만났습니다. 그들과 함께 지내면서 겪은 신비롭고 조심스러운 경험은 임신이 주는 행복에 대해, 또 그로 인한 변화에 대해 생각하는 계기가 되었습니다. 저 또한 임신을 하게 되었고 이론과 실제에 큰 차이가 있다는 것을 깨달았습니다. 그래서 임산부들의 소소한 고민부터 힘든 문제들까지 다양한 경험을 바탕으로 자료를 모으고 연구했습니다. 그리고 그 자료와 제 경험을 접목해 임산부만을 위한 요가 프로그램을 만들었습니다.

소피아의 임산부 요가는 임신 중에는 물론 출산 후까지 할 수 있는 요가 프로그램입니다. 임산부뿐 아니라 가족이 함께 할 수 있는 요가랍니다. 특히, 요가가 꼭 필요하지만 하러 나갈 시간이 부족하거나 배우기 어려운 지역에 사는 임산부들도 집에서 쉽게 할 수 있도록 따라 하기 쉬우면서 효과적인 동작들로 구성했습니다.

10년 스승보다 뱃속에서의 10개월이 훨씬 더 중요하다는 말이 있습니다. 실제로 태아는 단순히 자라기만 하는 것이 아니라 모체의 영향을 매우 많이 받는다는 조사 결과들도 있습니다. 영양 상태부터 감정까지 엄마와 태아는 하나로 이어져 있습니다. 그렇기 때문에 엄마가 건강해야 아이도 건강하고, 엄마가 행복해야 아이도 행복합니다.

자신을 사랑하는 마음으로, 아이를 보살피는 마음으로 지금의 소중한 시간을 누리세요. 이 책이 도움이 되어줄 것입니다. 아기와 엄마의 건강과 행복을 기원합니다.

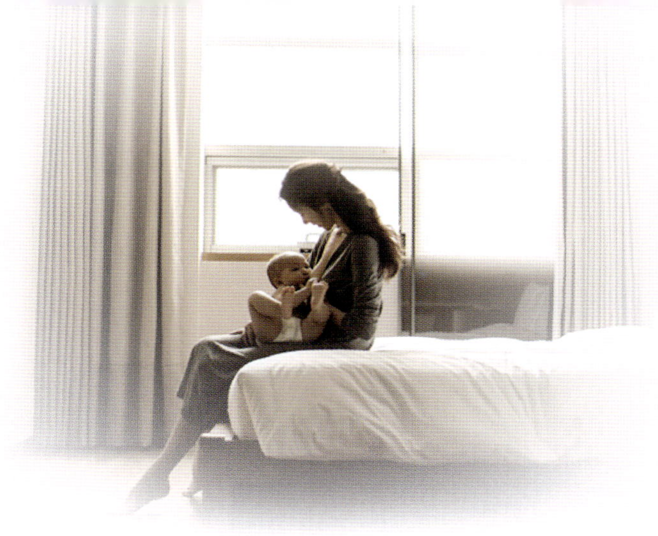

개정판을 내며

2026년 개정판을 출간하며 독자님들께 깊은 감사의 마음을 전합니다.
이 책은 엄마가 딸에게 선물하고, 친구가 친구에게 건네며, 전문가가 자신 있게 권하는 책입니다.
그동안 저는 임신과 출산 그리고 임산부 운동에 관한 연구를 꾸준히 확장해왔습니다. 2014년 첫 아이와 2016년 둘째 아이 모두 제 연구 속에서 태동했기에 저의 임신과 출산 경험은 자연스럽게 학문적 여정의 중심이 되었습니다. 이러한 경험을 바탕으로 2018년 〈임신부를 위한 소매틱 요가의 이론과 실제〉를 발표하고, 2019년 박사학위를 취득했습니다.

매년 약 300명의 새로운 산모님들과 함께하며, 체계적인 프로그램으로 임신기 운동의 안전성과 효과성을 강화해왔습니다. 특히 역아로 인해 어려움을 겪는 산모님들과 '역아 돌리기(p.140)' 자세의 실제적 효과를 확인할 때는 큰 보람을 느끼기도 합니다.

지난 25년간 감각이 신체에 얼마나 중요한 역할을 하는지 거듭 확인했습니다. 요가를 기반으로 한 임신 기간의 움직임은 임산부의 미세한 동작과 감각 조율을 가능하게 하여, 단순한 운동을 넘어 임신과 출산 경험 전반을 긍정적으로 변화시키는 핵심 요소가 됩니다. 이러한 감각 회복 과정은 임신기의 정서 안정과 태아와의 깊은 교감 형성에도 중요한 기여를 합니다.

저출산 시대라고 하지만, 임신부의 마음과 태교의 본질적 가치는 변하지 않습니다. 이 책이 임신기 운동을 보다 안전하게, 과학적으로, 그리고 따뜻한 마음으로 실천하는 데 도움이 되기를 바라며, 모든 산모님과 태아에게 깊은 응원을 보냅니다.

박서희

CONTENTS

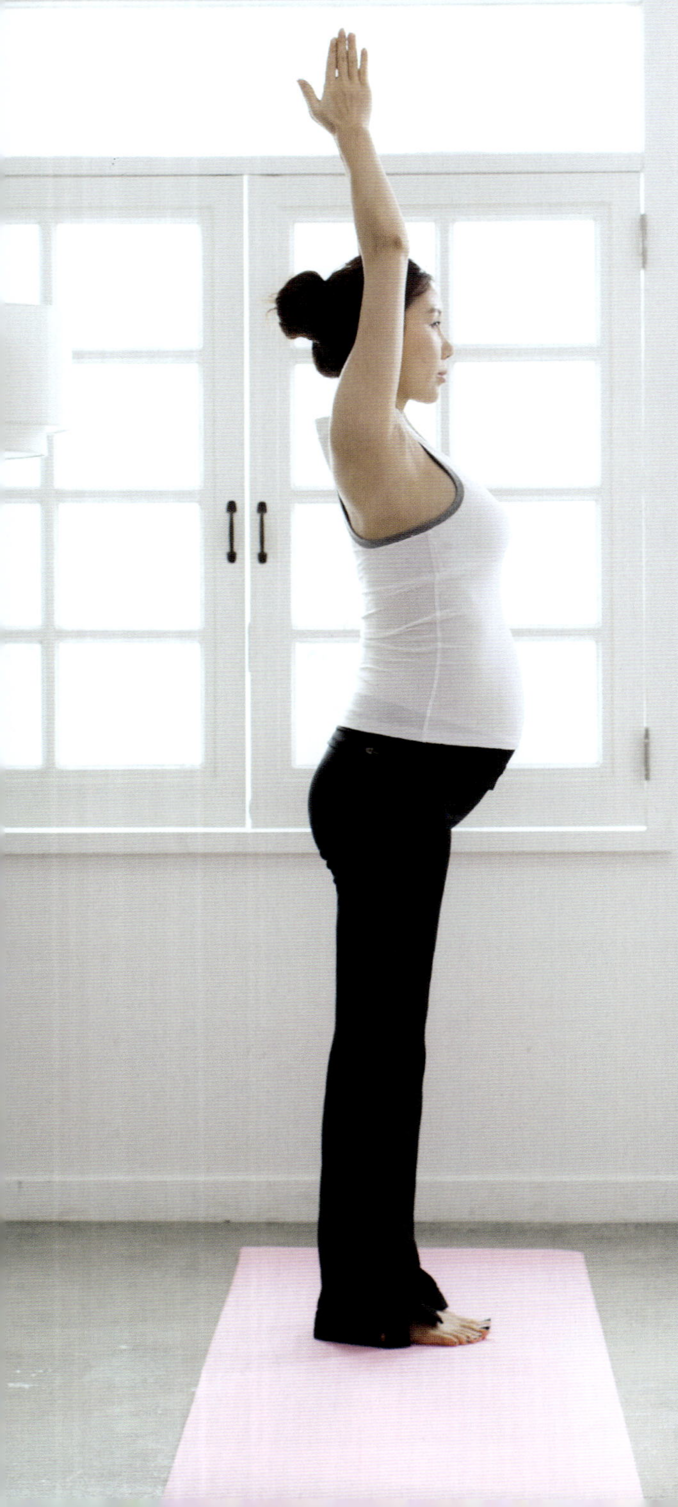

PART 1

하루 30분 **개월별 맞춤 요가**

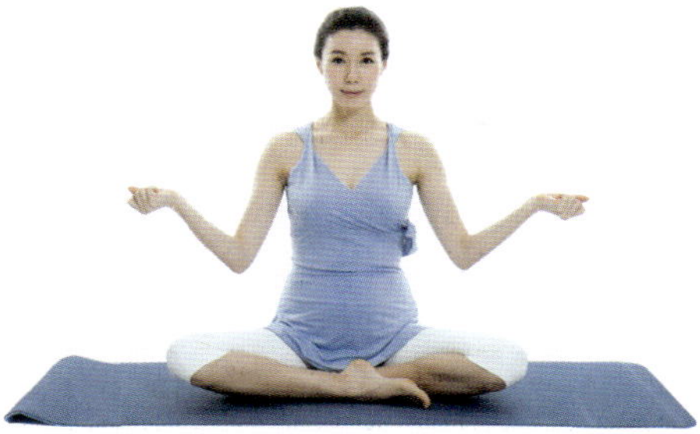

PART 2

통증 없이 편안하게 **증상별 치유 요가**

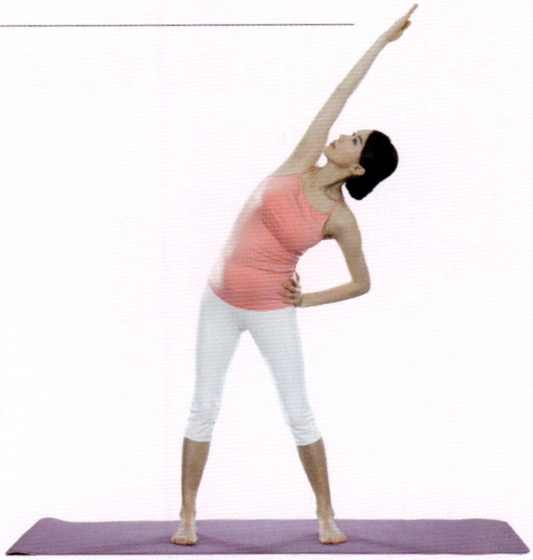

PART 3

남편과 함께하는 **커플 요가**

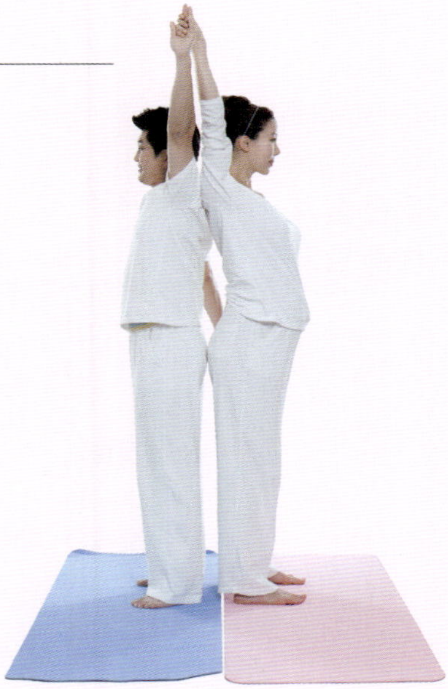

PART 4

건강하고 날씬하게 **단계별 산후 요가**

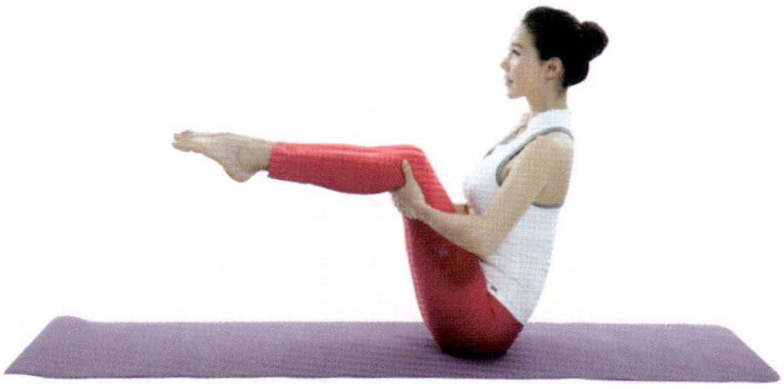

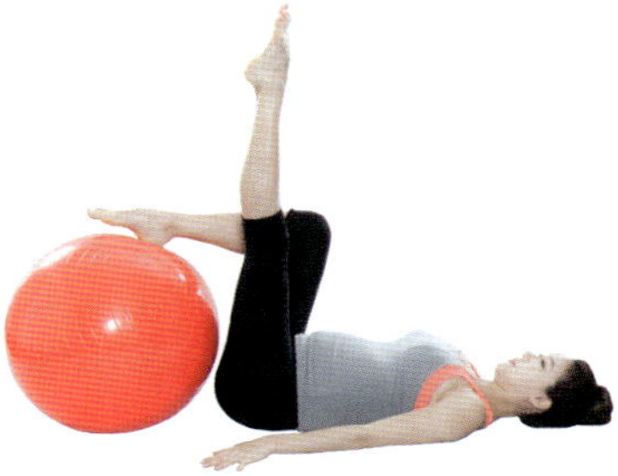

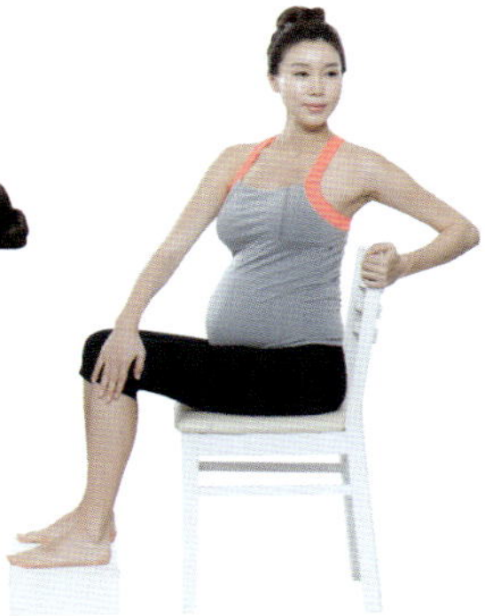

증상도 치유하고 태교에도 좋은 임산부 요가

출산에도 준비가 필요하다

임신은 여자만이 가질 수 있는 기분 좋은 특권이다. 하지만 태아가 무럭무럭 자라는 10개월 동안 엄마의 몸은 경험하지 못했던 여러 가지 변화를 겪게 된다. 그 변화는 맨 처음 임신임을 알았을 때 느꼈던 설렘을 고통으로 바꾸기도 하고, 피로감이나 나른함, 우울감을 부르기도 한다. 그렇기 때문에 임신 기간을 즐겁게 보내고 건강한 아이를 출산하기 위해서는 준비가 필요하다.

몸에 무리가 없고 안정감을 준다

건강하고 행복한 임신·출산을 위해 운동은 임신 중에 꾸준히 먹어야 하는 영양제라고 생각하면 된다. 매일매일 하는 적당한 운동은 임신 중 겪게 되는 다양한 신체 변화에 몸을 적응시키고 출산 후 몸의 회복을 돕는 중요한 역할을 한다.

하지만 임신 중에는 평소에 하던 운동이 오히려 몸에 부담을 주기도 한다. 그 때문에 많은 의사들이 몸에 무리가 가지 않으면서 효과가 좋은 운동으로 걷기와 요가를 추천한다. 특히 요가는 신체 변화로 생기는 증상을 치유하는 것은 물론, 심리적인 안정감을 주어 임신 중에 생길 수 있는 감정의 변화를 잘 다스릴 수 있도록 도와준다.

불쾌한 증상들을 치유한다

임신 중 몸무게가 느는 것은 자연스러운 변화다. 하지만 체중이 늘고 몸이 변하면서 생각하지 못했던 여러 불쾌한 증상들이 올 수 있다. 종아리 경련, 눈꺼풀 떨림, 두통, 요통, 부종 등은 임신부가 당연히 겪어야 하는 것이라고 말할 정도로 흔한 증상들이다.

요가는 이러한 증상들을 치유한다. 또한 장소나 시간, 도구에 제약을 받지 않고 태아의 움직임을 함께 느끼면서 할 수 있어 임신부에게 가장 적합한 운동이라 할 수 있다.

태교에 좋다

태아는 엄마 뱃속에서 언제나 엄마와 함께하기 때문에 엄마가 느끼는 감정, 움직임 하나하나를 자기 것으로 받아들인다. 요가는 우리 몸의 불균형을 바로잡고 근육을 튼튼하게 단련시키기도 하지만, 호흡과 임산부에게 '어떤 운동을 어떻게 해야 할까?'는 '무엇을 어떻게 먹을까?'만큼이나 중요한 선택이다. 그리고 그 물음에 요가만큼 현명한 답은 없다. 요가는 호흡과 명상을 통해 태아와 교감하게 하고, 스트레칭으로 임신 중 필요한 근육을 단련시켜 임신 기간을 편안하게 보낼 수 있게 하며, 순산을 돕기 때문이다. 임산부 요가는 태아를 위해 또 스스로를 위해 할 수 있는 가장 현명한 선택이다.

명상을 통해 스스로의 몸과 마음을 들여다보도록 도와준다. 그렇기 때문에 엄마의 감정을 그대로 느끼는 태아와 같이 엄마도 태아의 움직임과 느낌을 알아차릴 수 있는 감성 운동이라 할 수 있다. 안정되고 편안한 마음으로 요가를 하면서 태아의 움직임을 느껴보자. 그리고 조용하게 "사랑한다"고 속삭이자. 태아와 엄마의 감정을 교류할 수 있는 귀중한 시간이 될 것이다. 이러한 감정 교류 훈련은 태교에 좋은 영향을 줄 뿐 아니라 출산 후 아기의 마음을 이해하고 공감하는 데도 도움이 된다.

몸의 균형을 유지시킨다

임신 중에는 잘 먹고 잘 쉬는 것이 우선이다. 하지만 잘 먹고 잘 쉬는 것이 무조건 먹고 쉬는 것은 아니다. 입덧이 끝나면 자연스럽게 컨디션이 회복되면서 운동을 할 수 있는 여유도 생기게 된다. 이 시기부터 조금씩 걷기와 요가를 시작해보자.

꾸준한 운동은 임신부의 체력과 근력을 뒷받침해준다. 또한 이렇게 길러진 체력과 근력은 임신 중에 올 수 있는 다양한 통증을 완화하고 허리와 복근, 골반 근육을 단련시켜 순산에도 도움이 된다. 요가는 몸을 바르게 정렬하는 운동이다. 임신이 진행될수록 태아가 커지면서 자연스럽게 몸의 중심도 앞으로 쏠리게 되는데 이런 자세는 척추에 무리를 주게 된다. 임신 개월 수에 맞춘 임산부 요가를 꾸준히 하면 척추기립근이 단단하게 세워지면서 척추가 바르게 잡혀 몸의 균형을 유지하는 데 도움이 된다. 또한 전신을 자극하기 때문에 임신 중 허리나 다리에 오는 부담을 덜 수 있다.

출산을 돕는다

요가에서 가장 중요한 것은 호흡법이다. 긴장을 푼 상태에서 깊게 호흡하는 것이 요가의 제1원칙이다. 긴장과 이완을 반복하고 깊게 호흡하는 습관은 분만할 때에도 심신을 안정시키고 태아에게 산소가 원활히 공급될 수 있도록 돕는다. 또한 요가의 스트레칭 동작은 고관절의 유연성을 기르고 골반의 근육을 강화하는 등 분만에 필요한 근육의 수축과 이완을 돕기 때문에 분만 시간을 단축시키고 자연분만을 돕는 역할도 톡톡히 한다.

효과적인 운동을 위해 기억해야 할 것들

평소에 운동을 하지 않았다면

임신 중 운동이 꼭 필요하다고 해서 평소에 운동을 하지 않던 임신부가 갑자기 운동을 시작하면 오히려 몸에 무리가 갈 수 있다. 이 책에 소개한 요가 동작들을 보고 무리하지 않을 만큼만 따라 한다. 동작을 완성하려고 하기보다 동작을 하면서 기분 좋게 이완되는 느낌을 즐긴다. 임산부 요가의 목표는 완벽한 동작만이 아니다.

평소에 운동을 즐겨 했다면

임신 중에는 평소에 했던 운동량을 기준으로 운동해서는 안 된다. 임산부 요가도 마찬가지다. 임신 전에 했던 완성도만큼 하기 위해 무리하지 않도록 한다. 평소에 운동을 즐겨 했던 사람들이 오히려 임신 중에 운동을 하다가 부상을 입어 병원을 찾는 경우가 많다고 한다.

임신 중에는 릴렉신 호르몬이 분비되기 때문에 자연스럽게 근육과 관절이 부드러워진다. 이때 무리하게 운동을 하면 약해진 신체가 이를 견디지 못해 부상으로 이어질 가능성이 높다. 임산부 요가는 자신만을 위한 운동이 아니라 태아와 함께 하는 운동임을 잊지 말자.

무리한 운동은 No!

요가는 몸의 전체적인 순환과 이완을 목적으로 하는 운동이다. 또한 근육의 바른 움직임을 통해 건강한 신체를 만들고, 고요한 상태에서 태아와 감정을 나누는 감성 운동이다. 단순히 정확한 동작, 완벽한 자세 만들기가 목적이 된다면 자칫 몸에 무리가 될 수 있다. 몸에 무리를 줄 정도로 난이도가 높은 동작은 피하는 것이 좋다.

조용한 곳에서 운동한다

임산부 요가는 매일 시간을 정해 조용한 분위기에서 편안한 음악을 틀어놓고 하는 것이 좋다. TV가 켜져 있거나 하던 일이 있다면 잠시 멈추고 태아와 엄마만의 시간을 만든다. 집중할 수 있을 만한 공간과 상황이 준비되면 임산부 요가를 시작한다. 고요한 상태에서 음악을 들으며 움직임을 느끼는 것과 산만한 분위기에서 요가 동작을 하는 것은 큰 차이가 있다.

임신 중의 운동은 조심스러운 일이다. 엄마의 몸과 태아를 위해서 운동은 꼭 필요한 것이지만 평상시와 같은 강도로 운동하면 안 되기 때문이다. 임신 중에는 자신의 몸 상태를 파악하고 스스로에게 잘 맞는 운동 방법을 찾는 것이 무엇보다 중요하다. 평소에 운동을 많이 해왔더라도 숨이 차거나 배가 당길 정도로 무리를 하면 오히려 해가 된다는 점을 기억하자.

소화가 충분히 된 후에 시작한다

음식을 먹고 나서 소화가 다 된 후에 요가를 하는 것이 좋다. 자궁이 커질수록 위장의 위치가 위로 올라가게 되는데, 이런 현상은 속을 더 불편하게 할 수 있다. 그렇다고 너무 공복 상태에서 하라는 뜻은 아니다. 요가는 식사 후 30분쯤 지난 다음 소화가 충분히 되어 움직임에 지장이 없을 때 하는 것이 좋다.

+ Plus Page

임신 중 좋은 명상 음악

아기가 엄마 뱃속에서 자주 듣던 음악에 반응을 한다는 실험 결과가 있다. 그만큼 임신 중에 엄마가 듣는 음악은 아기에게 많은 영향을 미친다. 그렇기 때문에 자신이 좋아하는 음악을 고르기보다 태아와 함께 듣는다는 생각으로 음악을 고르는 것이 좋다. 임신 중 혹은 요가를 할 때 어떤 음악을 듣는 것이 좋을까?

자연의 소리

자연의 소리에 가까운 음악은 멜로디가 있는 음악보다 임신부에게 평화로운 마음과 자유로운 감정, 정신적인 여유를 줄 수 있다.

클래식 음악

클래식 음악이 태교에 좋다는 것은 이미 많은 사람들이 알고 있는 사실이다. 또한 모차르트의 음악은 태교에 도움이 된다는 연구 결과도 있다. 꼭 클래식 음악을 들어야 하는 것은 아니지만 자신이 좋아하는 클래식 음악이 있다면 언제든 그 음악을 감상하며 태아와 함께 시간을 보내자. 또한 평소에 클래식을 듣지 않았다면 이 시기에 클래식을 접해보는 것도 좋을 것이다.

뉴에이지 음악

자신이 선호하는 음악가나 장르가 있다면 그 음악이 태교에 가장 효과적이다. 엄마가 그 음악을 듣고 안정감을 느낀다면 태아에게도 어떤 음악보다 좋은 영향을 미친다. 다만 지나치게 우울하지 않은 멜로디를 골라 감상하는 것이 좋다. 뉴에이지 음악은 임산부 요가를 할 때 가장 적합한 음악이기도 하다.

종교음악

자신이 믿고 있는 종교가 있다면 종교음악도 좋은 태교 음악이 된다. 특히 가사가 있는 종교음악은 마음의 평온을 가져오는 효과가 있어 태아나 엄마에게 긍정적인 효과를 줄 수 있다.

몸의 부담을 덜어주는
바른 자세 익히기

바르게 서기

어깨를 펴고 선 상태에서 배에 긴장감을 준다는 느낌으로 배에 살짝 힘을 준다. 등은 곧게 펴고, 허리를 너무 뒤로 젖혀 척추가 심하게 휘지 않도록 주의한다.

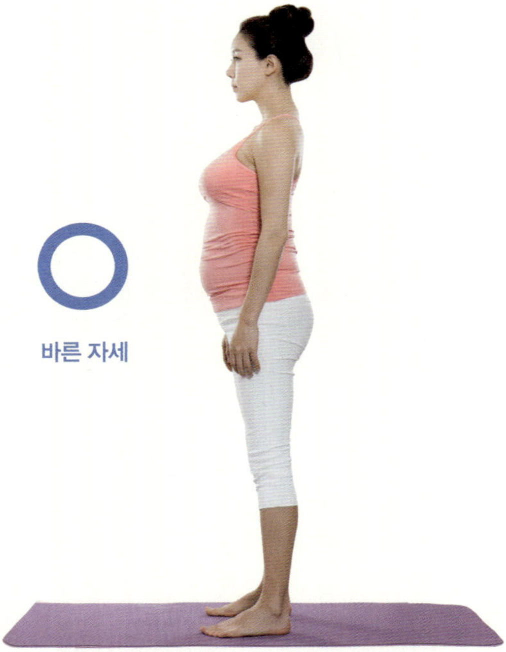

복벽에 긴장감을 유지할 때의 효과

- 턱이 당겨지면서 눈꺼풀에 힘이 들어간다.
- 어깨가 뒤로 젖혀지면서 흉곽이 확장되어 호흡이 편해진다.
- 복벽이 지지대가 되어 태아의 무게를 분산시키며, 요통과 출산 후 복부 늘어짐을 예방한다.
- 골반의 위치가 바르게 유지되어 무릎과 발에 무리가 덜 가고, 체중이 양발에 분산되어 하체의 부담이 줄어든다.

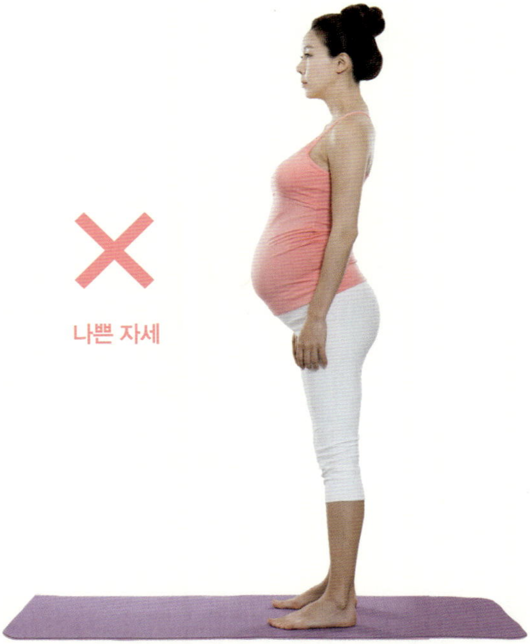

복벽이 지나치게 늘어질 때의 증상

- 턱이 앞으로 밀리고 눈꺼풀이 처진다.
- 등이 구부정해지고 흉곽의 압박으로 인해 숨쉬기가 힘들며 소화가 안 되는 느낌이 든다.
- 복벽이 느슨해지면서 태아가 앞으로 밀리기 때문에 더 무겁게 느껴지고 요통이 생긴다.

바르게 앉기

척추를 바르게 세우고 의자 깊숙이 앉는다. 이때 골반이 틀어지지 않도록 양쪽 엉덩이의 균형을 맞추어 앉는다.

바른 자세

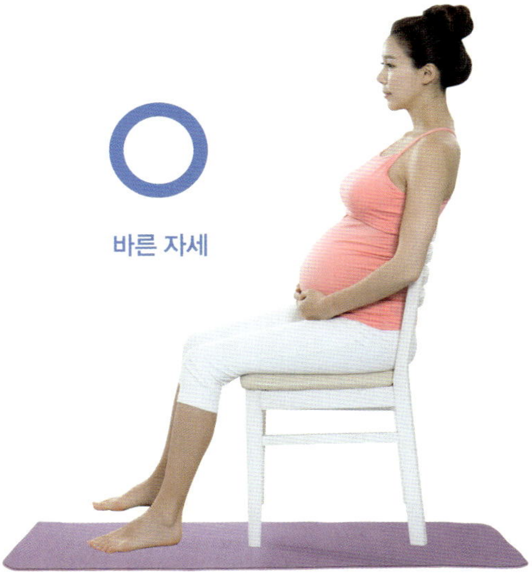

나쁜 자세

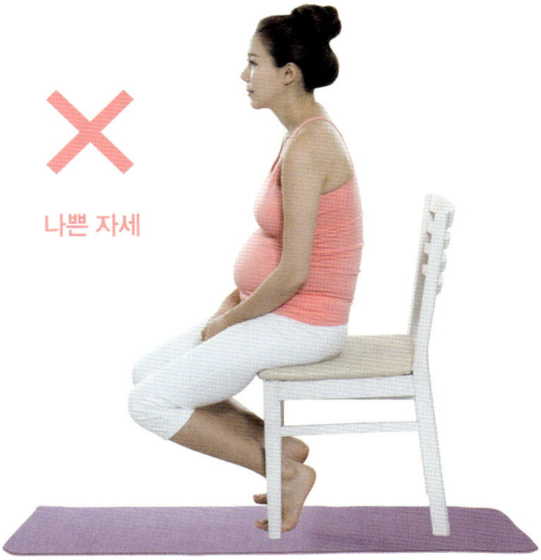

바르게 앉을 때의 효과

- 어깨가 뒤로 젖혀져 어깨 통증이 덜하고, 흉곽이 확장되어 호흡이 편해진다.
- 척추의 부담을 분산시켜 요통을 예방하고, 태동으로 인한 갈비뼈 통증을 완화한다.
- 골반의 위치가 바르게 유지되어 무릎과 발에 무리가 덜 가고, 양쪽 골반으로 체중이 분산되어 하체의 부담이 줄어든다.

걸터앉을 때의 증상

- 등이 구부정해지고 흉곽의 압박으로 인해 숨쉬기가 힘들며 소화가 잘 되지 않는다.
- 복벽이 느슨해지면서 태아가 앞으로 밀려 더 무겁게 느껴지고 요통이 생긴다.
- 무릎의 근육이 느슨해지면서 통증이 생기고 하체의 부종이 올 수 있다.

바르게 눕기

임신 중에는 몸이 무거워져 움직임이 자유롭지 못하기 때문에 눕거나 일어설 때도 주의가 필요하다. 서 있던 상태에서 바로 등을 바닥에 대고 누우면 척추에 부담을 줄 수 있다. 천천히 옆으로 앉아 비스듬히 누웠다가 돌아누우면서 등을 바닥에 대는 것이 좋다.

1

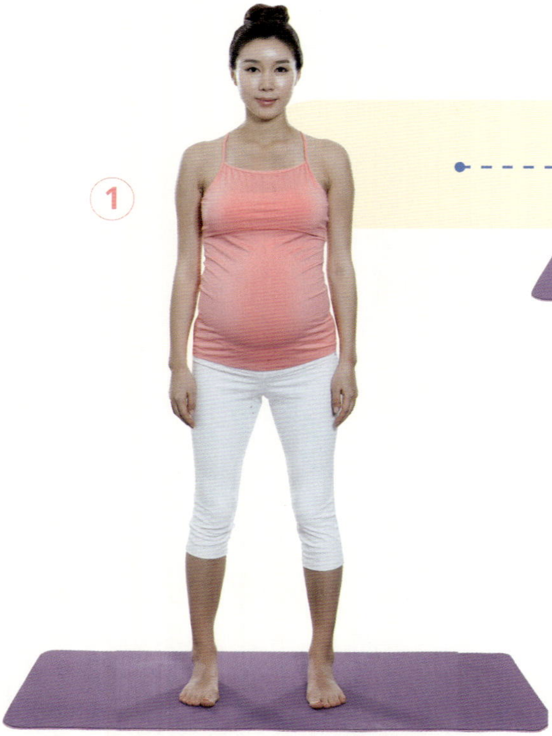

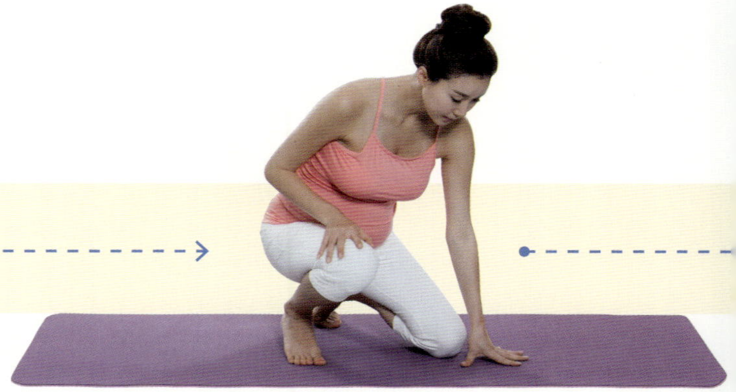

2

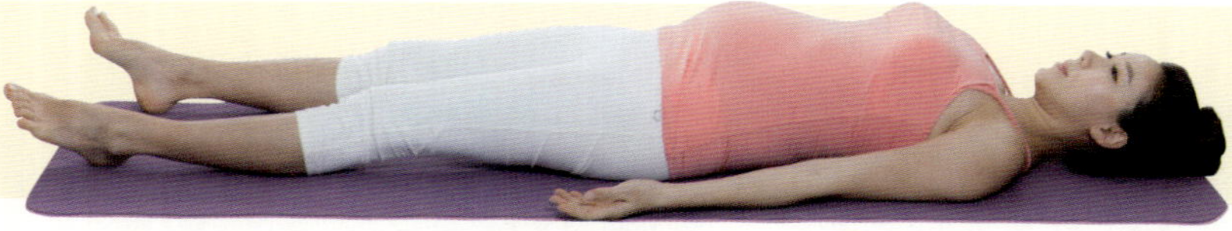

6

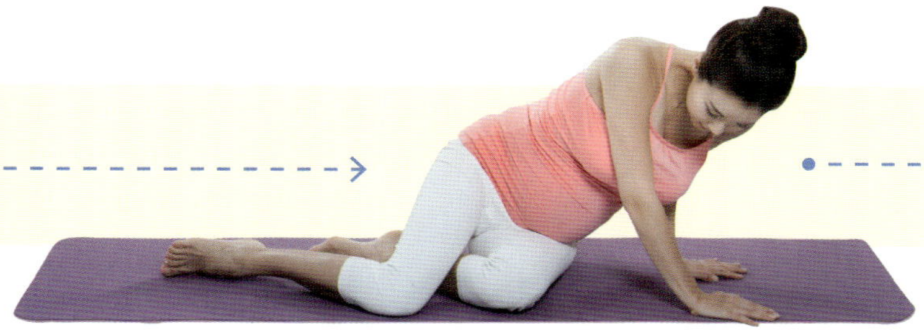

3

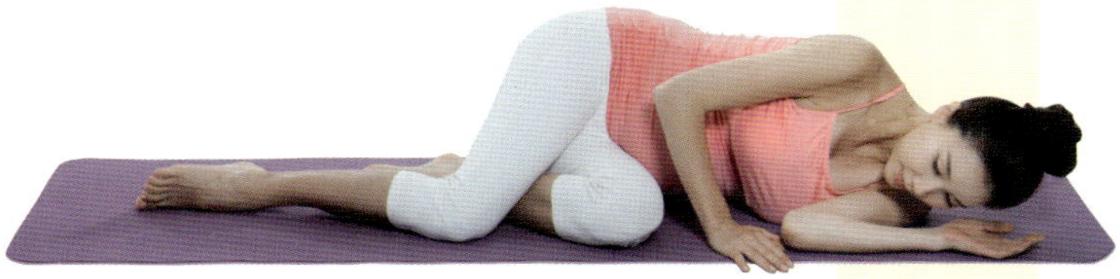

4

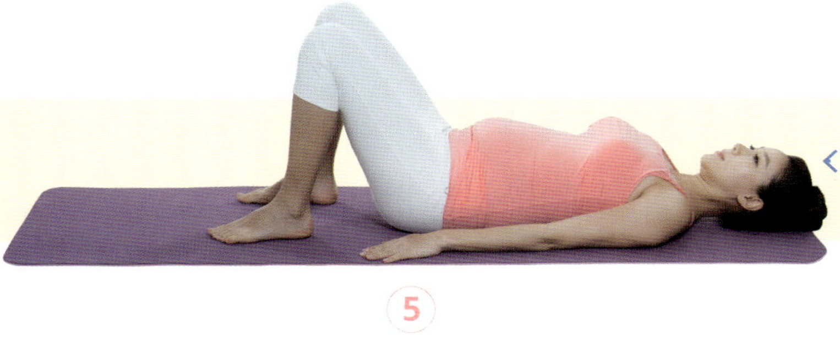

5

바르게 일어나기

일어날 때도 마찬가지다. 누운 상태에서 갑자기 일어나면 현기증을 일으킬 수 있고 자칫 몸의 균형을 잃기 쉽다. 또 척추에 부담을 줄 수도 있다. 옆으로 돌아누운 뒤 몸을 둥글게 만 상태에서 손으로 바닥을 밀면서 비스듬히 앉는다. 그런 다음 쪼그리고 앉았다가 팔을 무릎에 대고 지지대 삼아 엉덩이부터 들어 올리며 서서히 일어난다.

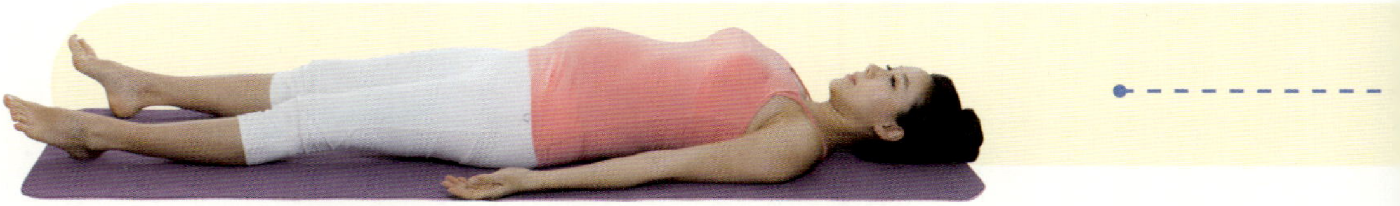

1

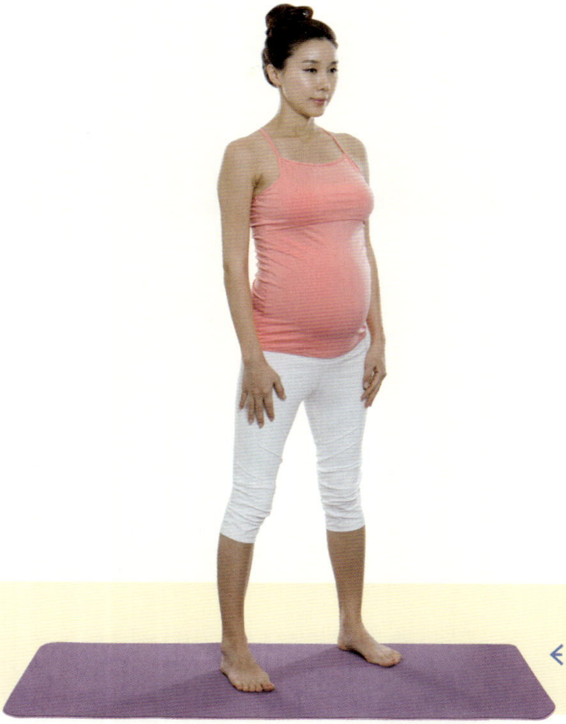

6

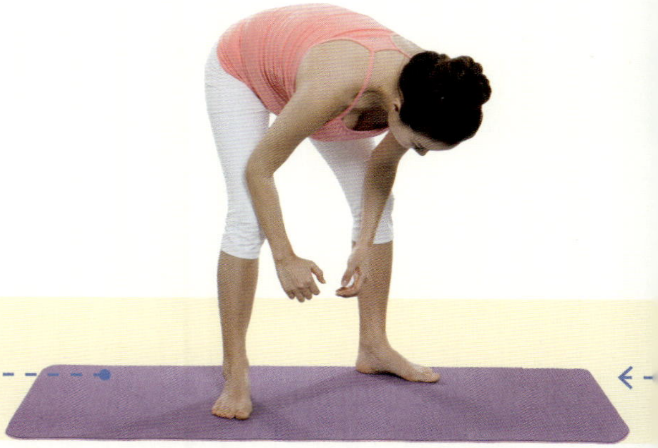

5

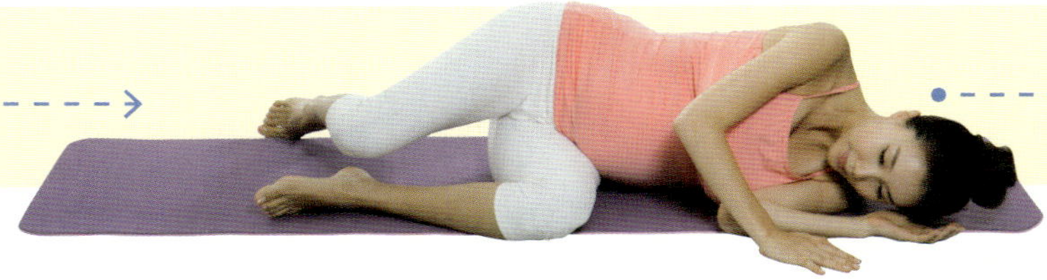

2

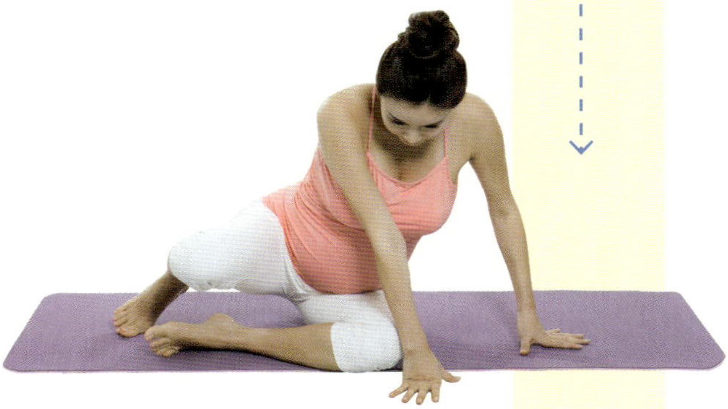

3

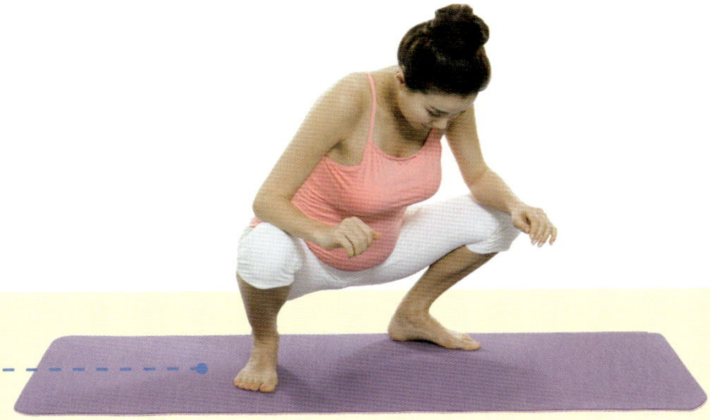

4

임산부를 편안하게 하는
신발과 속옷

신발

운동화와 실내화는 꼭 챙긴다

임신을 하면 제일 먼저 바꿔야 하는 것이 신발이라고 할 정도로 어떤 신발을 신느냐는 임신부에게 무척 중요하다. 특히 균형감각이나 순발력이 떨어지는 임신 기간에는 발에 잘 맞는 신발이 임신부를 편안하게 하는 일등공신이다.

신발끈이 있어 발볼을 조절할 수 있고, 족궁(발바닥 안쪽의 오목한 부분)을 받쳐주면서 쿠션감이 있는 운동화는 임신 중에 신기 가장 좋은 신발이다. 또한 집 안에서도 맨발보다는 양말을 신거나 실내화를 신어 발바닥을 보호하는 것이 좋다.

플랫 슈즈는 종아리 경련을 일으킬 수 있다

임신부에게는 쿠션감 없이 너무 낮은 플랫 슈즈도 좋지 않다. 임신 중에는 체중이 급격히 불어나면서 오목하게 들어간 족궁이 조금씩 나와 발바닥 근육이 평평해진다. 그로 인해 발의 피로가 쉽게 오고 발바닥 근육에 무리가 가게 된다. 이는 종아리 근육의 통증으로 이어져 종아리 경련이나 저림 등의 증상을 불러올 수 있다. 또한 충격을 분산하지 못하고 모두 발뒤꿈치로 받기 때문에 요통과 두통이 올 수도 있다.

만약 굽이 낮은 플랫 슈즈를 신으려면 양말을 신거나 발뒤꿈치를 올려주는 스펀지를 덧대어 조금이라도 쿠션감을 주는 것이 좋다. 또는 족궁의 모양을 유지하도록 디자인된 굽 낮은 신발을 선택한다.

굽이 높은 신발은 피한다

임신 중에는 순발력이 떨어져 균형감각을 쉽게 잃을 수 있기 때문에 굽이 높은 신발은 피하는 것이 좋다. 또한 임신 중에는 하체의 혈액순환이 원활하지 못해 발이 붓게 되는데, 이때 유연하지 않고 딱딱한 구두를 신으면 발의 피로가 가중된다. 그뿐 아니라 굽이 높은 신발은 임신부의 체형에도 무리가 되어 요통을 일으키므로 되도록 편한 신발을 신도록 한다.

임신 초기에는 호르몬의 변화로 오는 증상들 때문에 힘들었다면, 임신 후반기로 가면 체중이 늘어나고 자궁이 커지면서 여러 가지 불편한 증상들이 생기게 된다. 발의 피로감을 덜어주는 신발, 변화하는 몸에 맞춘 임산부용 속옷, 점점 무거워지는 배를 편안하게 받쳐주는 복대 등 임산부를 위한 제품들이 있다. 이를 잘 활용하면 힘든 임신 기간을 좀 더 편하게 보낼 수 있다.

임산부용 브래지어

가슴의 변화에 맞춰 입는다

임신을 하면 제일 먼저 가슴에 변화가 온다. 생리 전 증후군처럼 가슴이 무거워지며 커지고, 유두가 따끔거리며 스치기만 해도 아프다. 이는 모유 생성으로 인해 가슴에 변화가 오기 때문이다. 가슴이 커지면서 기존 브래지어가 작고 답답해져 입지 않는 임신부도 있지만, 브래지어를 입지 않으면 가슴이 커지면서 금방 처지게 된다. 피부는 한 번 탄력을 잃으면 쉽게 회복되지 않으므로 처지지 않도록 자신에게 맞는 브래지어를 입도록 한다.

직접 입어보고 산다

임신 초기에 일찌감치 임산부용 브래지어를 사면 중기 이후에 가슴이 더 커져서 새로 산 브래지어가 불편해질 수 있다. 임신 5개월이 지나 가슴 크기가 더 이상 많이 변하지 않으면 자신의 가슴둘레에 맞추어 산다. 이때 컵 크기를 확인하고 직접 입어본 다음 사는 것이 좋다. 임신 중 · 후기가 되면 출산 후까지 입을 수 있는 수유용 브래지어를 사는 것도 좋은 방법이다.
브래지어를 고를 때는 유두를 압박하지 않고, 수유 중 젖이 차거나 빠져도 적당히 맞을 만한 넉넉한 것을 고른다. 또한 가슴을 받쳐줄 수 있도록 아랫부분이 길고 옆 부분이 넓은 디자인을 고른다. 그래야 임신 중 무거워진 가슴을 효과적으로 받칠 수 있다.

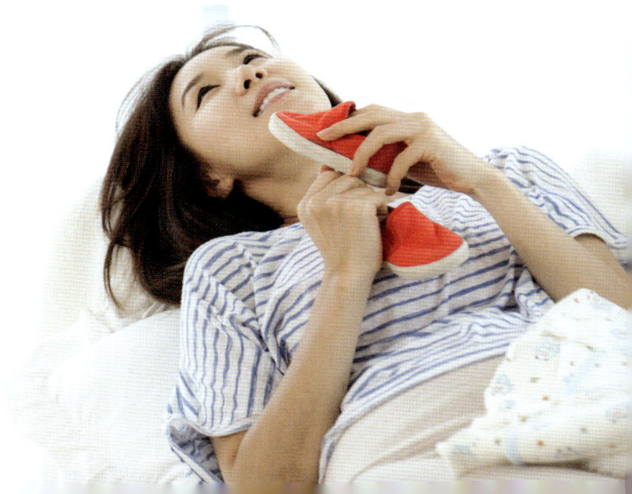

임산부용 팬티

배를 감싸는 것을 고른다

임신을 하면 에스트로겐이 증가해 자궁경부의 점액 밀도가 진해지면서 분비물의 양이 늘어나게 된다. 이는 태아를 바이러스로부터 보호하기 위한 현상으로 분만 직전까지 계속된다. 분비물이 얇은 팬티로는 감당하기 힘들 만큼 많이 생기기 때문에 임신 기간에는 속옷을 자주 갈아 입는 것이 좋다.
이때 일회용 팬티라이너를 사용하기보다 임산부용 면 팬티를 입는 것이 더 좋다. 임산부용 팬티는 배 윗부분까지 덮어 배를 따뜻하고 편안하게 감싸며, 분비물이 많아도 흡수할 수 있도록 타월 재질로 만들어져 있어 임산부가 사용하기 좋다.

임산부용 복대

필요할 때만 사용한다

임신 중에 복대를 사용하면 배의 무게를 분산시켜 요통을 완화할 수 있다. 특히 임산부용 복대는 배를 압박하지 않으면서 묵직한 배를 안정감 있게 받쳐주기 때문에 활동하기 편하다.
하지만 아무리 임산부용 복대라고 해도 어느 정도의 압박은 있기 때문에 오래 서 있어야 하거나 많이 움직여야 할 때 등 필요할 때만 가끔 사용하는 것이 좋다. 또 복대를 허리 지지대로 쓰기보다는 불편함을 조금 줄인다는 생각으로 사용하자. 꾸준한 운동과 바른 자세를 통해 근육을 단련시키면 복대를 사용하지 않아도 근육이 그 역할을 대신할 수 있을 것이다. 또한 운동 중에는 몸을 편하게 움직여야 하므로 복대를 하지 않도록 한다.

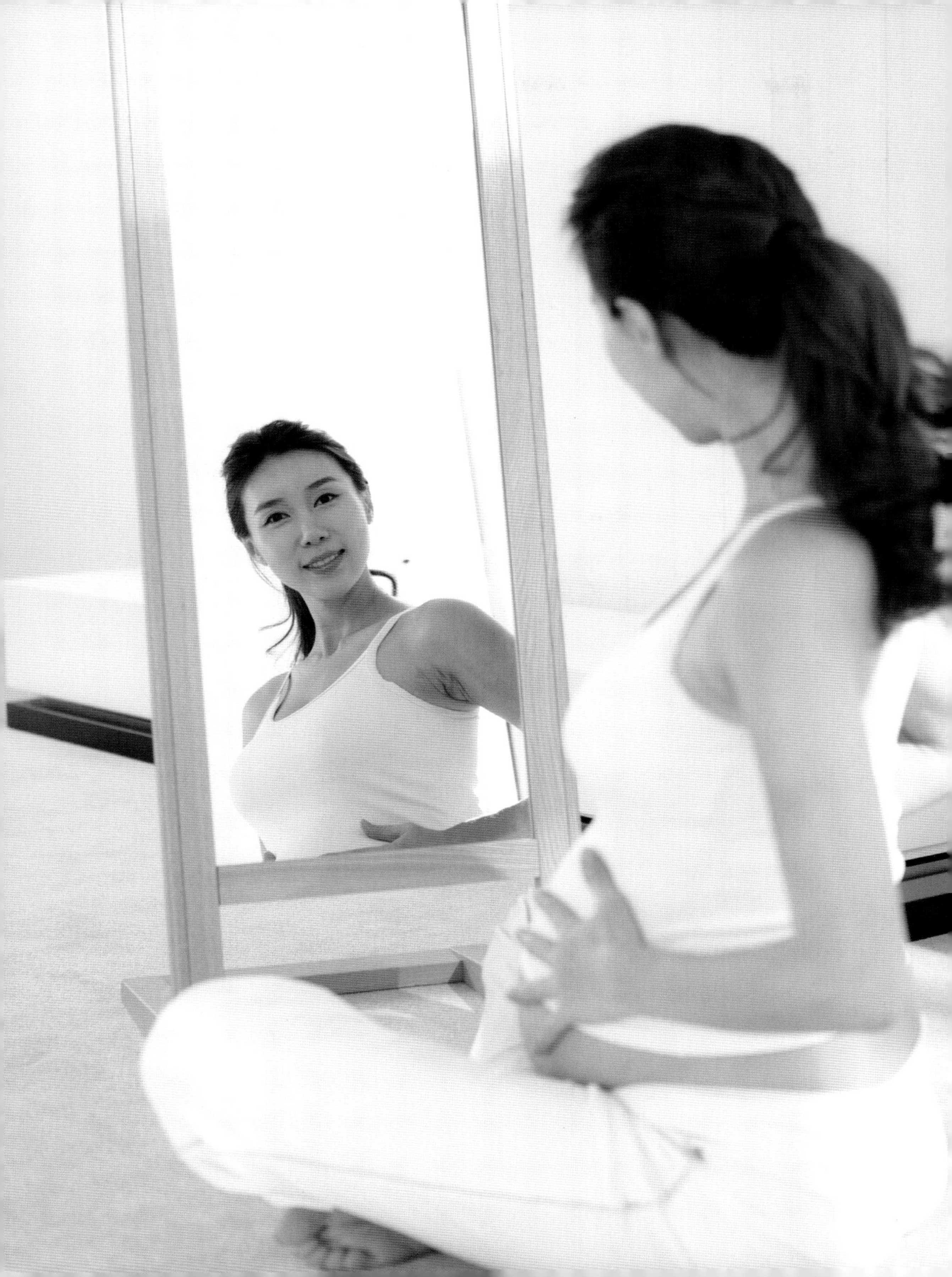

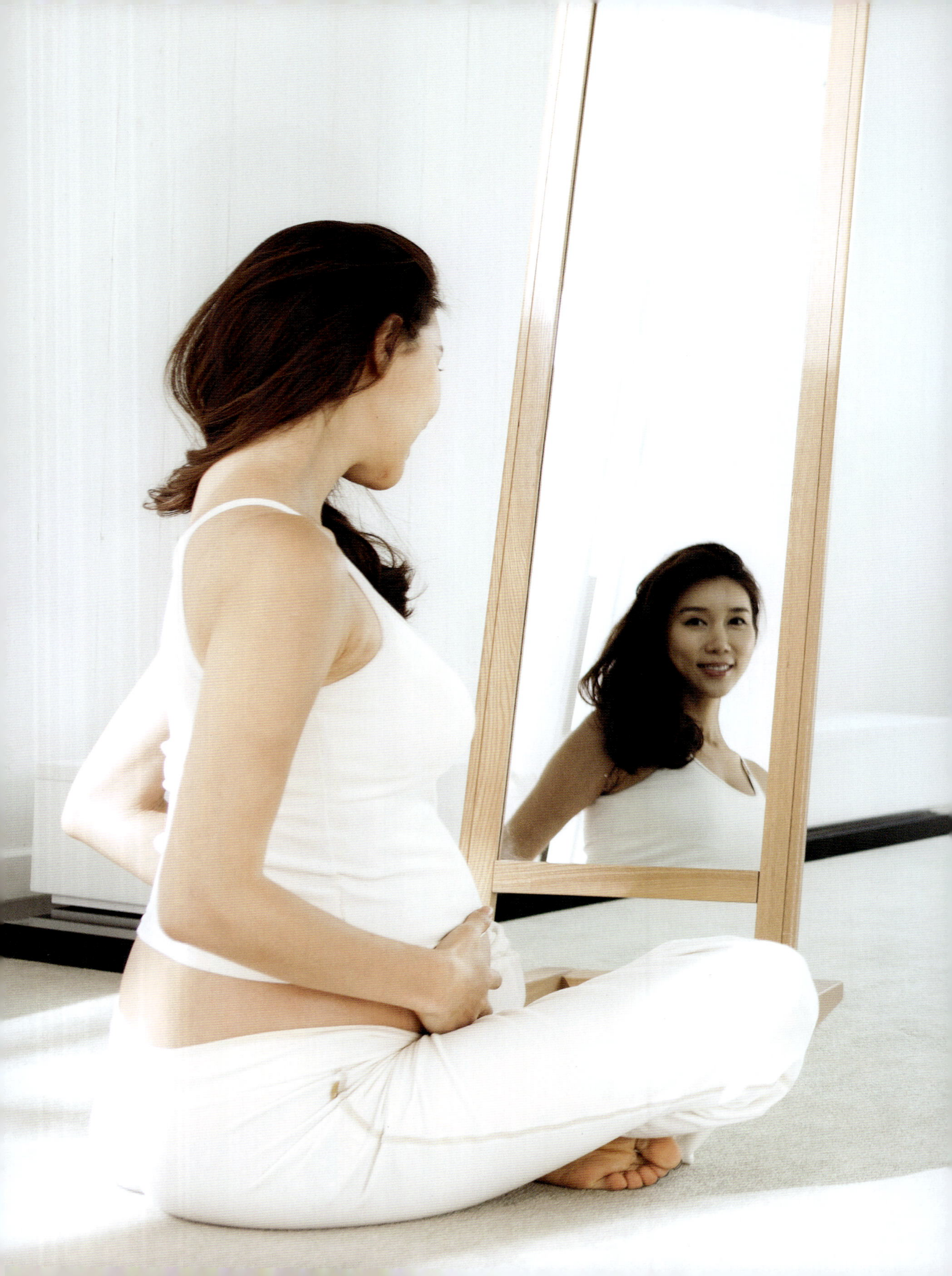

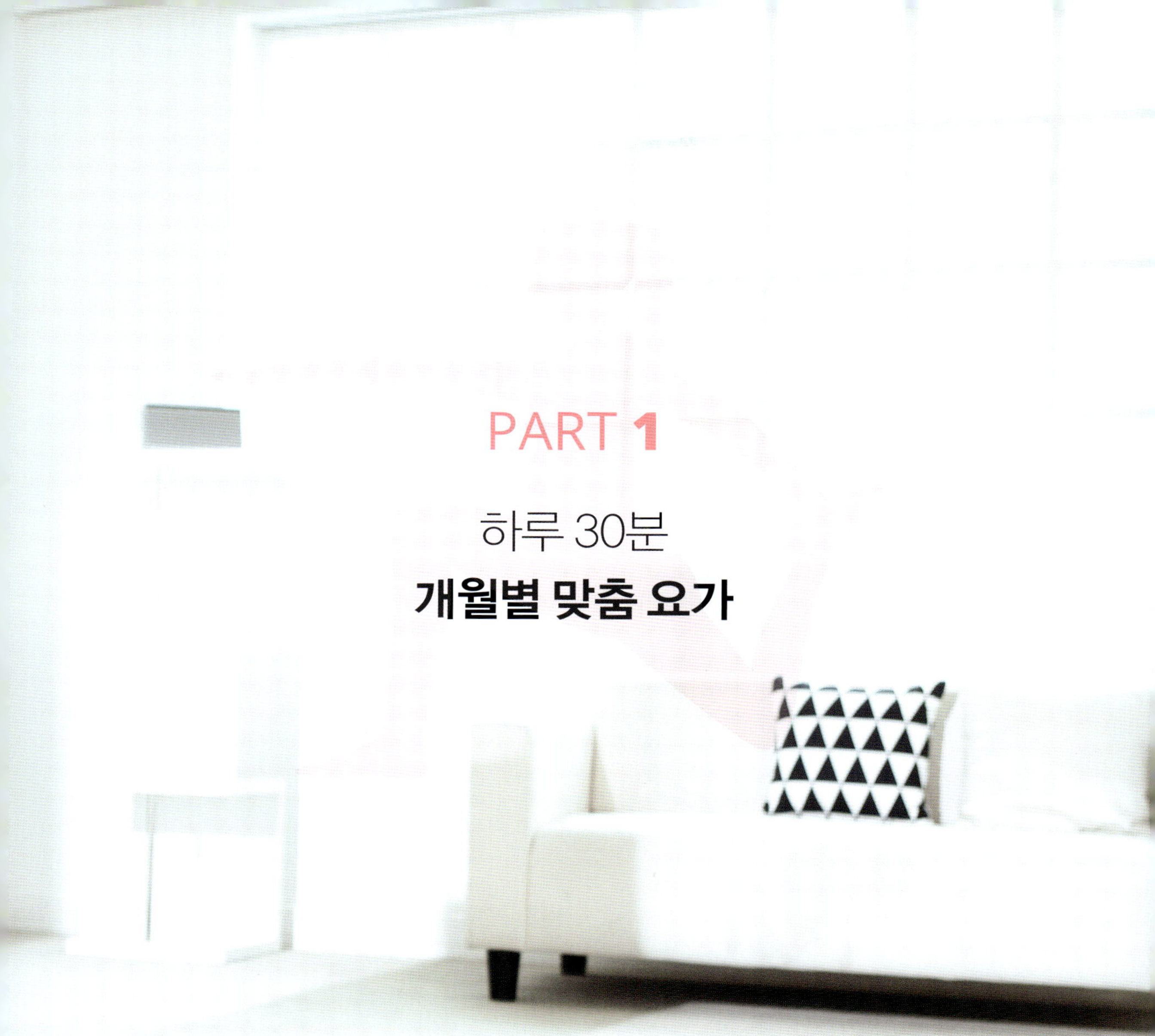

PART 1

하루 30분
개월별 맞춤 요가

임신을 하면 몸이 하루가 다르게 변해갑니다. 그렇기 때문에 요가 방법도 임신부의 신체 변화에 맞춰 달라져야 합니다. 임신 초기에는 몸의 순환을 도와줄 수 있는 가벼운 스트레칭을 하는 것이 좋고, 몸이 급격하게 변하는 중기에는 근육을 바로잡고 근육에 힘을 주는 동작이 필요합니다. 임신 후기에는 출산에 대비한 운동을 해야 합니다. 임신 개월 수에 맞춰 꾸준히 요가를 하면 임신 기간을 한결 건강하게 보낼 수 있을 거예요.

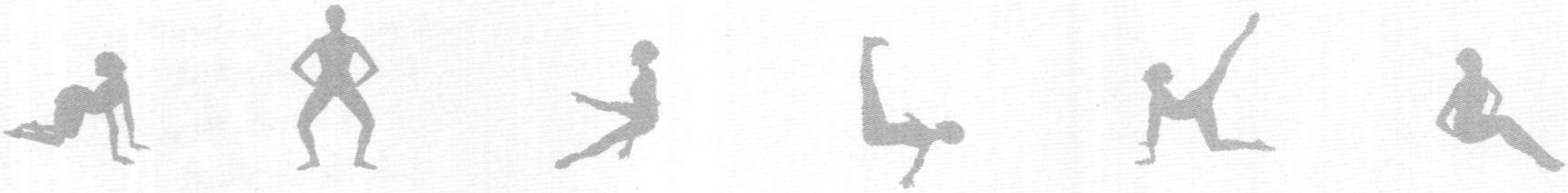

2~4
month

임신 초기 맞춤 요가

"축하합니다, 임신입니다"라는 말을 듣는 순간 대부분의 사람들은 가장 먼저 배를 손으로 감싸는 행동을 합니다. 이는 태아를 지키려는 무의식이 작용한 거예요. 하지만 너무 움직이지 않고 조심스럽게만 행동한다면 엄마에게도 아기에게도 좋지 않아요. 그렇다고 아직 태반과 태아가 불완전한 임신 초기에 평소와 같이 운동을 하는 것도 불안하죠. 임신 초기에는 몸의 순환을 도와줄 수 있는 가벼운 스트레칭으로 기분을 바꾸고, 입덧이나 소화불량 등 불쾌한 증상을 완화할 수 있는 동작을 하면서 이 시기를 즐기는 것이 좋습니다.

무엇이 달라질까?

엄마의 몸은 태아를 보호하기 위해 변화한다. 그 때문에 생각지도 못했던 증상들이 나타나 힘들게 할 수 있다. 먼저 자궁이 커지면서 방광을 압박해 소변이 자주 마렵고, 임신 중 분비되는 호르몬의 영향으로 장의 활동이 둔해져 변비가 올 수 있다. 또 입덧이 시작되는데, 정도가 심한 사람들은 태아가 정상적으로 자라고 있는데도 불구하고 오히려 살이 빠지기도 한다. 가벼운 감기에 걸린 것처럼 피로감도 심해지고 나른한 증상도 동반된다. 이러한 증상은 임신 4개월 정도가 되면 서서히 사라지고 컨디션이 회복된다.

이 시기에 필요한 운동

아직 태반이 완성되지 않아서 유산의 위험성이 높다. 유산의 대부분이 임신 초기에 일어날 정도로 조심해야 하는 때다. 격렬하게 움직이는 동작은 피하고, 피로감을 완화할 수 있는 운동을 한다. 입덧이나 가슴 답답함, 나른함 등의 증상이 올 수 있으므로 말초신경까지 혈액의 흐름을 원활하게 하는 동작을 하거나, 가슴을 시원하게 열어주는 동작으로 스트레스를 해소할 수 있도록 한다. 또한 호르몬의 변화로 인해 큰 관절과 근육들이 평소보다 더 뻐근하게 느껴질 수 있다. 이때는 몸을 크게 움직여서 관절 주변의 혈액을 순환시키는 것이 좋다.

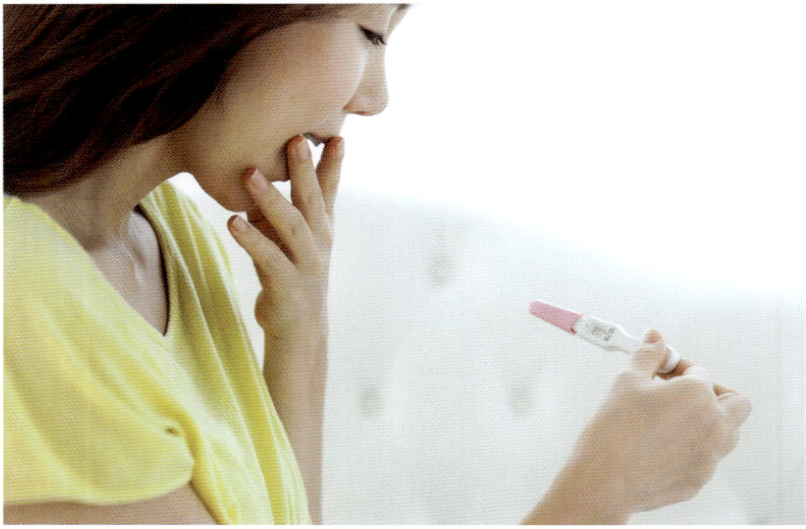

이것만 기억하세요!

유산에 주의한다

태반과 태아가 아직 불완전한 상태이므로 유산에 주의해야 한다.
격렬한 운동은 피하고, 성생활에도 주의를 기울인다.

섬유질이 풍부한 음식을 먹는다

임신 중에는 장운동이 느려져 변비가 생길 수 있다.
섬유질이 풍부한 음식과 물을 충분히 섭취한다.

짜고 기름진 음식을 피한다

입덧과 함께 식욕의 변화가 온다.
평소에 잘 안 먹던 음식이 먹고 싶기도 하고 좋았던 음식이 싫어지기도 한다.
이때 소금이 많이 든 음식이나 지방이 많은 음식, 자극적인 음식은 되도록 피한다.

감기를 조심한다

태아에게 영향을 주는 유행성 감기나 질병 예방에 신경 써야 한다.
독감이나 유행성 질환이 돌 때는 사람이 많은 곳을 피하고 손발을 깨끗이 씻는다.

약을 함부로 먹지 않는다

임신 초기에는 입덧, 불면증, 불안증 등의 증상이 생기기 쉽다.
하지만 약을 함부로 먹어서는 안 된다. 운동으로 이겨내보자.

임신 2개월

이 시기에는 감기에 걸린 것처럼 몸이 나른하고 피로감이 쉽게 온다. 운동을 하면 컨디션을 회복하는 데 도움이 되지만 아직 태반이 안정되지 않은 시기이기 때문에 무리한 운동은 하지 않는 것이 좋다. 가볍게 손목, 발목 등의 말초신경을 자극해 컨디션을 회복하고 고관절을 이완시켜 혈액순환이 잘 되게 한다.

1 손바닥을 마주 대고 따뜻해질 때까지 비빈다.

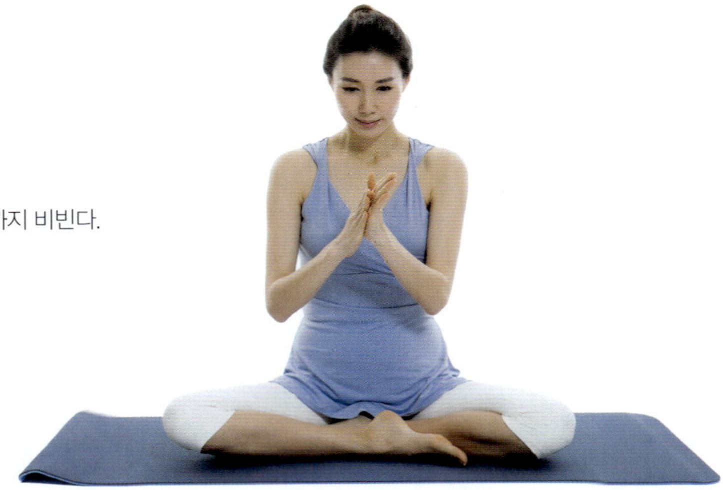

2 손을 맞잡아 깍지를 낀 상태에서 비틀어 빼며 손가락 사이를 자극한다.

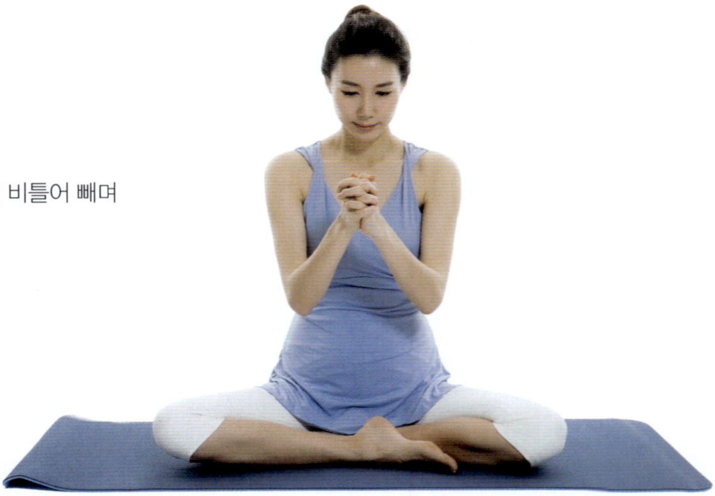

손 · 손목 풀기

피로를 느끼기 쉬운 임신 초기의 컨디션 회복에 도움이 되며, 임신 후 약해져가는 손목 관절을 보호할 수 있다.

3 손가락을 하나하나 스트레칭한다.

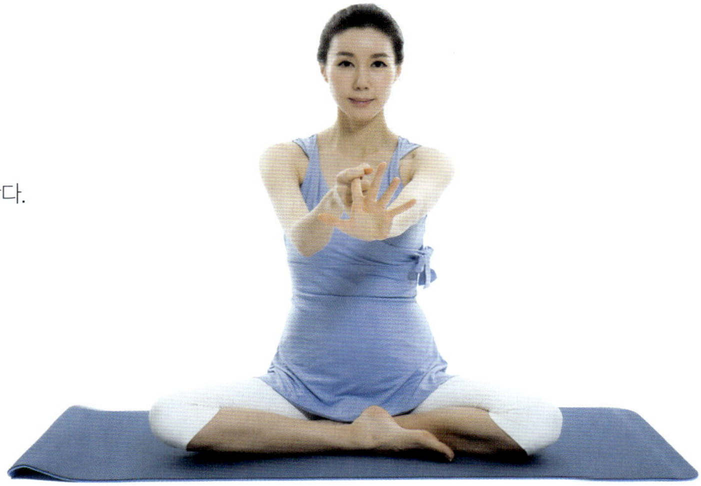

4 주먹을 살짝 쥐고 양 손목을 돌린다.

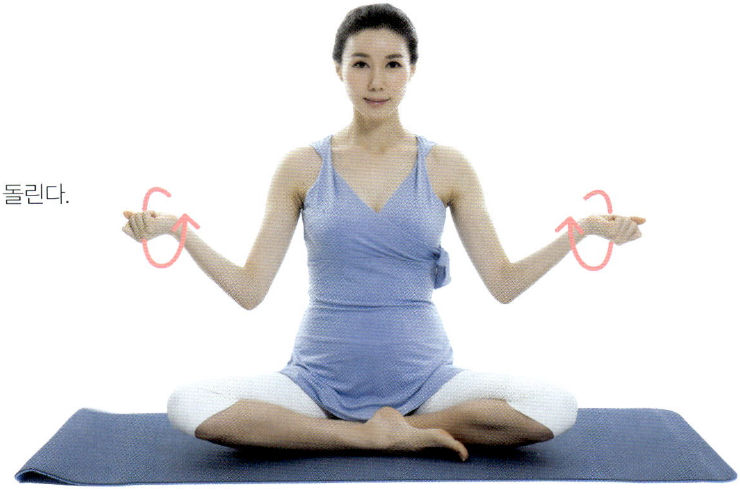

발 · 발목 풀기

임신 안정기에 접어들기 전까지 무리한 운동은 금물이다. 대신 발 반사 효과가 있는 동작으로 말초신경과 오장육부를 자극한다. 운동했을 때와 같은 개운함을 느낄 수 있다.

1 발끝을 심장 쪽으로 당기며 무릎에 힘을 준다.

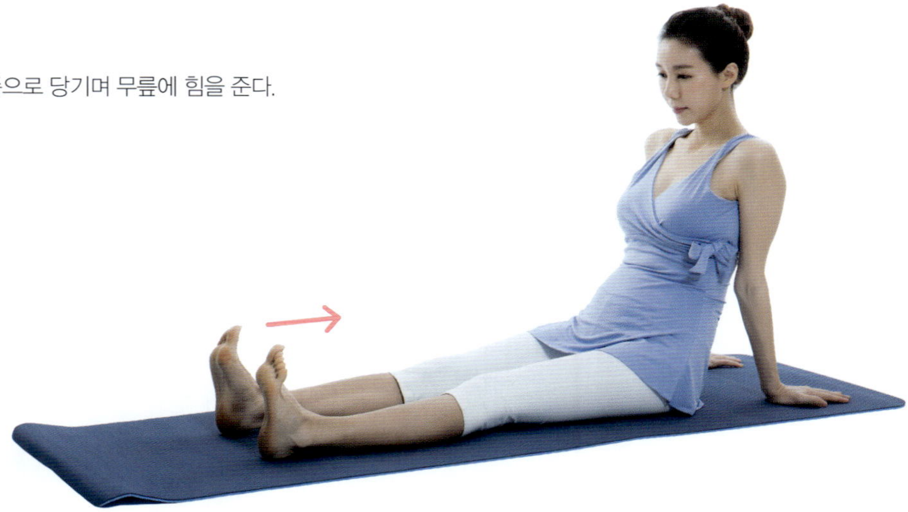

2 발끝을 앞으로 쭉 뻗으며 무릎에 힘을 준다.

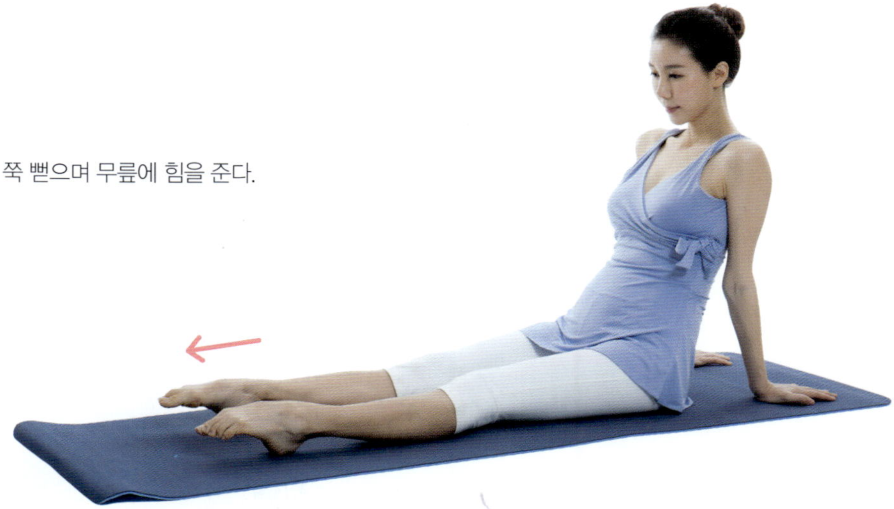

3 발바닥을 세운 다음 발끝을 꽉 오므린다.

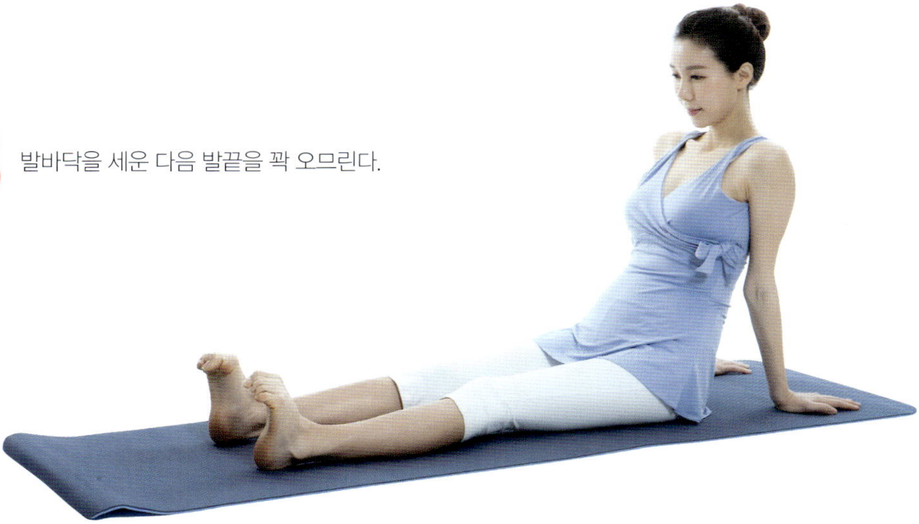

4 발목을 돌려 발목의 긴장을 부드럽게 푼다.

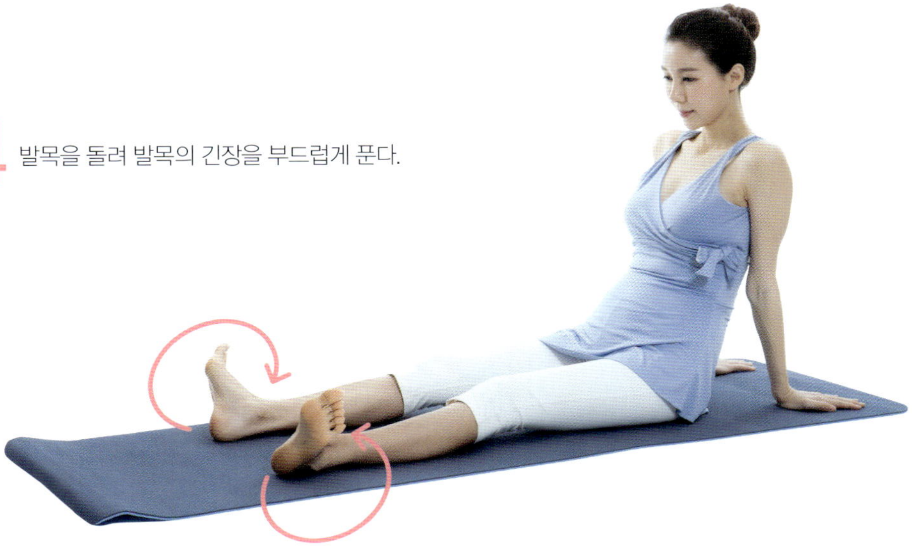

기지개 켜기

온몸을 스트레칭하는 동작으로, 호르몬과 신체의 변화로 인해 나른했던 몸을 회복하고 온몸의 피로감을 풀어준다.

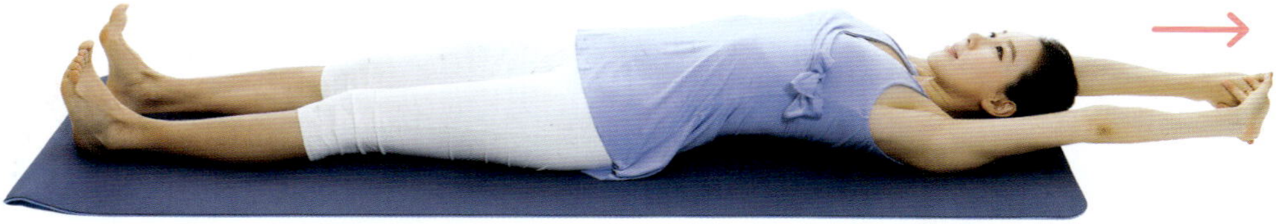

1 누워서 양손을 머리 위로 깍지 낀다.
그 상태로 팔을 위로 쭉 뻗어 기지개를 켠다.

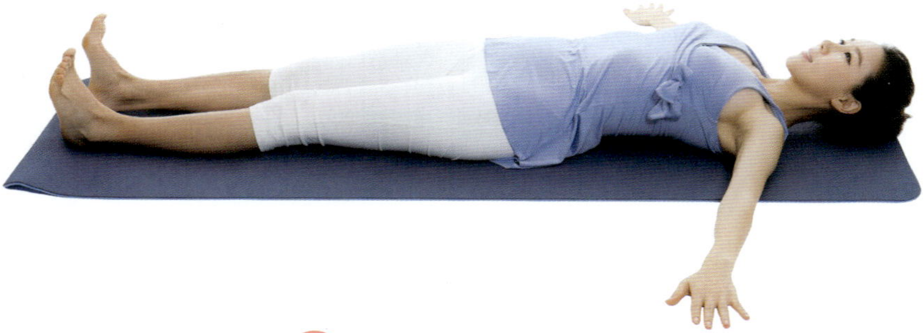

2 양팔을 옆으로 뻗어 균형을 잡는다.

3 오른쪽 무릎을 세운다.

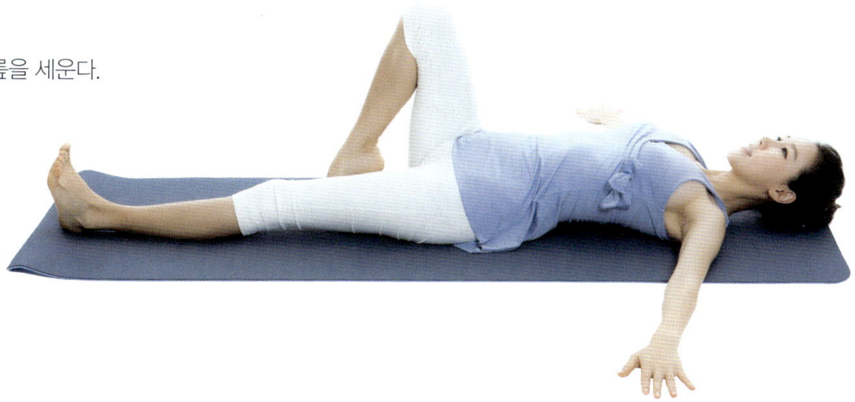

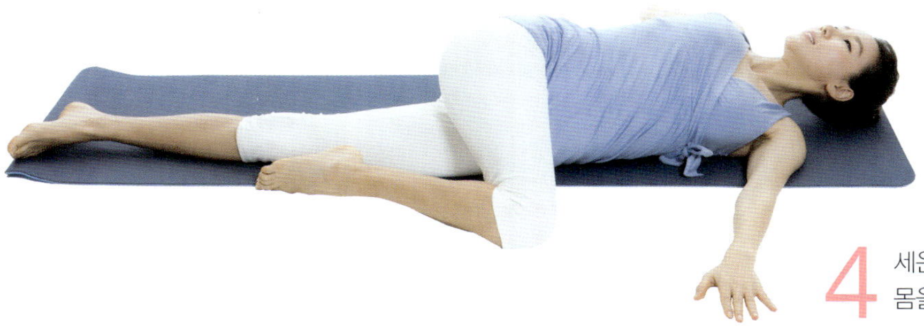

4 세운 오른쪽 무릎을 왼쪽으로 넘겨 몸을 비틀고, 깊고 길게 호흡한다.

5 양손을 모아 잠시 휴식을 취한 후 반대쪽도 같은 방법으로 한다.

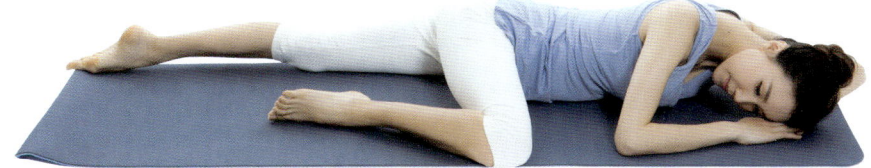

고관절 운동

임신 중에는 호르몬의 변화로 인해 큰 관절과 근육들이 평소보다 더 뻐근하게 느껴진다. 몸을 크게 움직여서 관절 주변의 혈액을 순환시킨다.

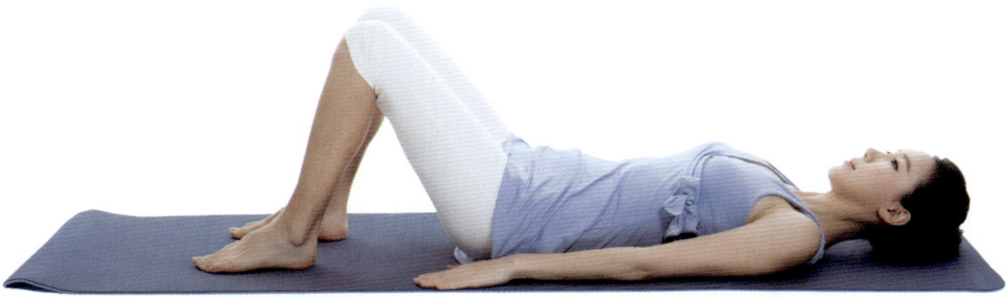

1 바닥에 누워 양 무릎을 세운다.

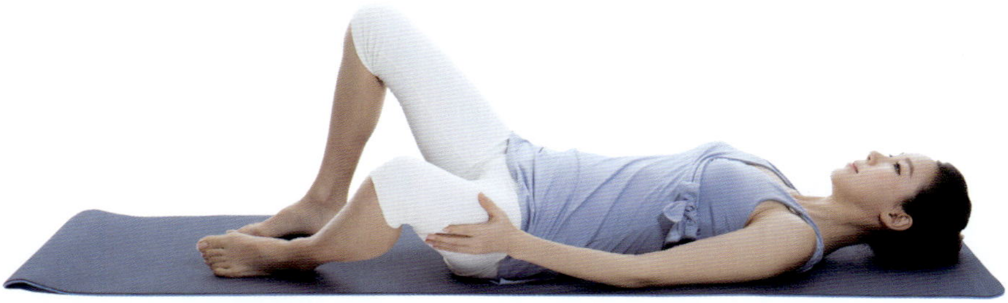

2 한 손으로 한쪽 무릎을 잡고 서서히 바닥에 내려놓는다.

3 무릎을 바닥에 완전히 내려놓아 고관절을 늘린다.

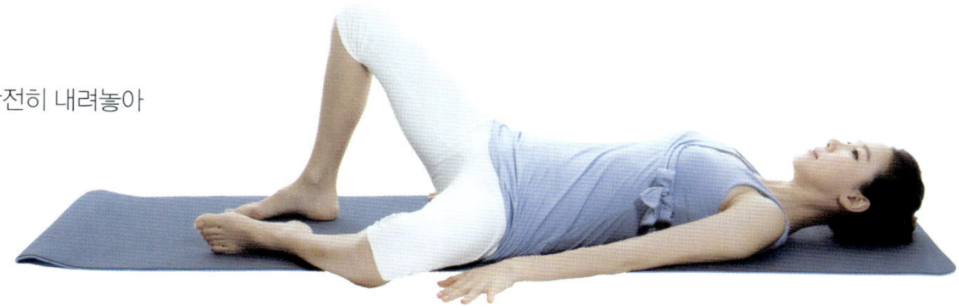

4 다리를 천천히 뻗어 고관절 주변의 근육을 푼다.

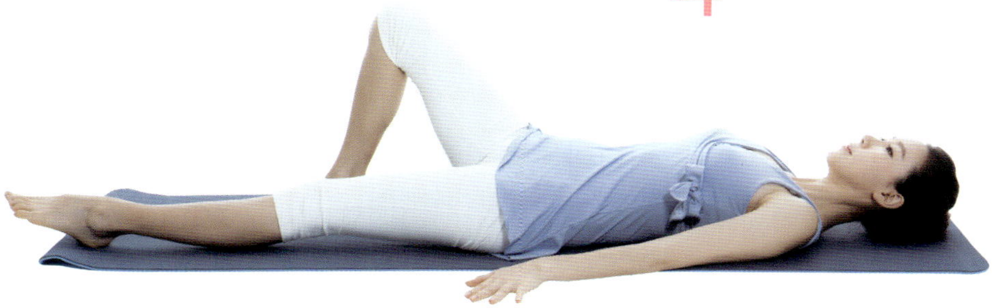

5 제자리로 돌아온 다음 반대쪽 다리도 같은 방법으로 한다.

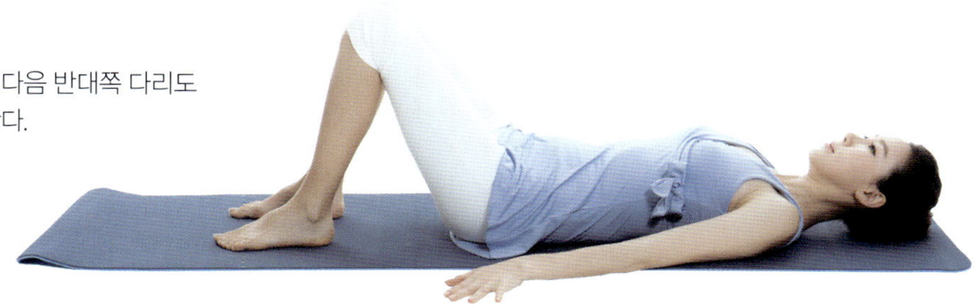

임신 3개월

호르몬의 변화로 인해 입덧이 심해지는 시기이다. 특히 위가 비어 있을 때 입덧 증상이 심하게 나타나기 때문에 물을 충분히 마시고 입맛이 없더라도 음식을 조금씩 자주 먹는 것이 좋다. 이 시기에는 소화 운동을 돕고 가슴이 답답한 느낌을 없애 컨디션을 회복할 수 있는 동작이 필요하다.

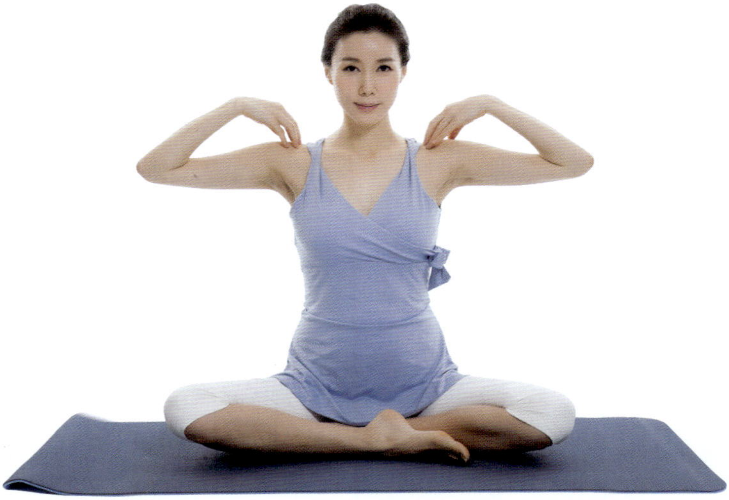

1 양쪽 손끝을 어깨에 올린다.

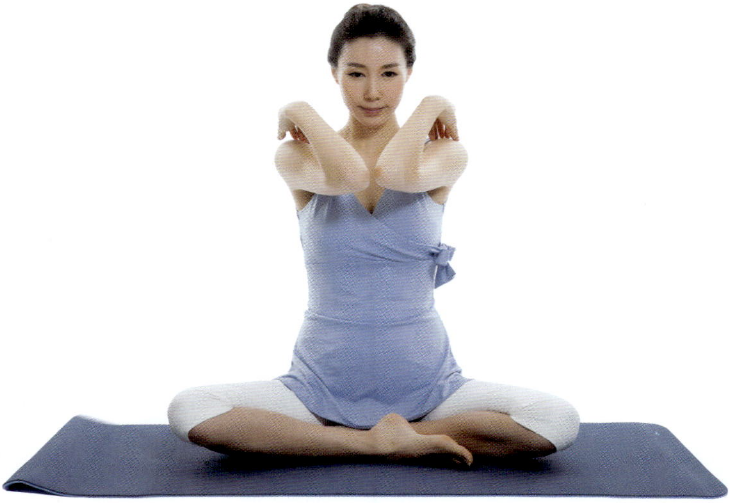

2 숨을 내쉬며 팔꿈치를 모은다.

어깨 풀기

호흡을 깊게 하면서 근육을 크게 움직여 어깨와 가슴, 등 근육을 풀기 때문에 가슴의 답답함이 해소된다. 소화 운동을 돕는 데도 효과도 있다.

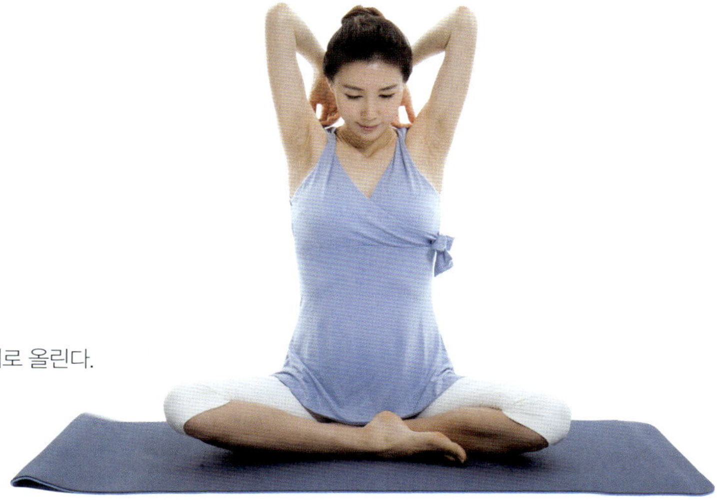

3 숨을 들이마시며 팔꿈치를 위로 올린다.

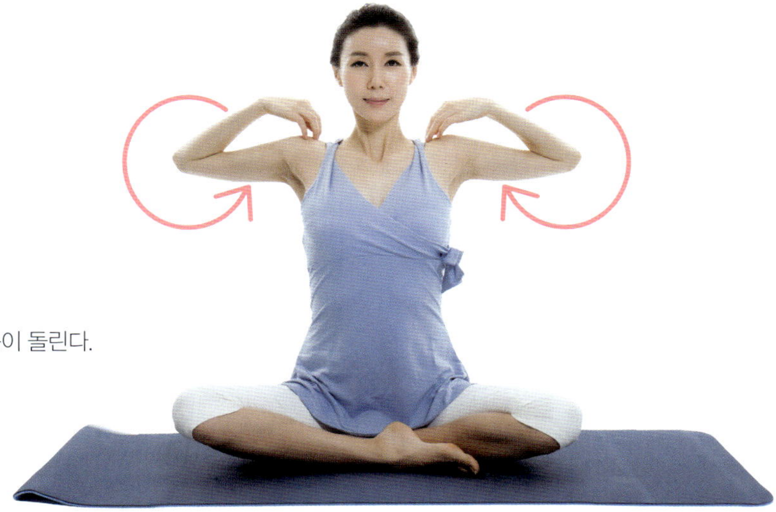

4 팔꿈치를 큰 원을 그리듯이 돌린다.

옆구리 늘리기

간 경락과 위장 경락을 자극하여 소화 기능을 돕는 동작이다. 입덧이 심하거나 식욕을 조절하기 힘들 때 호흡과 함께 하면 효과적이다.

1 양다리를 오른쪽으로 접고 앉아서 양팔을 옆으로 쭉 편다.

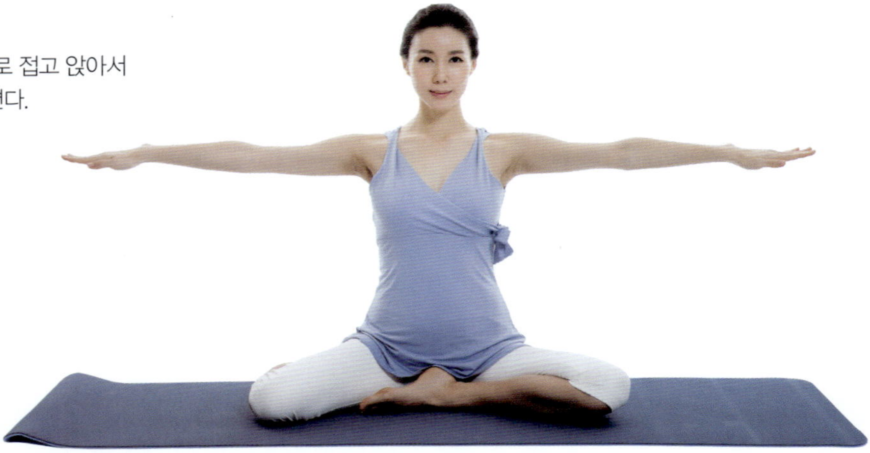

2 양팔의 균형을 유지하며 상체를 왼쪽으로 비튼다. 이때 오른쪽 엉덩이와 고관절에 힘이 들어가는지 확인한다.

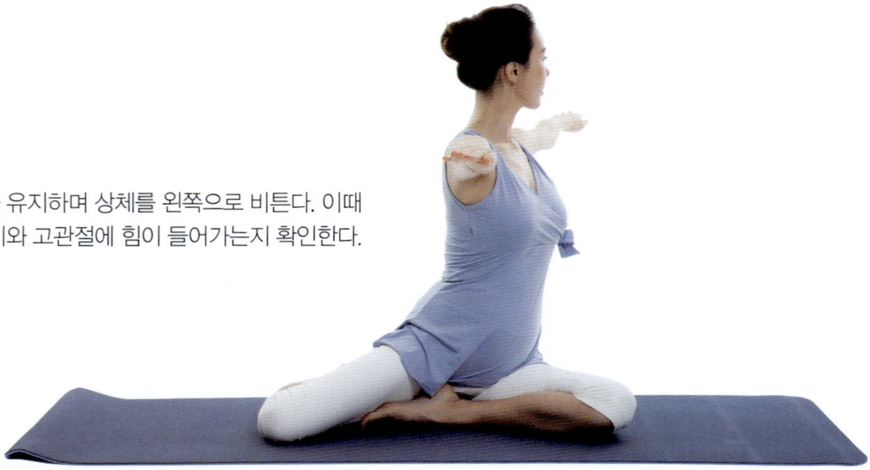

3 왼팔을 구부려 바닥을 짚어 균형을 잡는다.

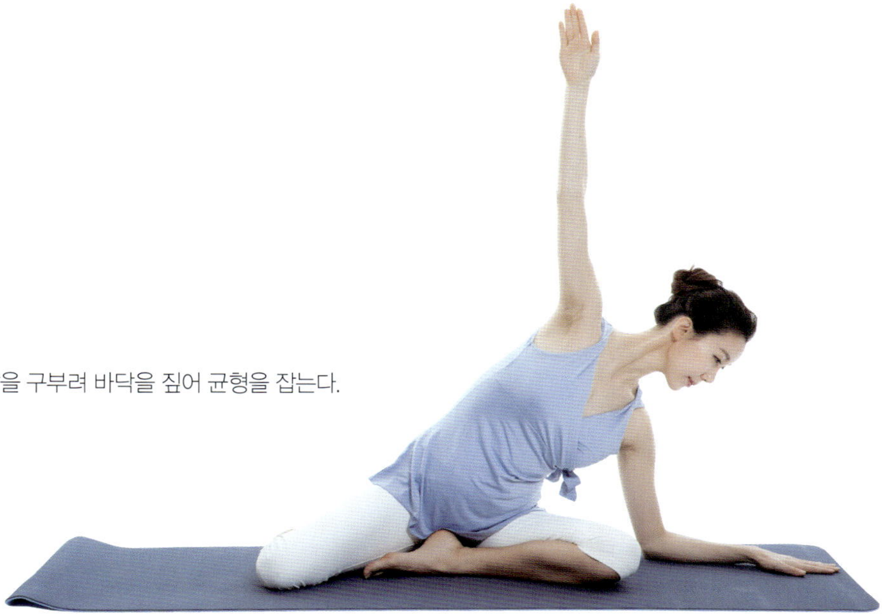

4 오른팔을 위로 쭉 뻗어 오른쪽 옆구리를 늘린다.
반대쪽도 같은 방법으로 한다.

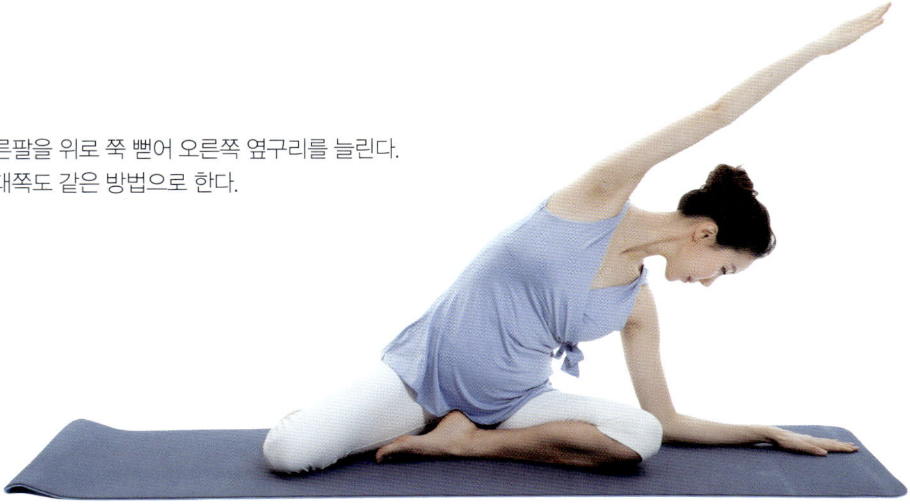

가슴 열기

입덧과 소화불량을 완화하는 데 효과적이다. 흉곽을 열어 크게 호흡함으로써 답답한 체증이 해소되고 가슴이 시원해진다.

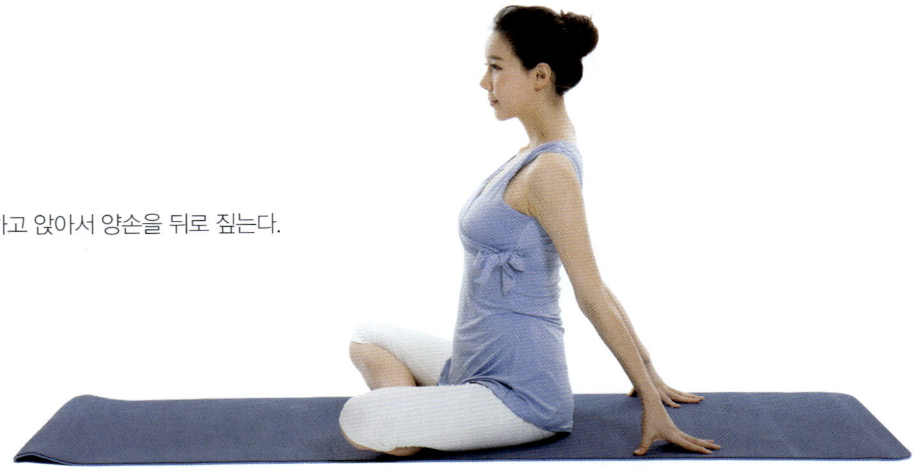

1 가부좌를 하고 앉아서 양손을 뒤로 짚는다.

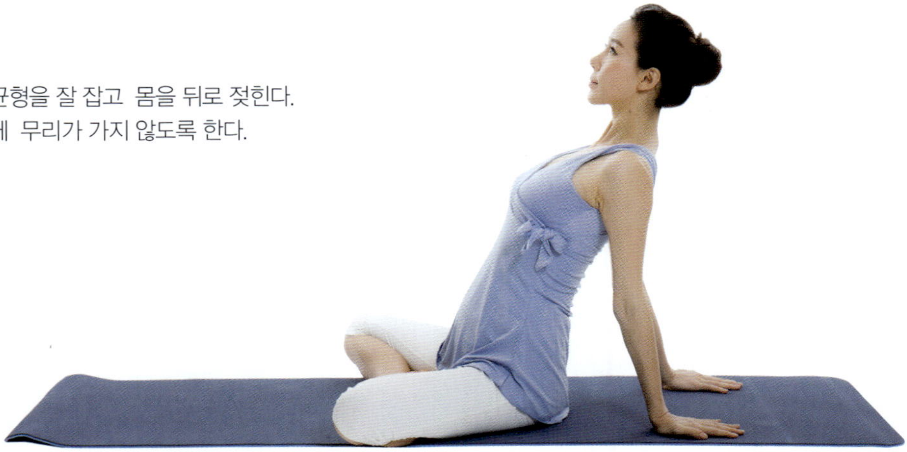

2 양손으로 균형을 잘 잡고 몸을 뒤로 젖힌다. 이때 손목에 무리가 가지 않도록 한다.

3 엉덩이를 바닥에서 들어 올린다.

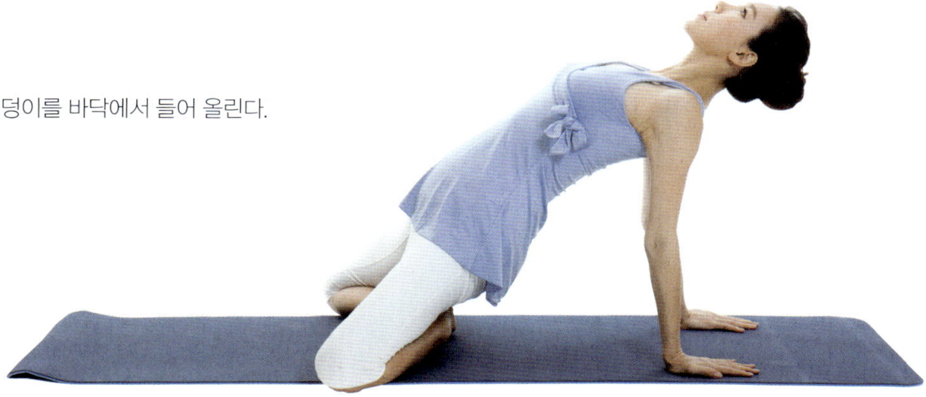

4 숨을 깊게 마시며 가슴을 최대한 열어
깊게 호흡한다.

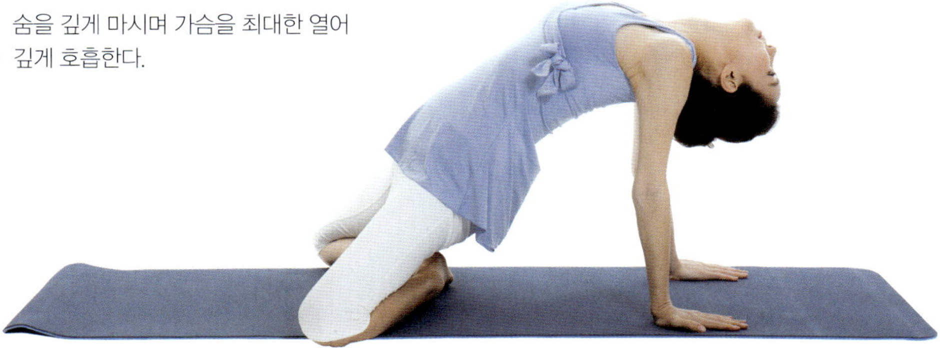

다리 늘리기

다리 뒤쪽으로 흐르는 비장 경락을 자극하여 식욕을 조절하고 피로를 풀어주는 동작이다. 상체를 무리하게 숙이는 것보다 뒷몸의 자극에 집중하여 서서히 움직이는 것이 좋다.

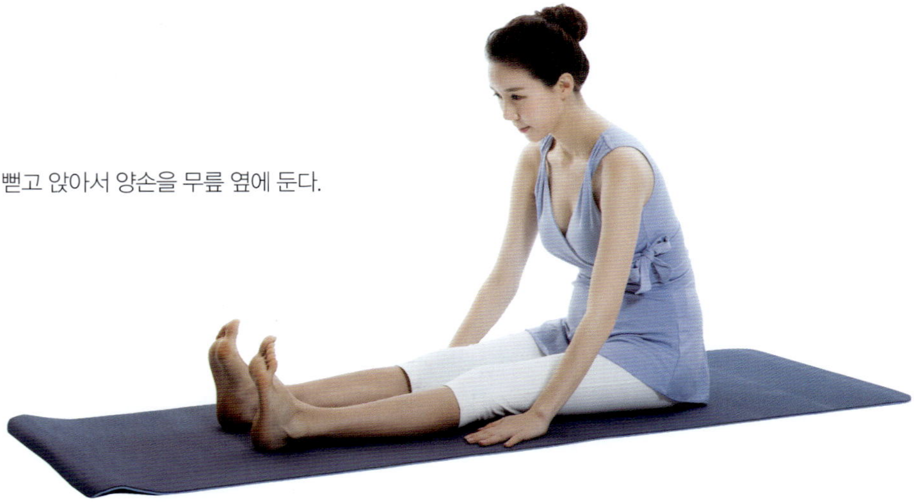

1 바닥에 다리를 뻗고 앉아서 양손을 무릎 옆에 둔다.

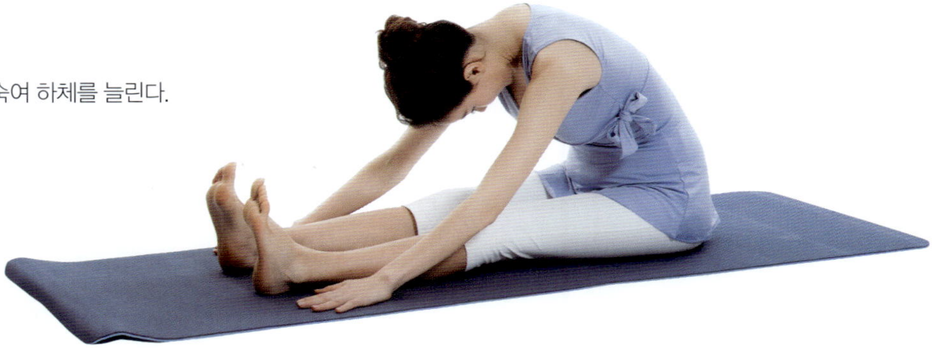

2 상체를 앞으로 숙여 하체를 늘린다.

3 한쪽 무릎을 구부리고 상체를 숙여
뻗은 다리를 천천히 늘린다.

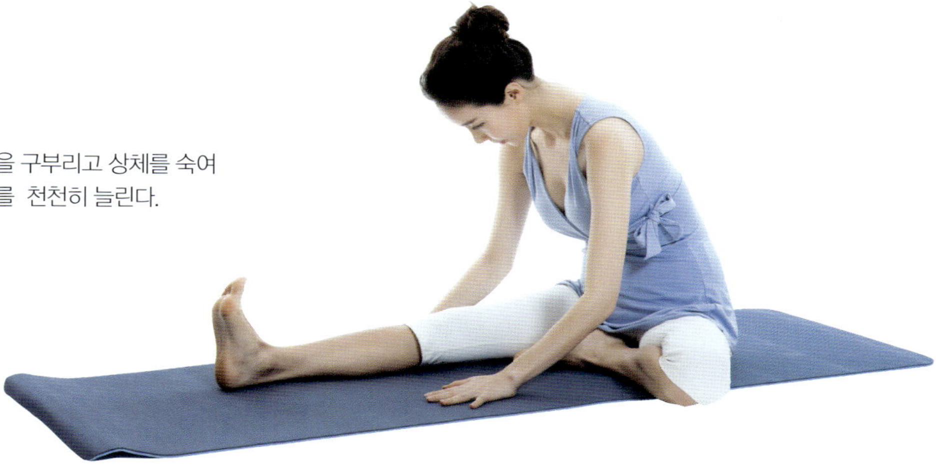

4 상체를 앞으로 숙이고 발끝을 당겨 더 강하게 늘린다.
반대쪽도 같은 방법으로 한다.

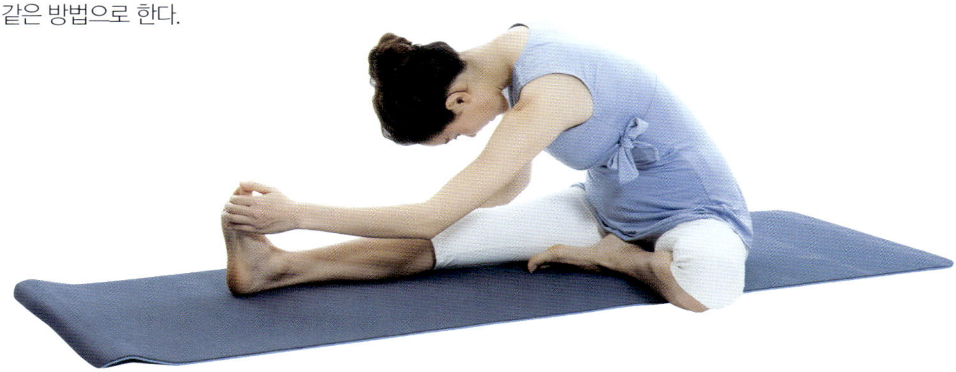

임신 4개월

입덧이 사라지고 나른했던 컨디션도 제자리로 돌아오게 된다. 태아는 몰라보게 자라 사람의 모습을 갖추게 되고, 엄마의 자궁도 커져 아랫배가 눈에 띌 정도로 불러온다. 체형이 점점 변하면서 근육통이 오기 쉬우므로 어깨나 목, 고관절 등 피로가 쉽게 쌓이는 부분의 근육을 풀어주는 동작을 하는 것이 좋다.

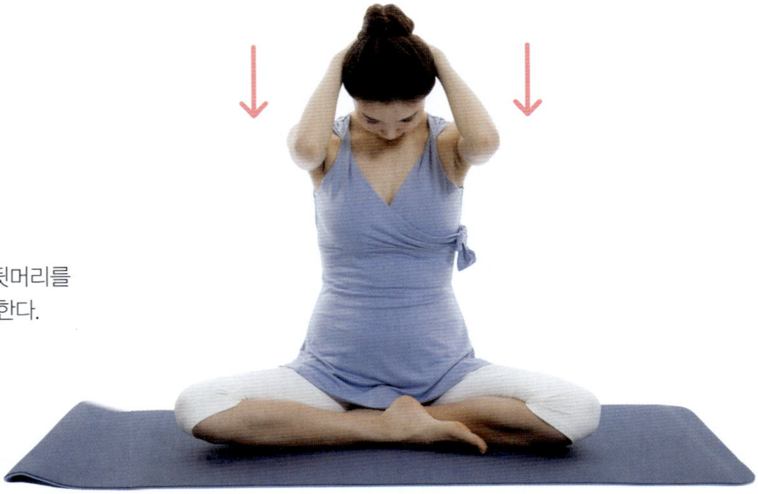

1 고개를 앞으로 숙이고 양손으로 뒷머리를 살짝 눌러 목 뒤쪽 승모근을 자극한다.

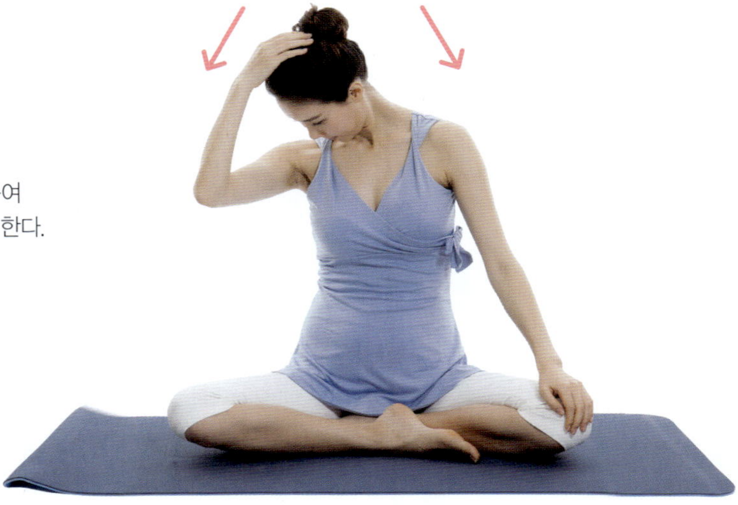

2 시선을 한쪽 무릎에 두고 고개를 숙여 승모근을 자극한다. 한쪽씩 번갈아 한다.

목 풀기

승모근을 자극하여 어깨의 피로를 풀고 머리를 맑게 한다.

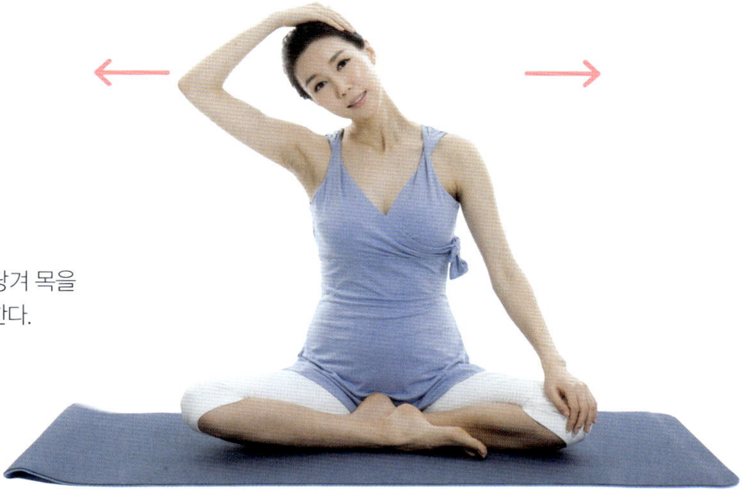

3 손을 반대쪽 귀에 대고 머리를 당겨 목을 옆으로 늘린다. 한쪽씩 번갈아 한다.

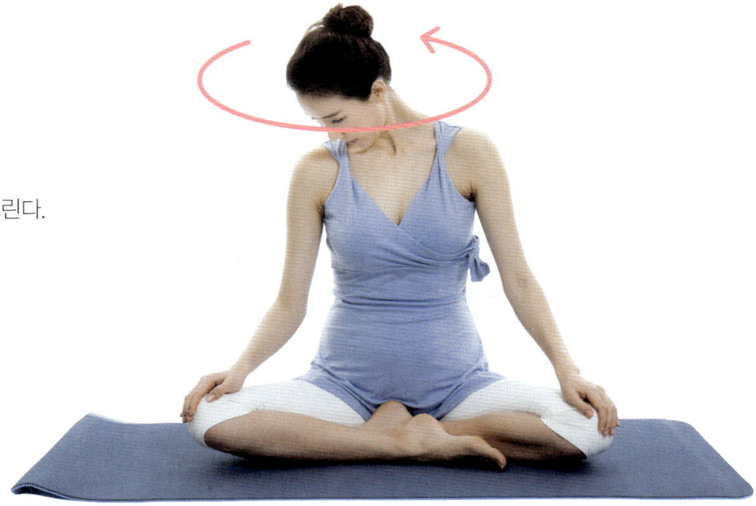

4 천천히 목 근육을 풀면서 원을 그린다.

팔 늘리기

임신 초기에는 가슴과 가슴 주변의 변화가 큰 데 반해 움직임은 적기 때문에 그 주변의 순환이 정체되기 쉽다. 이는 통증으로 이어질 수 있으므로 틈틈이 마사지를 하는 것이 좋다.

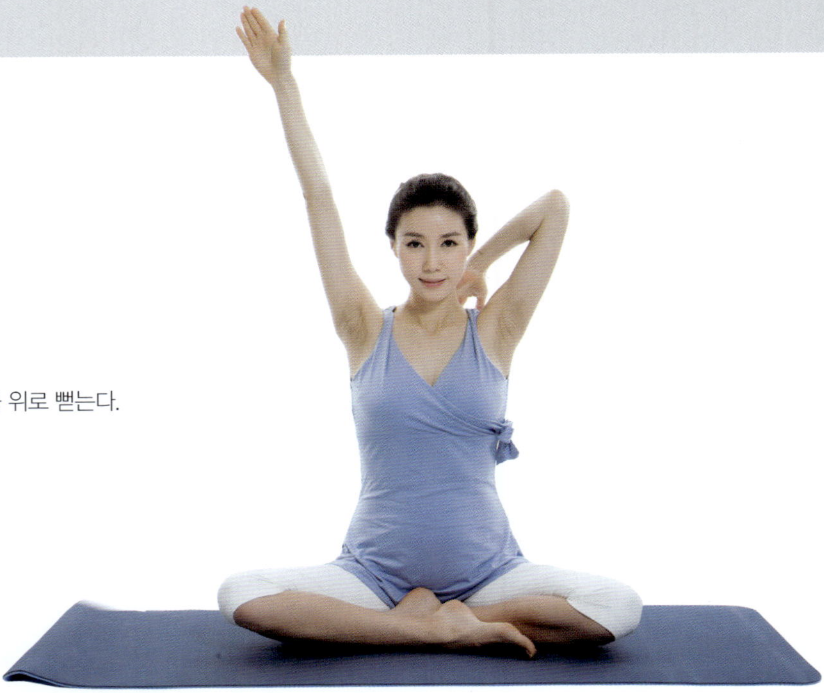

1 왼팔을 접고 오른손을 위로 뻗는다.

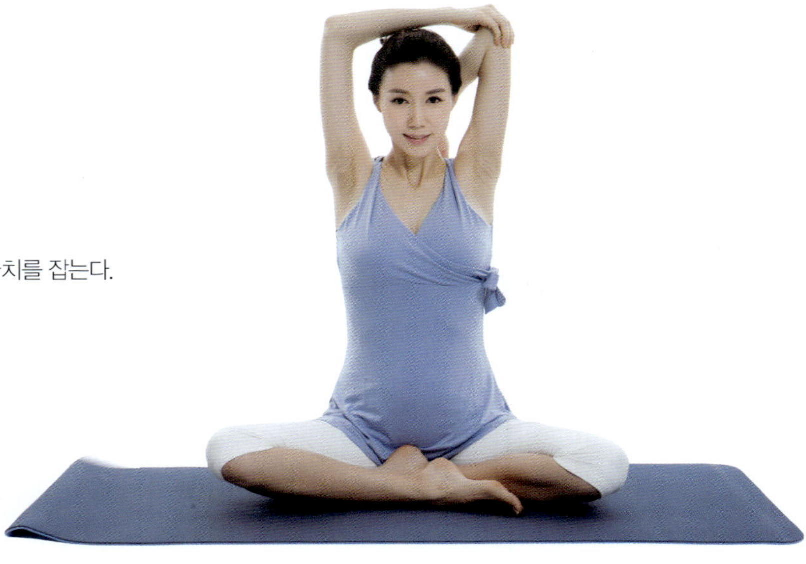

2 오른손으로 왼쪽 팔꿈치를 잡는다.

3 숨을 내쉬며 왼팔을 몸쪽으로 당긴다.

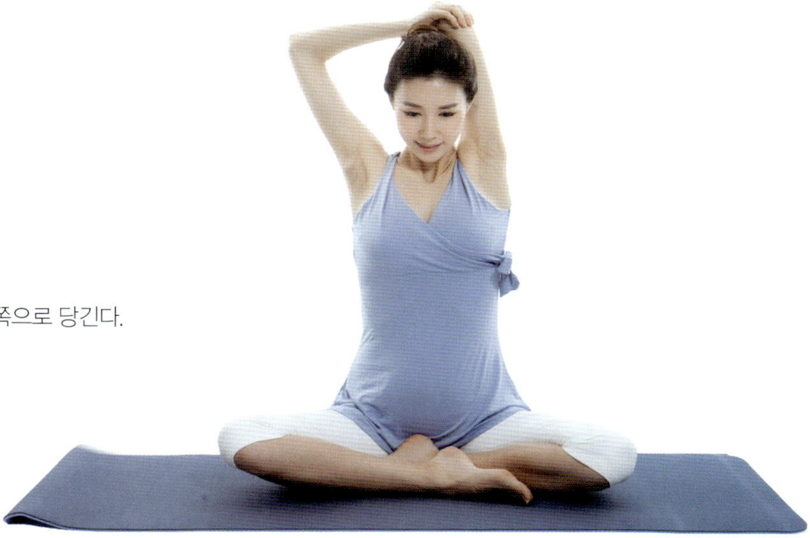

4 팔부터 겨드랑이 주변까지 톡톡 치고
쓸어내리면서 순환이 잘 되게 자극한다.

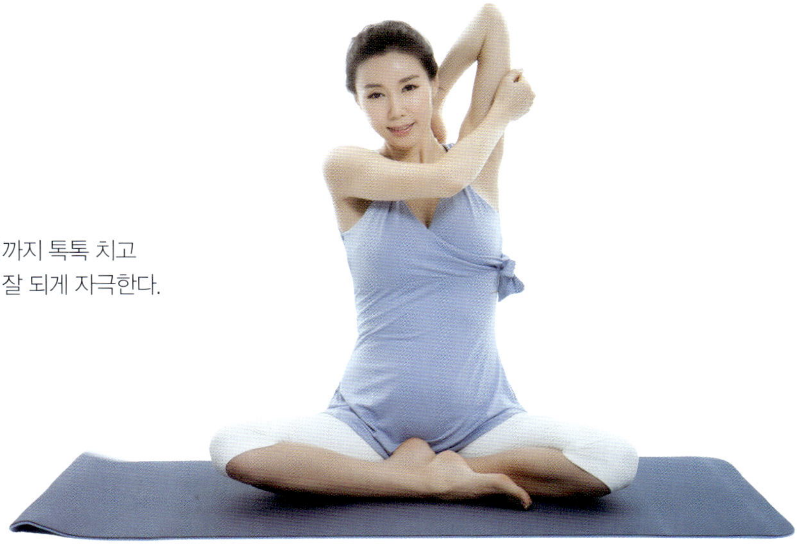

누운 나비 자세

고관절 근육의 이완을 돕는 데 가장 효과적인 동작이다. 눈을 감고 편안한 자세에서 동작을 하면 호흡이 깊어지면서 마음이 안정된다.

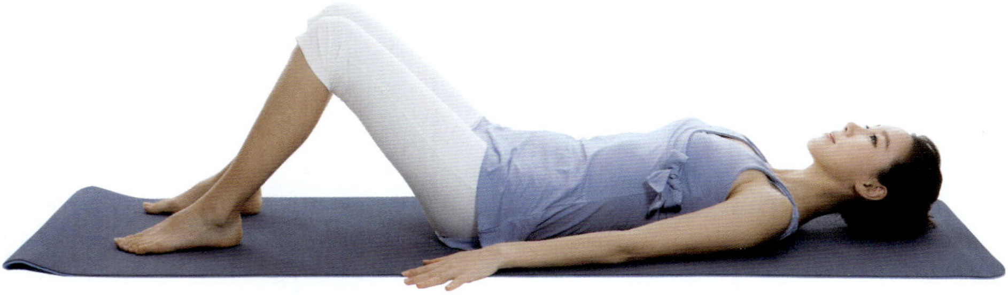

1 누워서 양 무릎을 세운다.

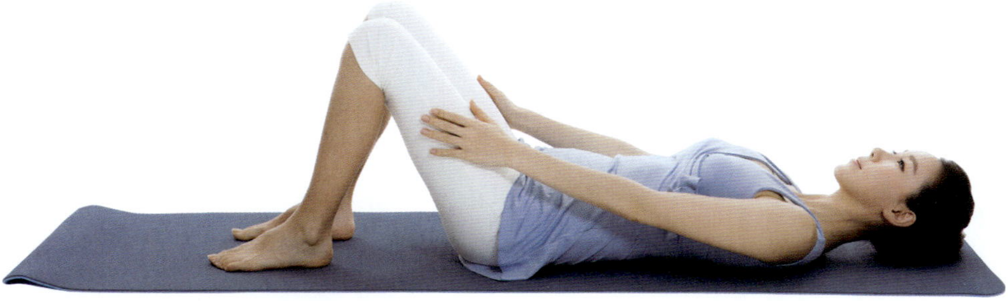

2 양손으로 다리를 잡는다.

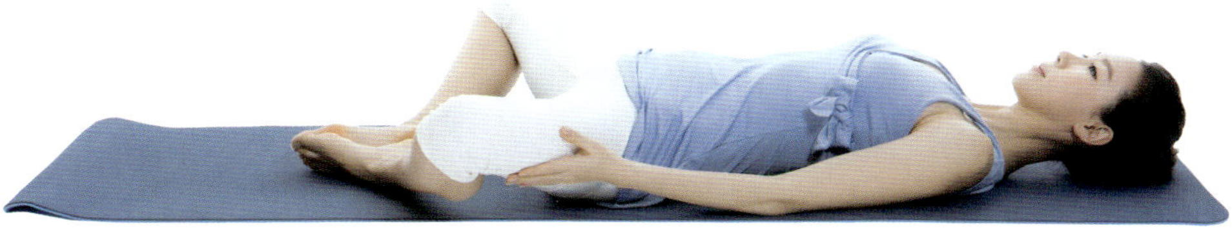

3 다리를 천천히 양옆으로 내린다.

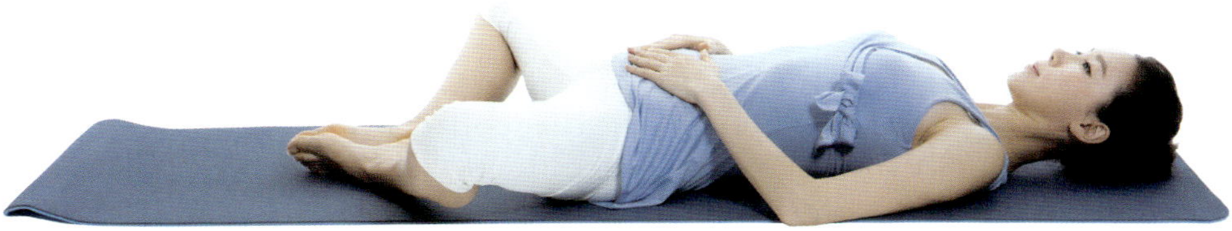

4 양손을 배에 올리고 복식호흡을 한다.

물고기 자세

명치끝 주변이 확장되어 가슴이 시원해지는 효과가 있다. 상체의 순환을 도와 머리도 맑아진다.

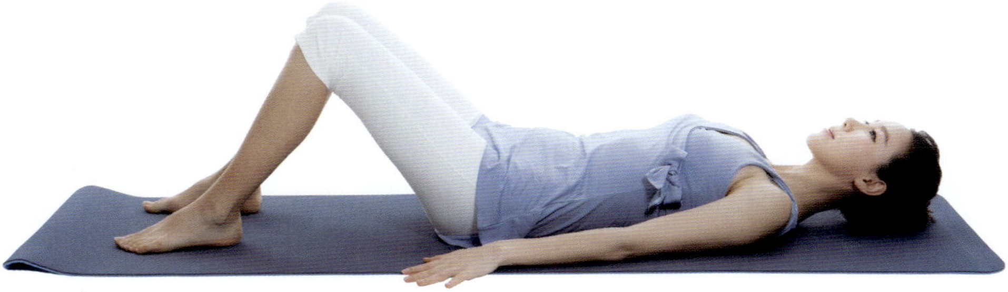

1 누워서 양 무릎을 세운다.

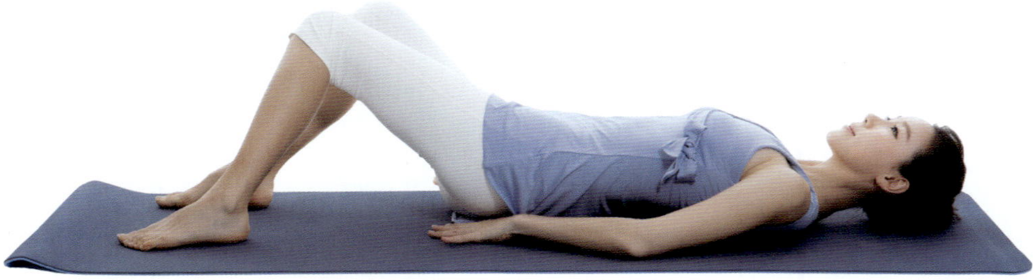

2 양손을 손바닥이 아래로 가도록 엉덩이 밑에 댄다.

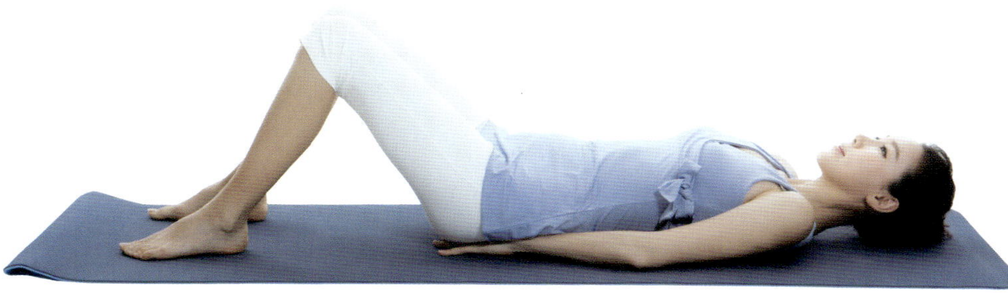

3 팔꿈치로 균형이 잡는다.

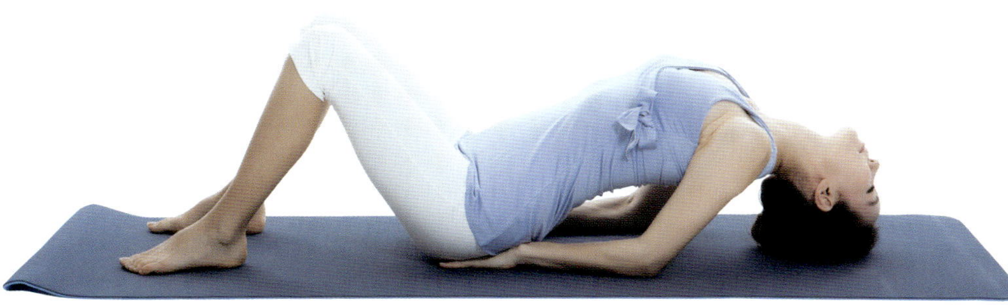

4 숨을 마시며 가슴을 들어 올리고, 머리는
자연스럽게 정수리가 바닥을 향하게 한다.

2~4
month

하루 30분, **임신 초기 요가** 프로그램

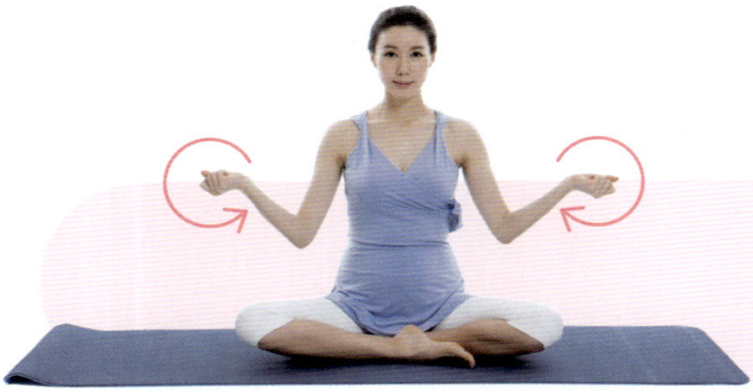

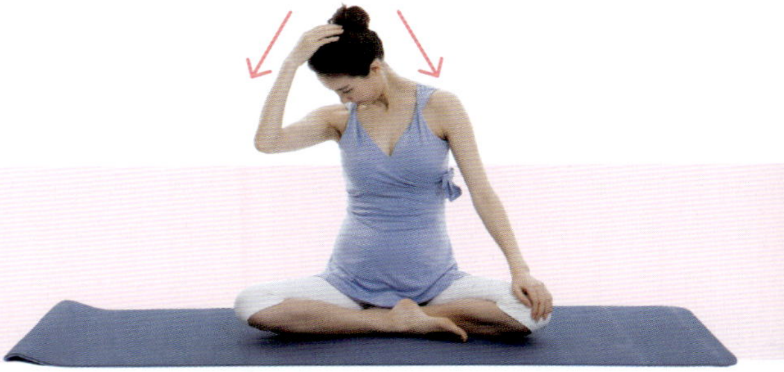

① 손 · 손목 풀기

손가락을 하나하나 스트레칭한 다음
주먹을 살짝 쥐고 양 손목을 돌린다.

상세 동작 p. 28

② 목 풀기

고개를 앞, 옆, 사선으로 숙여 승모근을 자극한 다음
천천히 원을 그려 목 근육을 푼다.

상세 동작 p. 44

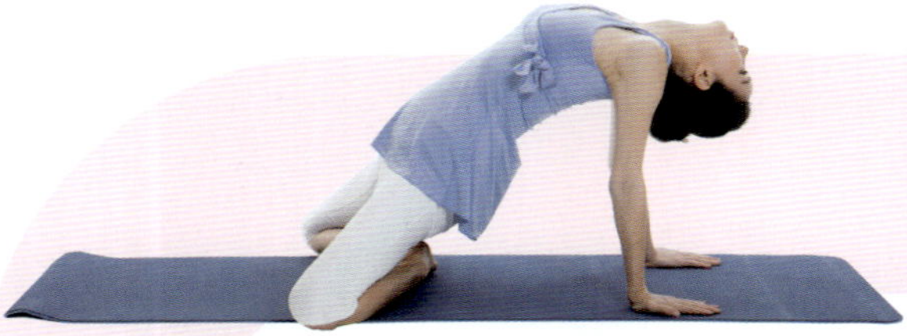

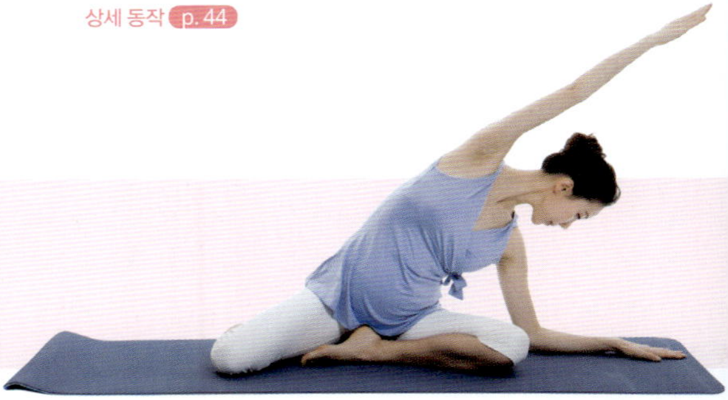

⑧ 가슴 열기

바닥에 앉아서 양손을 뒤로 짚은 다음 엉덩이를 들어
올린다. 이때 가슴을 최대한 열어 크게 호흡한다.

상세 동작 p. 40

⑦ 옆구리 늘리기

양다리를 한쪽으로 접고 앉아서 상체를 반대쪽으로
숙인 다음, 한 팔로 바닥을 짚고 다른 한 팔을 쭉 펴
옆구리를 늘린다. 양쪽 모두 한다.

상세 동작 p. 38

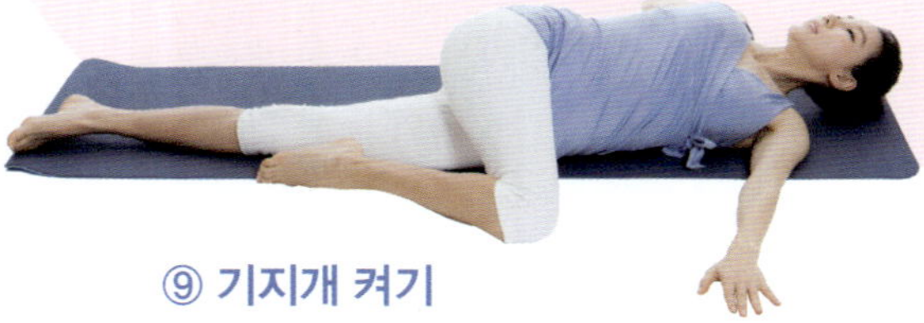

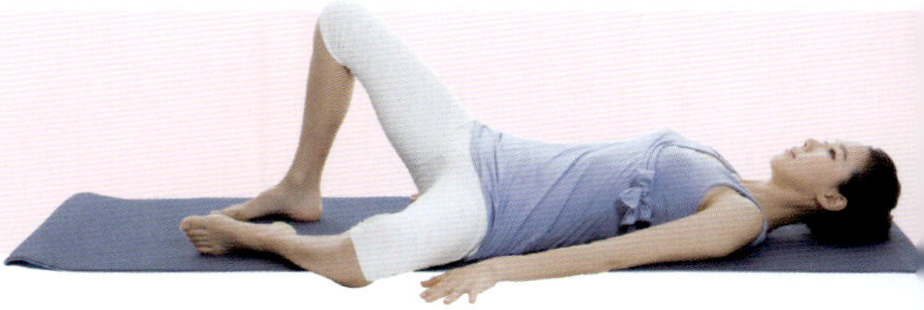

⑨ 기지개 켜기

양팔을 옆으로 뻗은 다음, 오른쪽 무릎을 세워 왼쪽으로
넘겨 몸을 비튼다. 반대쪽도 같은 방법으로 한다.

상세 동작 p. 32

⑩ 고관절 운동

누워서 양 무릎을 세운 다음, 한 손으로 무릎을 잡고
서서히 바닥에 내려 고관절을 늘린다.

상세 동작 p. 34

※모든 동작은 좌우를 번갈아 해 몸의 균형을 맞추세요.

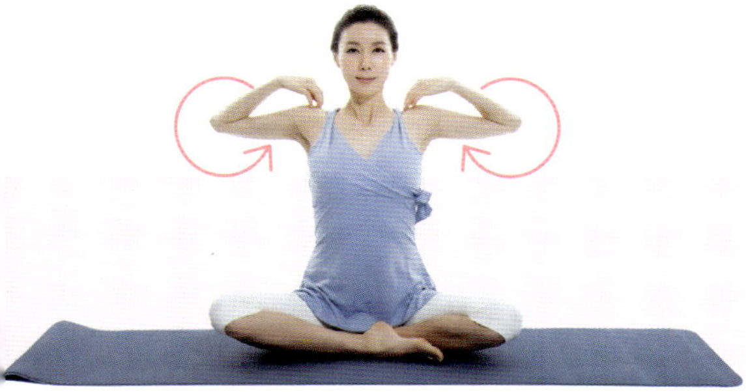

③ 어깨 풀기

양 손끝을 어깨에 올리고 팔꿈치를
큰 원을 그리듯이 돌린다.

상세 동작 p. 38

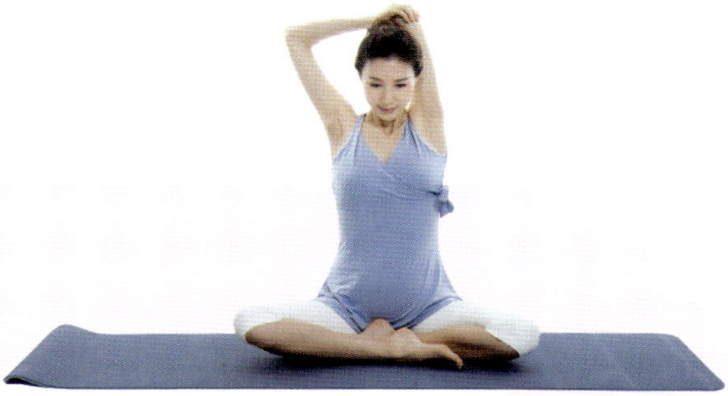

④ 팔 늘리기

오른손으로 왼쪽 팔꿈치를 잡은 다음
숨을 내쉬며 팔을 몸쪽으로 당긴다.

상세 동작 p. 46

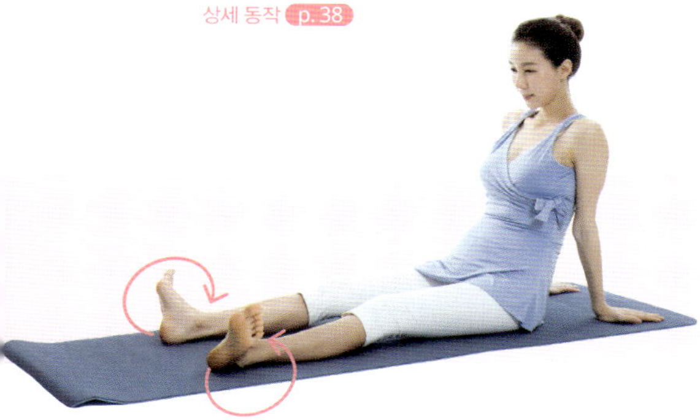

⑥ 발 · 발목 풀기

무릎에 힘을 주고 발끝을 쭉 뻗었다 당기기를 반복한 다음,
발끝을 오므렸다 쫙 편다. 발목을 돌려 긴장을 푼다.

상세 동작 p. 30

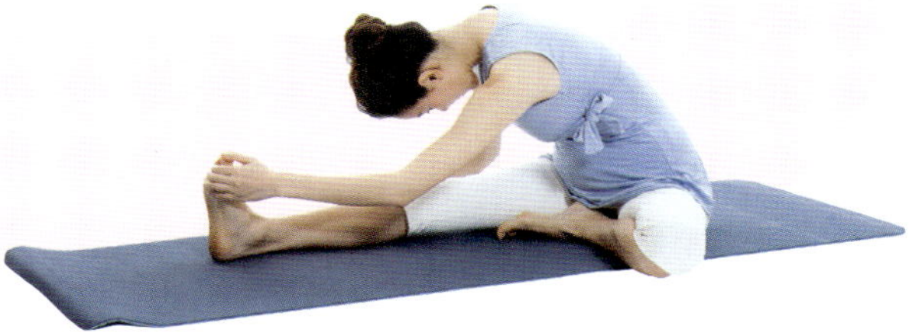

⑤ 다리 늘리기

바닥에 다리를 뻗고 앉아서 한쪽 무릎을
구부린다. 상체를 숙여 하체에 자극을 준다.

상세 동작 p. 42

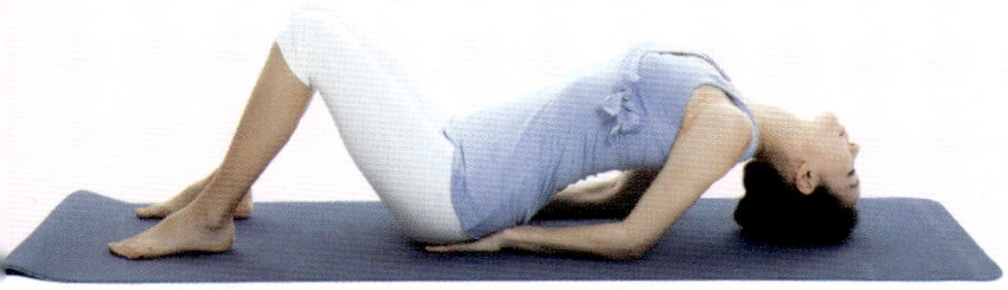

⑪ 물고기 자세

양 무릎을 세우고 누워서 양손으로 엉덩이를 받친다. 팔꿈치로
균형을 잡고 가슴을 들어 올려 머리 정수리가 바닥에 닿게 한다.

상세 동작 p. 50

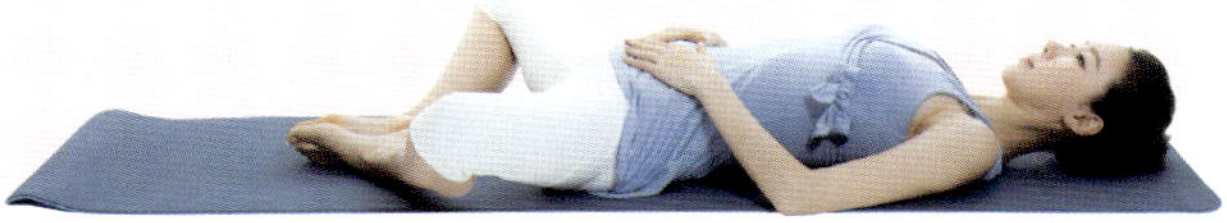

⑫ 누운 나비 자세

양 무릎을 세우고 누워서 천천히 다리를 양옆으로 내려놓아
고관절을 늘린다. 양손을 배에 올리고 복식호흡한다.

상세 동작 p. 48

5~7
month

임신 중기 맞춤 요가

입덧이 끝나고 감기에 걸린 것처럼 나른했던 컨디션도 어느 정도 회복되어 다시 활력이 생기는 시기입니다. 또한 식욕이 왕성해져 살이 찔 수 있는 시기이기도 해요. 아직 몸이 무거워지지 않아 활동하기 가장 좋은 때인 만큼 초기보다 활동량이 조금 더 많은 운동을 시작한다면 임신 중 비만에 대한 걱정은 하지 않아도 될 거예요. 임신 중기가 되면 본격적으로 배가 불러오면서 자세가 변하기 시작하는데, 이는 다양한 통증을 일으킬 수 있으므로 바른 자세를 익히는 것이 무엇보다 중요합니다. 몸을 제대로 지탱할 수 있도록 근육을 바로잡고 근육에 힘을 주는 요가 동작이 필요해요.

무엇이 달라질까?

임신 초기의 불안함에서 벗어나 이제 안정기에 접어들었다. 사람들이 알아볼 정도로 배가 나오기 시작하고, 태아도 엄마 뱃속에서 완전히 자리를 잡는다. 또 임신 초기의 불쾌한 증상들도 어느 정도 완화되어 충분히 먹고, 움직이고, 쉬면서 임신 기간을 누릴 수 있다. 보통 임신 20주가 넘으면 태동을 확실히 느낄 수 있기 때문에 태아와의 유대감이 더 깊어진다. 그래서 많은 임신부들이 태동을 겪은 후에 태아와의 교감을 위해 태교를 시작한다. 요가를 통해 차분한 마음으로 깊게 호흡하면서 명상하는 시간을 많이 가지면 엄마의 건강은 물론 태교에도 도움이 된다.

이 시기에 필요한 운동법

임신 중기가 되면 체중이 급격히 늘고 배가 점점 불러온다. 그 때문에 하체의 혈액순환이 원활하지 않아 다리가 저리거나 쥐가 난다, 체중과 체형이 급격히 변하는 것에 반해 몸이 그만큼 빠르게 적응되지 않아 쉽게 넘어지거나 균형을 잃기도 한다. 이 시기에는 상체의 유연성과 하체의 균형감각을 길러 몸의 중심을 바로잡을 수 있도록 돕는 운동이 필요하다. 또한 다리에 무리한 힘이 가해지면서 생길 수 있는 근육의 피로감을 풀어주고 상 · 하체의 혈액순환을 돕는 동작을 하는 것이 좋다. 무엇보다 중요한 것은 바르게 서고, 바르게 앉고, 바르게 눕고, 바르게 일어서는 등 바른 자세를 유지해 몸의 균형이 흐트러지지 않게 하는 것이다.

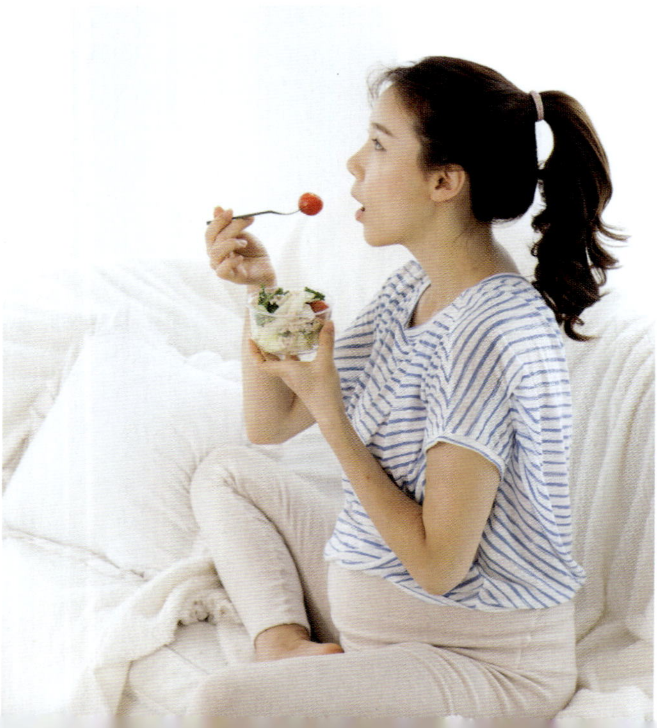

이것만 기억하세요!

체중이 지나치게 늘지 않도록 한다

식욕이 왕성해지는 시기이기 때문에 먹는 것에 신경 써야 한다.
되도록 염분이 적은 음식을 먹고 너무 자극적이거나 매운 음식은 피한다.
또한 지나친 체중 증가는 엄마와 태아에게 좋지 않다는 사실을 명심하자.

틈틈이 스트레칭을 한다

늘어난 체중과 변화하는 체형 때문에 허리나 다리, 등에 통증이 생기기 쉽다.
틈틈이 스트레칭을 해서 몸의 긴장을 풀고 혈액순환이 잘 되게 한다.

바른 자세를 취한다

점점 배가 불러오므로 자세의 변화가 생기게 된다.
이는 통증을 일으키는 중요한 요인이다. 항상 바른 자세로 앉고 서는 습관을 들인다.

임산부용 속옷을 입는다

임신부의 체형으로 완벽하게 변해가는 시기이다.
배와 가슴을 압박하지 않는 임산부용 속옷을 입는다.

철분과 단백질이 많은 음식을 먹는다

태아가 모체로부터 철분을 많이 흡수하기 때문에 빈혈이 생길 수 있다.
철분이 많은 고단백 음식을 먹는다. 의사의 처방을 받아 철분제를 먹는 것도 좋다.

임신 5개월

임신 안정기에 접어들면서 입덧이 서서히 끝나고 식욕이 왕성해진다. 체중이 지나치게 늘지 않도록 주의한다. 체중이 늘면서 하체가 붓거나 뭉치는 등의 증상이 올 수 있으므로 하체의 혈액순환에 도움이 되는 동작을 하는 것이 좋다. 또한 척추와 골반 근육의 힘을 길러 몸의 균형을 바로잡는 것이 중요하다.

1 양 발바닥을 마주 대고 앉는다.

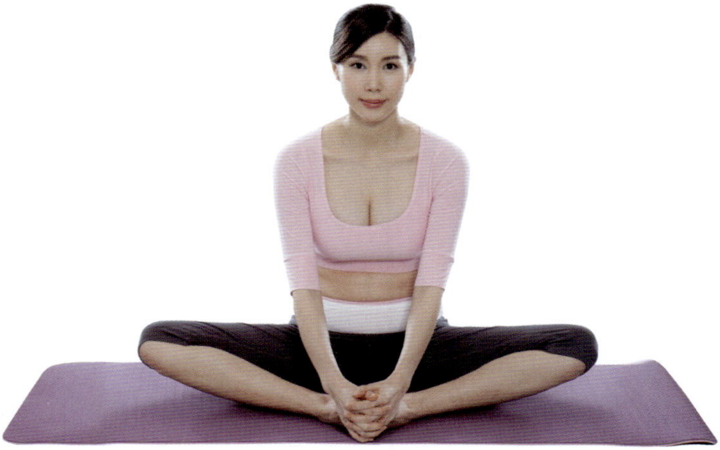

2 무릎을 위아래로 움직여 고관절의 힘을 뺀다.

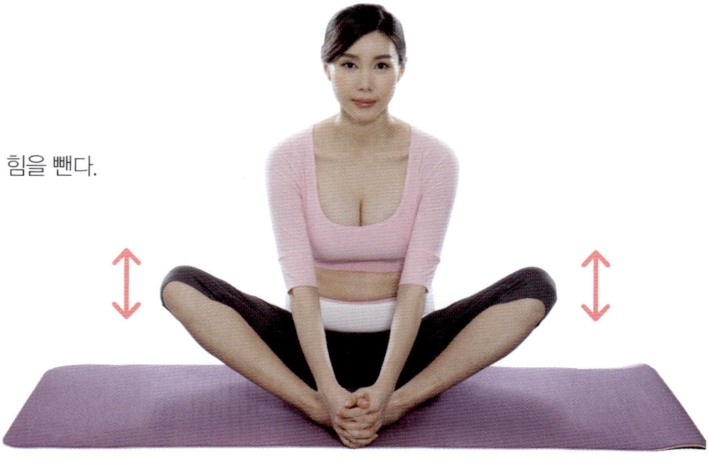

나비 자세

골반 주변의 근육과 고관절을 부드럽게 하며 유연성을 기르는 데 효과적인 동작이다. 하체의 혈액순환에 도움을 주며 척추의 위치를 바로잡는다.

3 숨을 들이마시며 상체를 길게 늘린다.

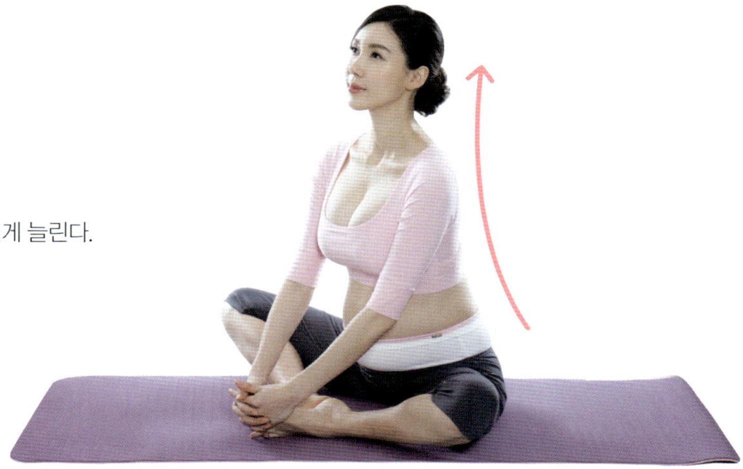

4 숨을 내쉬며 상체를 앞으로 숙인다.
이때 손은 편한 곳에 놓는다.

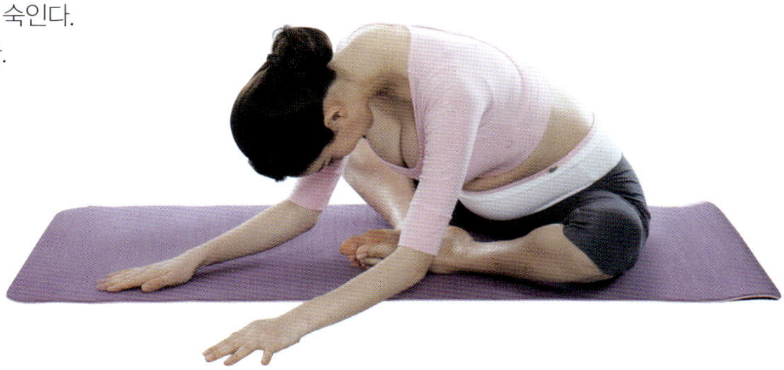

둔근 이완시키기

틀어진 골반 위치를 바로잡는 데 가장 효과적인 동작이다. 또한 둔근을 이완시켜 엉덩이 근육에 탄력을 준다.

1 왼쪽 다리를 직각으로 구부려 골반 정면에 둔다.

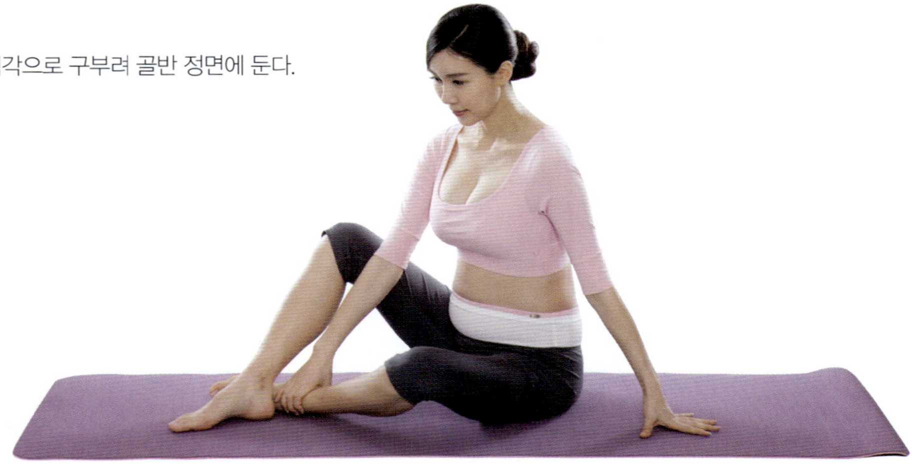

2 오른쪽 발목을 왼쪽 무릎 위에 올린다.

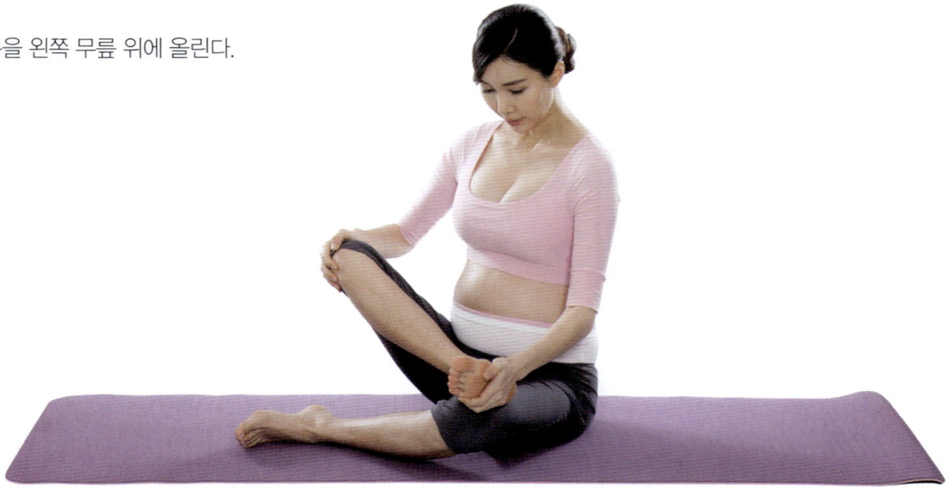

3 양 무릎과 발목을 포갠다. 이때 다리의 각도를 되도록 직각에 가깝게 유지한다.

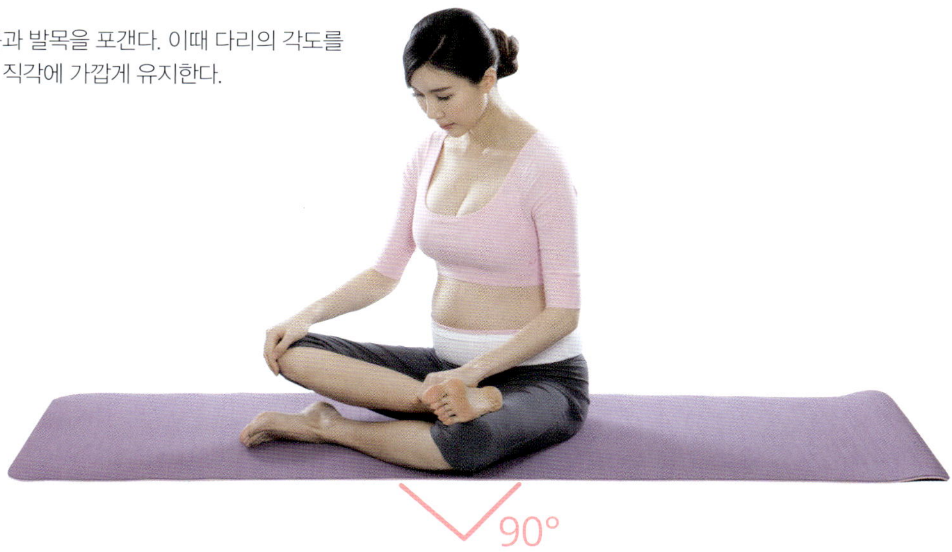

4 둔근(엉덩이)에 자극이 있으면 그 자세에서 멈추고, 자극이 없으면 상체를 앞으로 숙여 자극이 느껴질 때 멈춘다. 반대쪽도 같은 방법으로 반복한다.

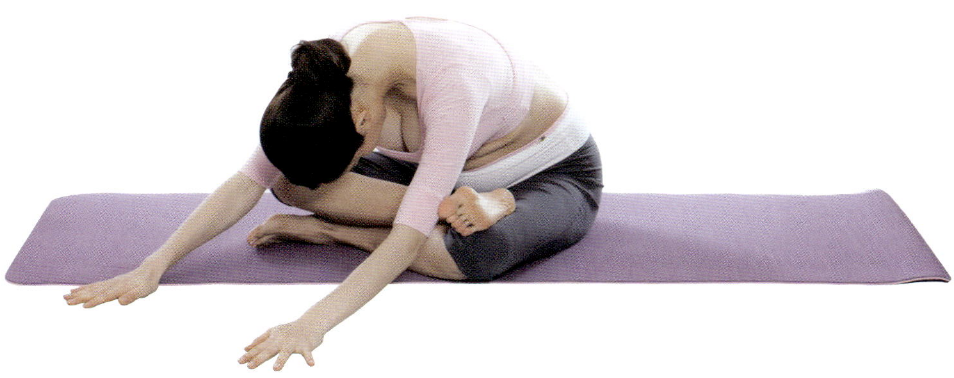

골반 들기

척추기립근을 강화하여 틀어진 척추를 교정하고, 척추의 주변 근육을 강화해 허리의 피로를 푼다.

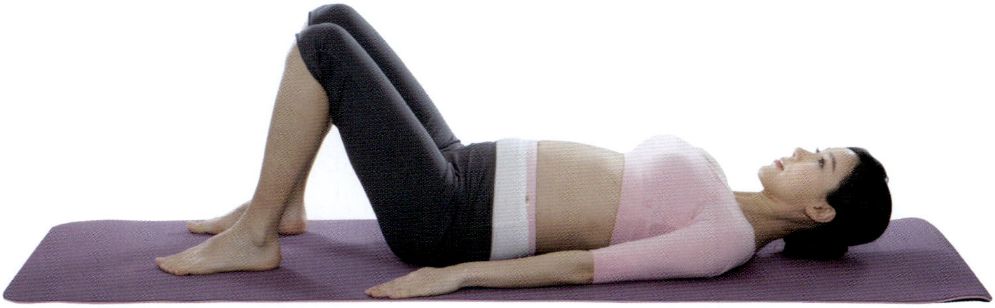

1 평평한 바닥에 누워서 양 무릎을 세운다.

Check

골반을 바닥에서 너무 높이 올리지 않도록 주의한다.

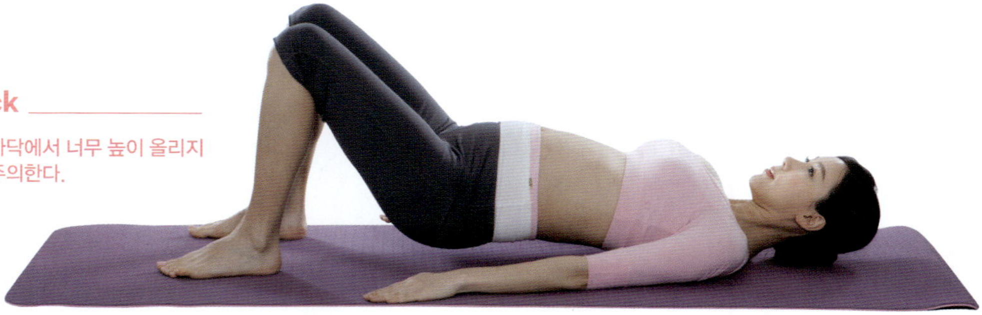

2 양팔로 균형을 잡고 골반을 5cm 정도만 들어 올린다.

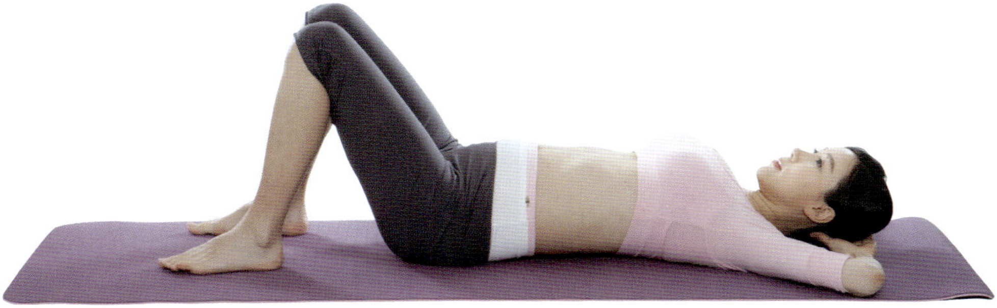

3 몸에 무리가 가지 않고 균형이 잘 잡힌다면 변형 동작을 해보자.
팔을 머리 뒤로 깍지 낀다.

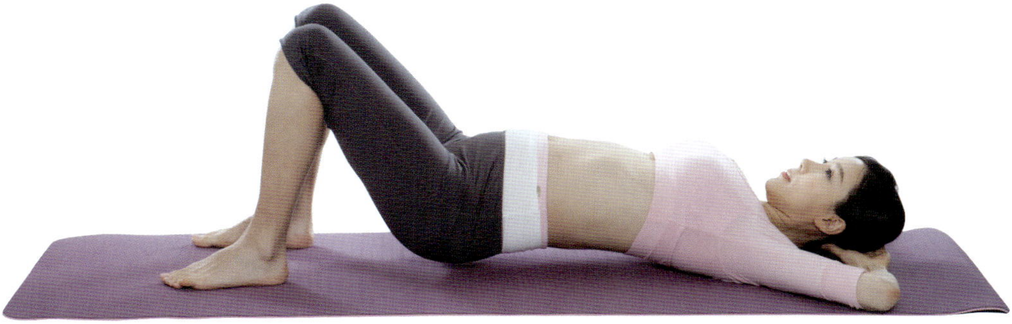

4 골반을 5cm 정도만 올린다. 같은 방법으로 10회 반복한다.

전사 자세

상체의 유연성과 하체의 균형감각을 길러주는 전신 운동으로, 임신부가 무리 없이 따라 할 수 있는 강하고 효과적인 자세이다.

1 왼쪽 무릎을 꿇고 오른쪽 다리는 옆으로 벌려 직각으로 세운다. 양손은 허리에 올려 균형을 잡는다.

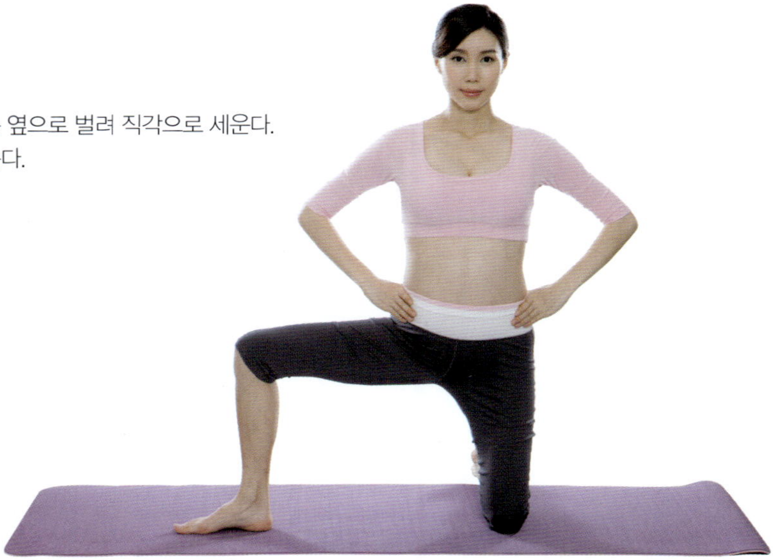

2 오른쪽으로 앉으면서 하체의 힘과 균형을 유지한다.

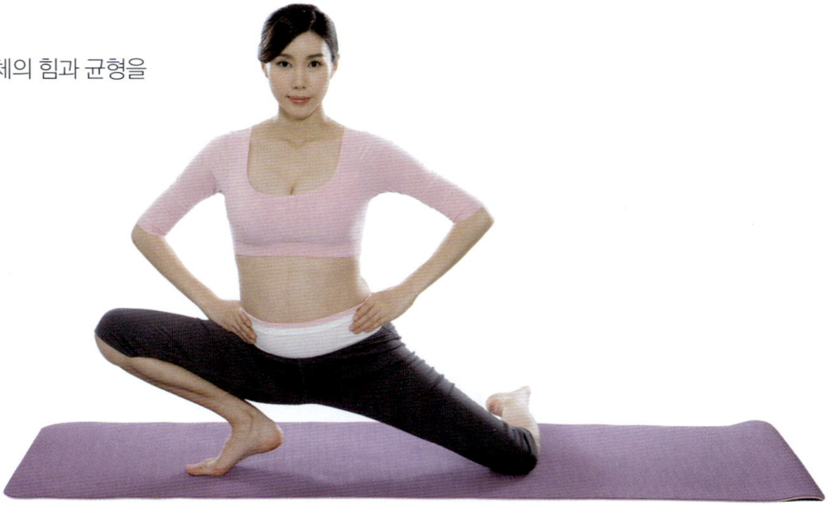

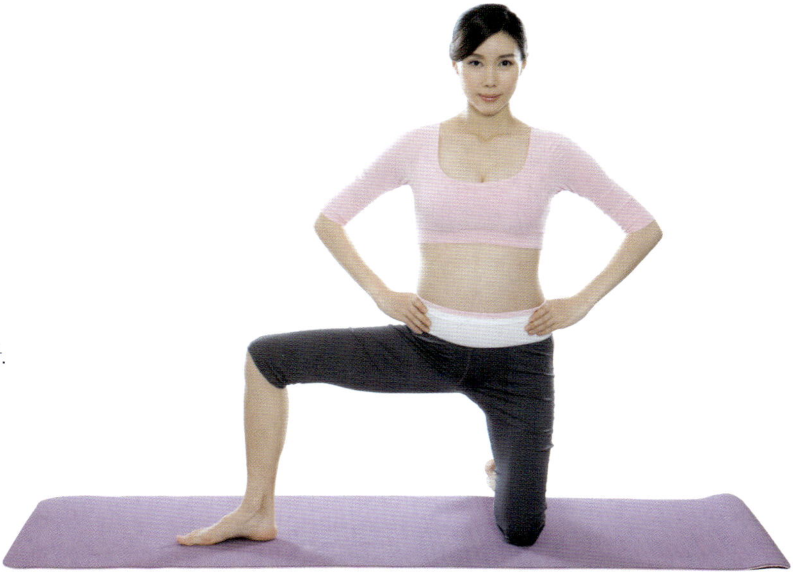

3 제자리로 천천히 돌아온다.

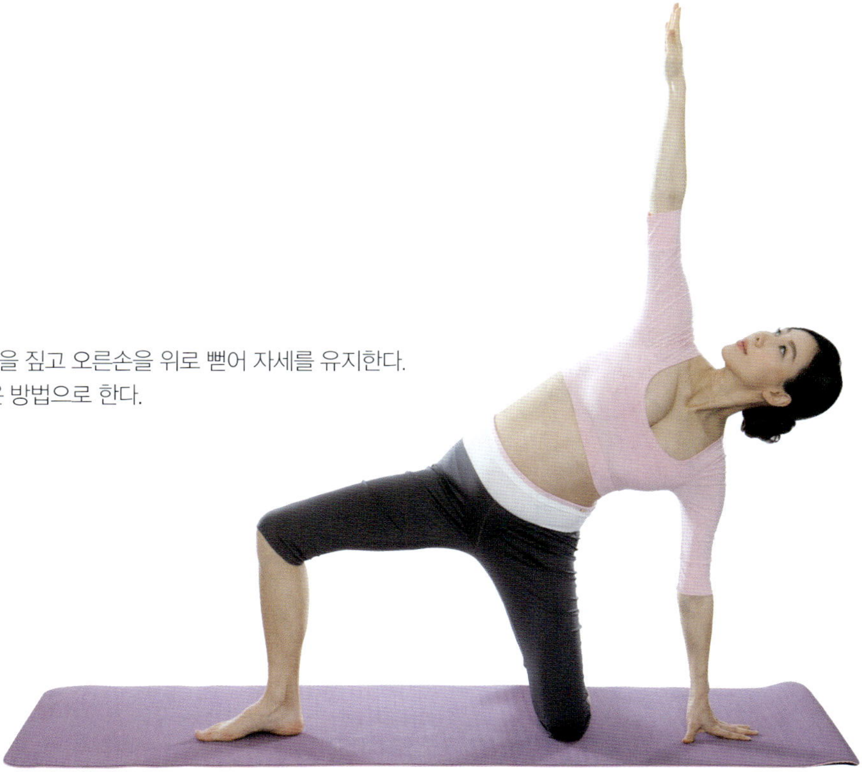

4 왼손으로 바닥을 짚고 오른손을 위로 뻗어 자세를 유지한다.
반대쪽도 같은 방법으로 한다.

임신 6개월

임신 기간 중 몸을 가장 가볍게 움직일 수 있다. 태교 여행을 간다면 이때가 가장 좋고, 출산 준비를 하기에도 무리가 없다. 체중과 체형이 급격히 변하는데 신체 적응력은 따라가지 못해 쉽게 넘어지거나 균형을 잃기도 한다. 상·하체의 균형을 맞추고 근육의 힘을 기를 수 있는 운동을 꾸준히 하는 것이 좋다.

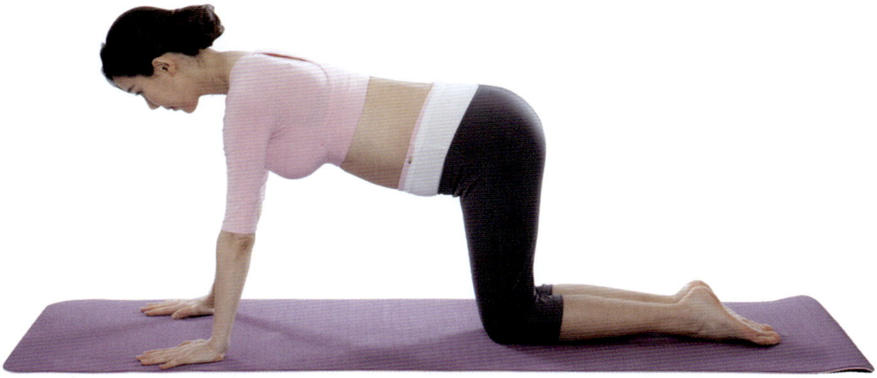

1 바닥에 양손과 무릎을 대고 엎드려 네발 자세를 취한다.

균형 잡기

척추의 균형을 유지시키고 복부 힘을 기르는 동작으로 임신부도 무리 없이 따라 할 수 있다. 또한 상·하체의 균형 있는 보디라인을 만들 수 있다.

2 왼쪽 다리를 뒤로 쭉 뻗어 몸의 균형을 잡는다.

Point

다리를 지나치게 높이 들어 허리의 균형이 깨지지 않도록 한다.

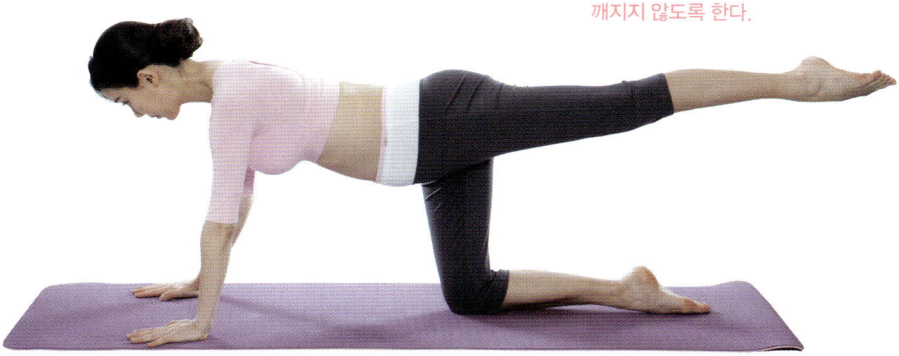

3 오른손을 앞으로 뻗고 턱을 당겨 자세를 유지한다. 반대쪽도 같은 방법으로 한다.

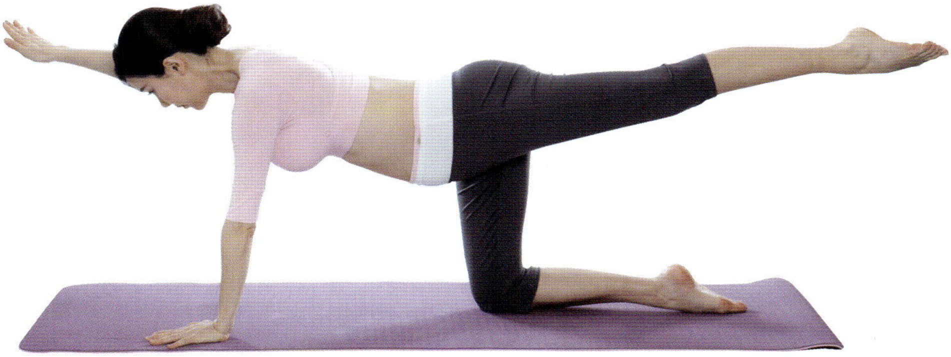

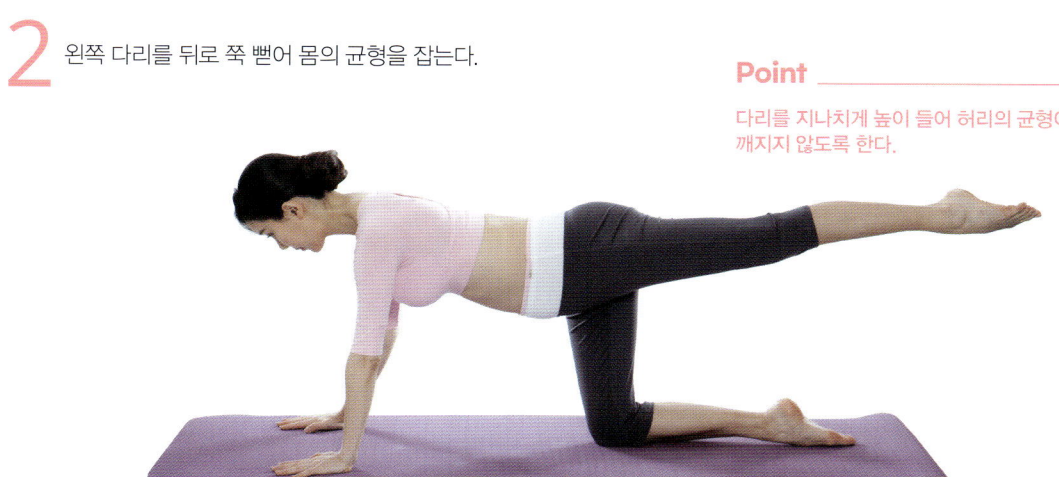

하지 정렬하기

임신 중 허리에 부담을 덜어주고 하체와 허리 근육의 힘을 기르는 데 효과적이다.

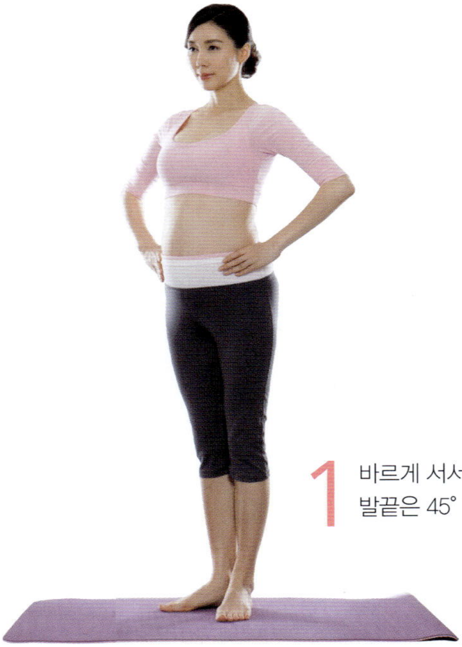

1 바르게 서서 뒤꿈치를 모으고 발끝은 45° 정도 벌린다.

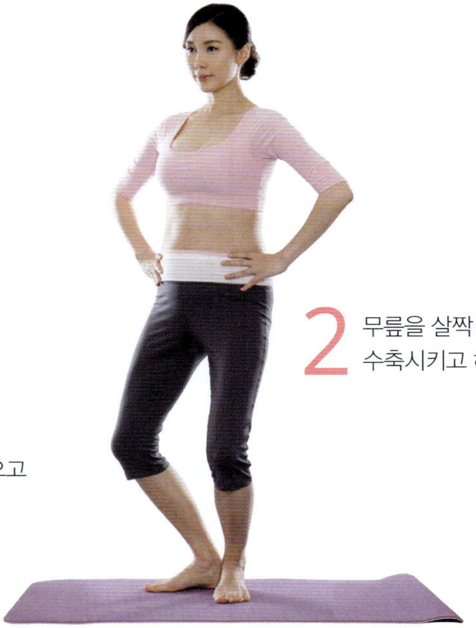

2 무릎을 살짝 구부리면서 배를 수축시키고 허리를 곧게 세운다

plus yoga

의자나 벽을 이용한 응용 동작

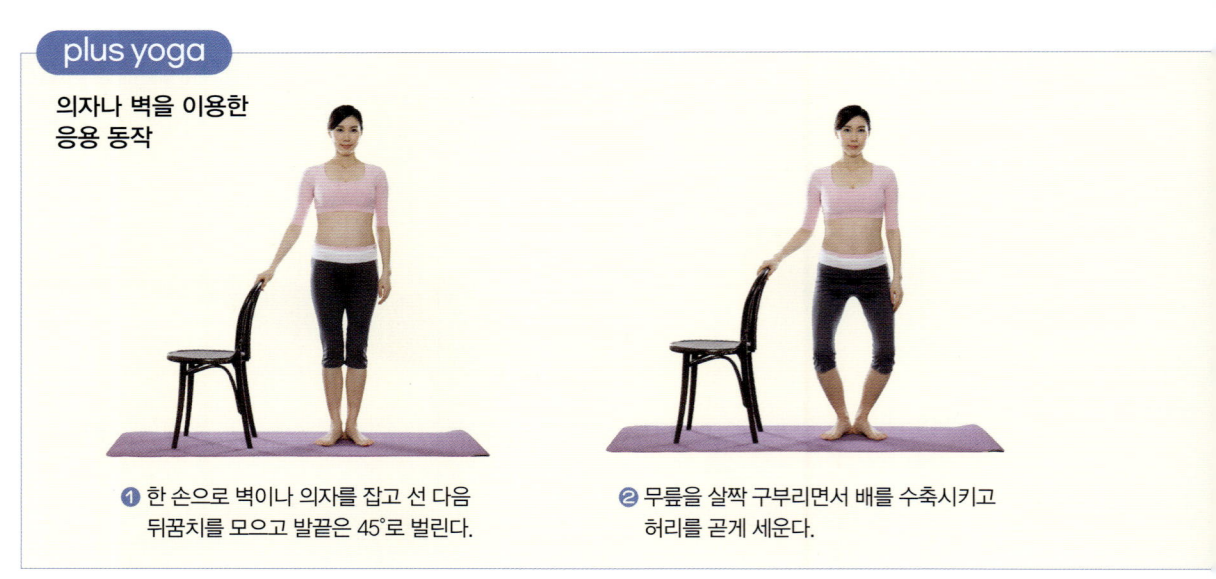

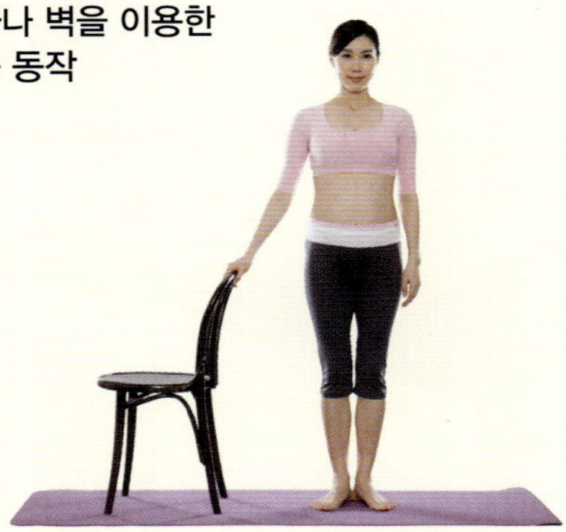

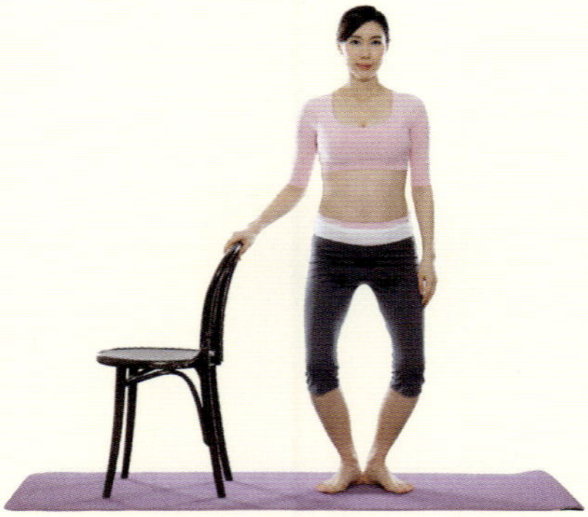

❶ 한 손으로 벽이나 의자를 잡고 선 다음 뒤꿈치를 모으고 발끝은 45°로 벌린다.

❷ 무릎을 살짝 구부리면서 배를 수축시키고 허리를 곧게 세운다.

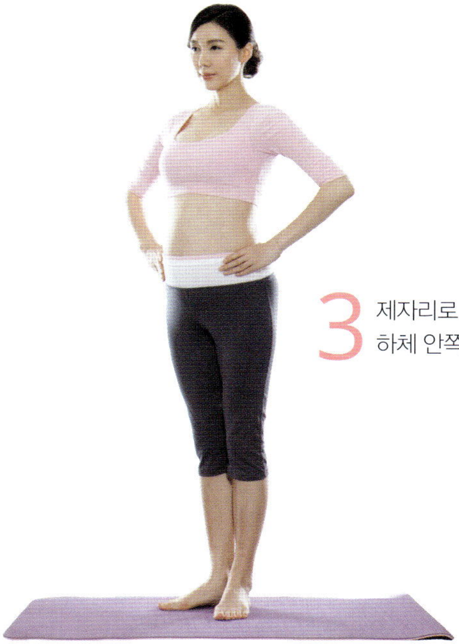

3 제자리로 돌아오면서
하체 안쪽을 꽉 조인다.

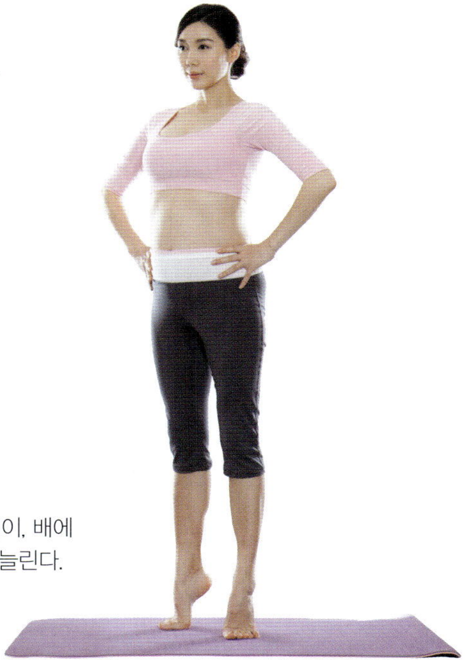

4 뒤꿈치를 들어 올리며 발목, 무릎, 엉덩이, 배에
힘을 주고 키가 커지듯이 척추를 길게 늘린다.

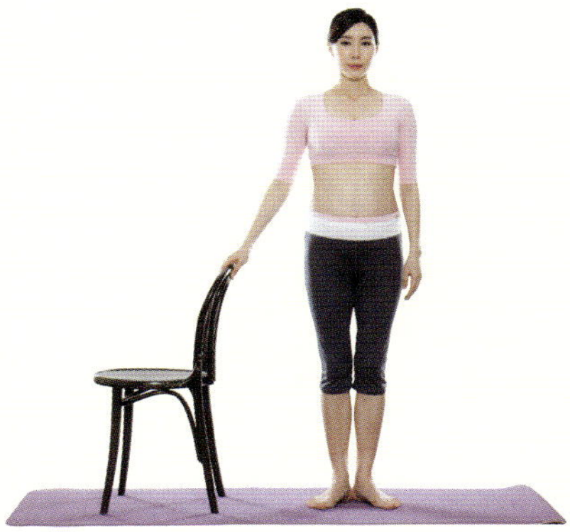

❸ 제자리로 돌아오면서 하체 안쪽을 꽉 조인다.

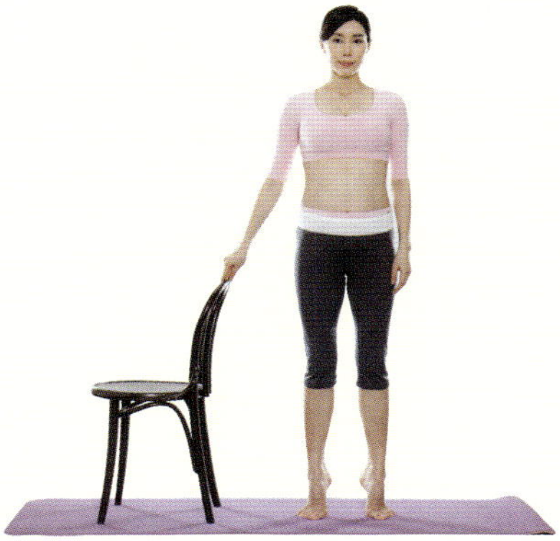

❹ 뒤꿈치를 들어 올리며 발목, 무릎, 엉덩이, 배에
힘을 주고 키가 커지듯이 척추를 길게 늘린다.

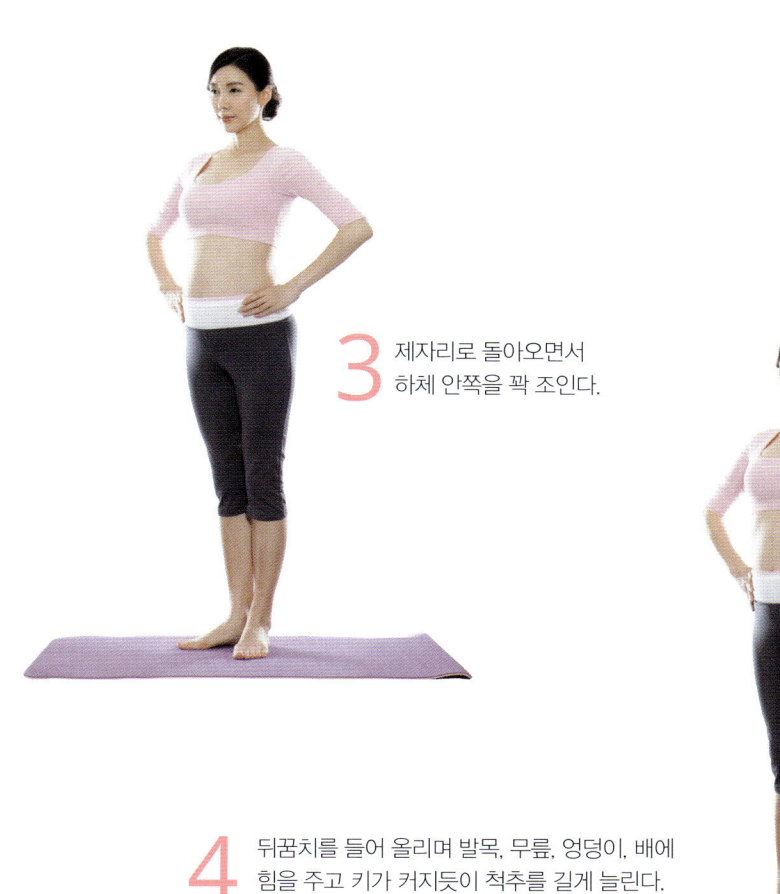

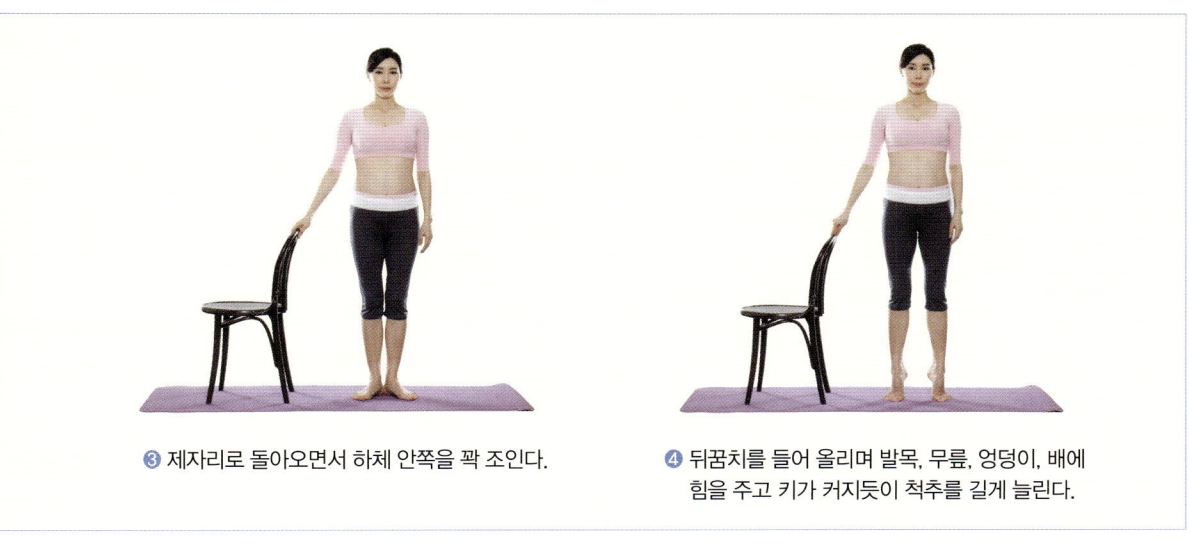

삼각 자세

상·하체에 2개의 삼각형을 만들어 힘과 유연성의 균형을 이루게 하는 자세이다. 상·하체의 유연성을 기르고 온몸의 근육을 강화할 수 있다.

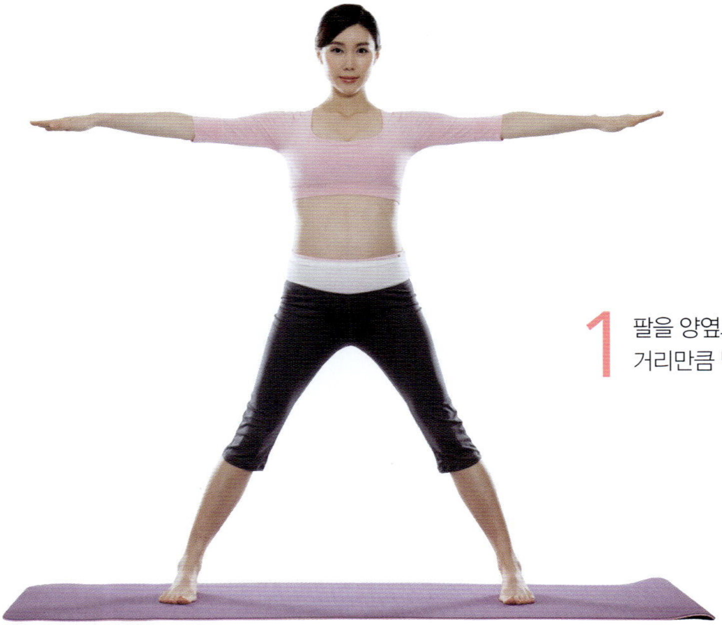

1 팔을 양옆으로 뻗고 발을 양 팔꿈치의 거리만큼 벌린다.

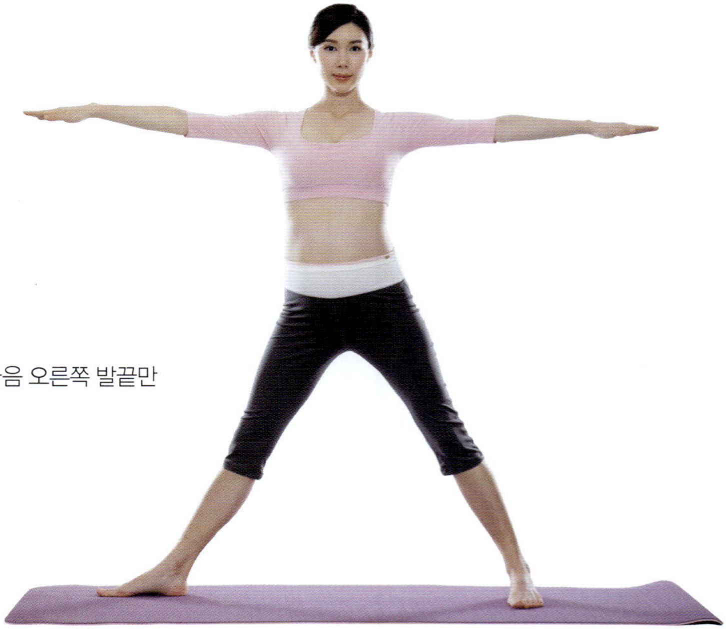

2 양발이 11자 모양이 되게 한 다음 오른쪽 발끝만 바깥쪽으로 돌린다.

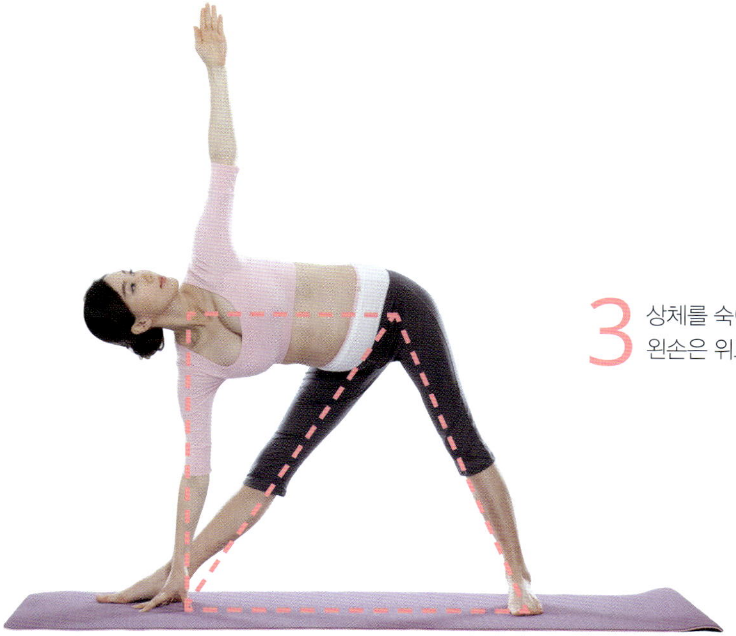

3 상체를 숙여 오른손으로 바닥을 짚고 왼손은 위로 들어 올린다.

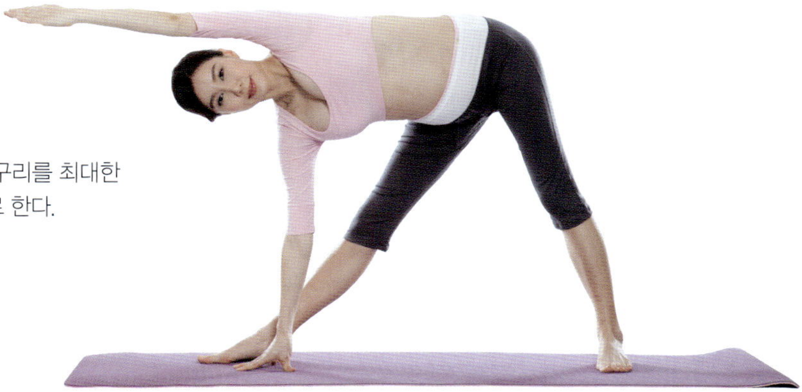

4 왼손을 귀 옆으로 쭉 뻗어 옆구리를 최대한 편다. 반대쪽도 같은 방법으로 한다.

나무 자세

한 발로 서는 자세는 임신부의 균형감각을 길러주고 균형 잡힌 체형을 유지시키는 데 효과적인 동작이다. 집중력을 향상시키기 때문에 태교에도 도움이 된다.

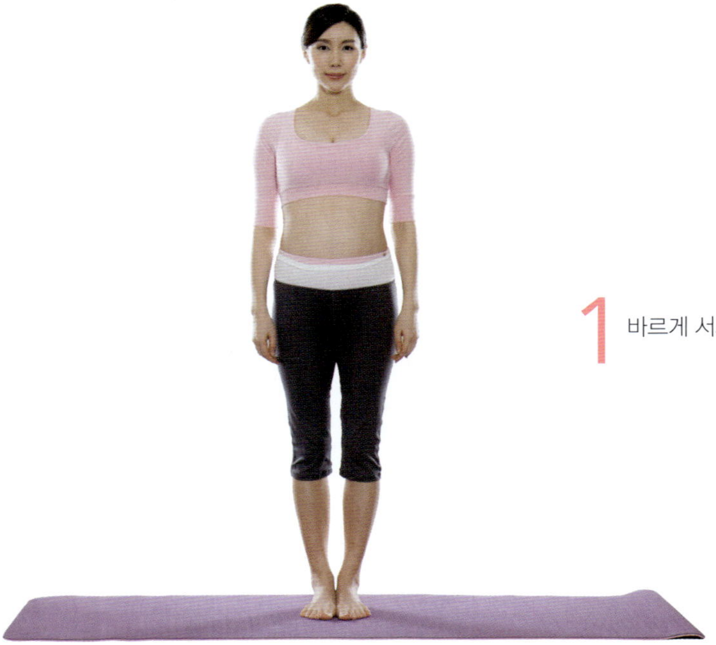

1 바르게 서서 양발을 모은다.

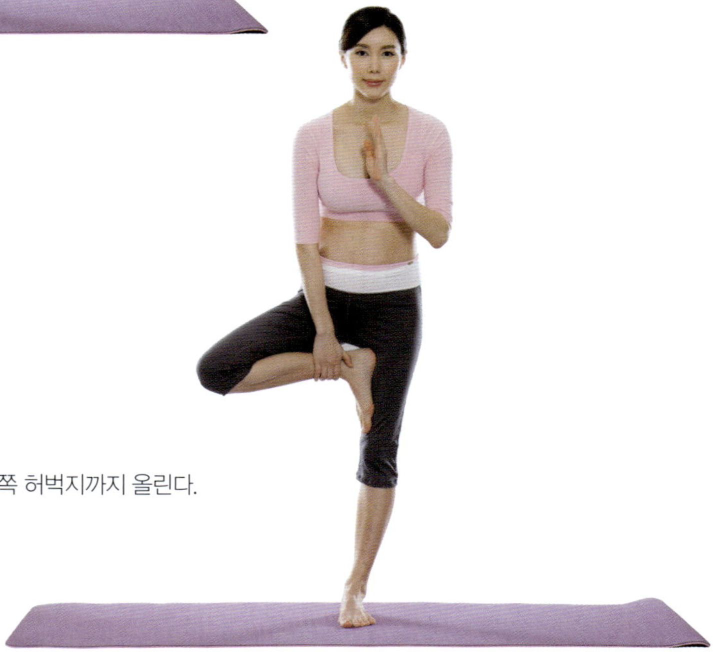

2 오른손으로 오른쪽 발목을 잡아 왼쪽 허벅지까지 올린다.

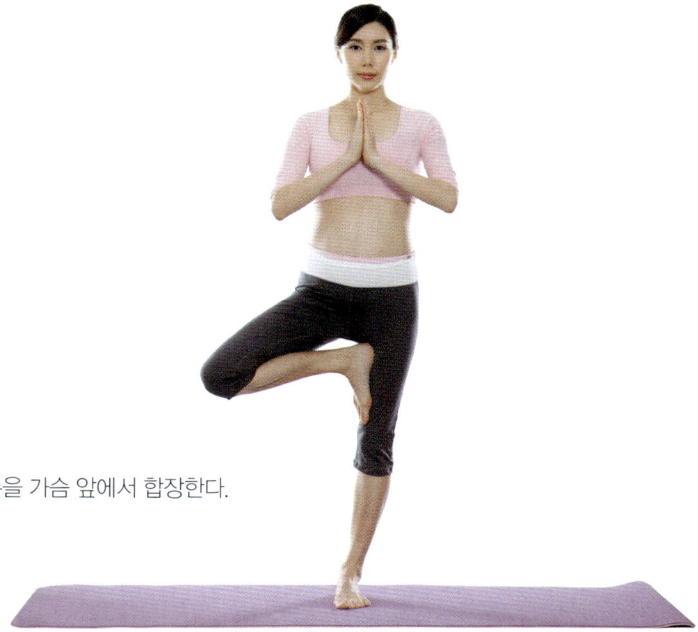

3 균형이 잡히면 양손을 가슴 앞에서 합장한다.

plus yoga

Step-up 응용 동작

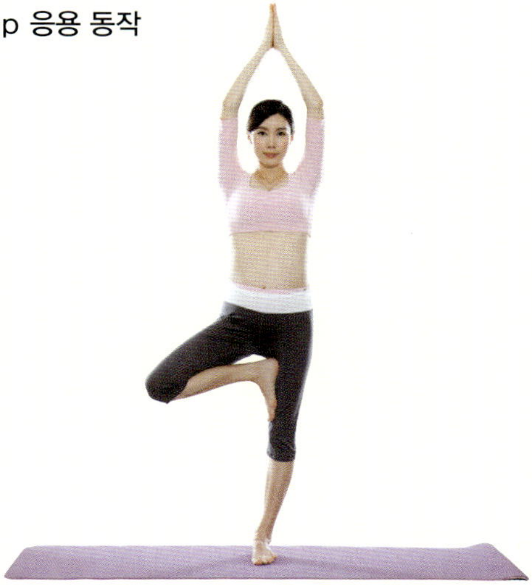

균형이 잘 잡히고 호흡이 안정된다면 양손을 머리 위로 들어 올려 자세를 유지한다.

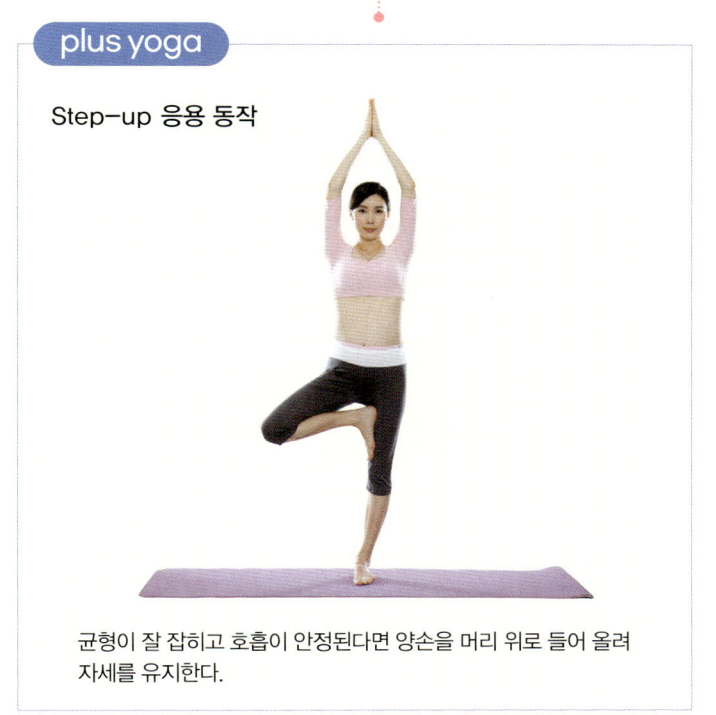

임신 7개월

늘어난 체중으로 인해 부종이나 정맥류, 손·발 저림, 변비 등의 임신성 트러블이 잘 생기는 시기이다. 면역성과 체력 강화 등 건강 관리가 필요하다. 지나치게 무리한 스케줄을 피하고 적당한 휴식을 취하며, 균형 잡힌 식습관을 유지한다. 또한 감기 등 유행성 질환에 걸리지 않도록 청결에도 신경 쓴다.

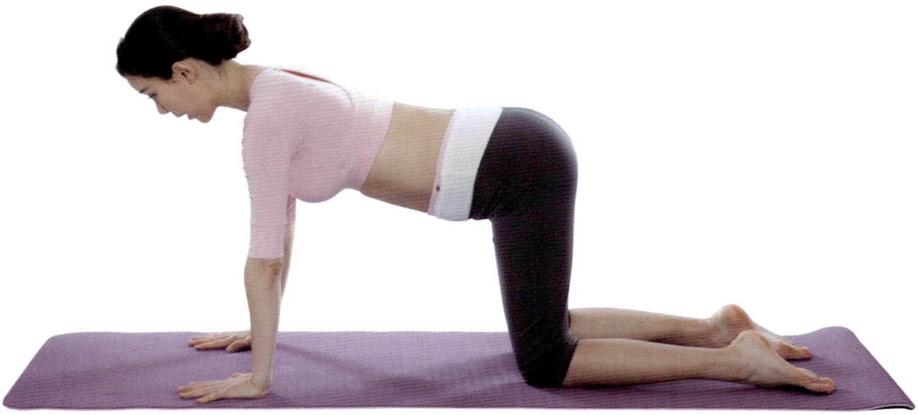

1 바닥에 양손과 무릎을 대고 네발 자세를 취한다.

복근 운동

대부분의 임신부들은 임신 기간 동안 배에 힘을 전혀 주지 않고 내민 채로, 즉 이완된 채로 둔다. 하지만 임신 중이라도 척추와 복근에 기본적인 근육 조절 능력이 필요하다. 무리가 되지 않을 만큼 복근 운동을 한다.

2 숨을 들이마시면서 배가 완전히 이완될 때까지 힘을 뺀다.

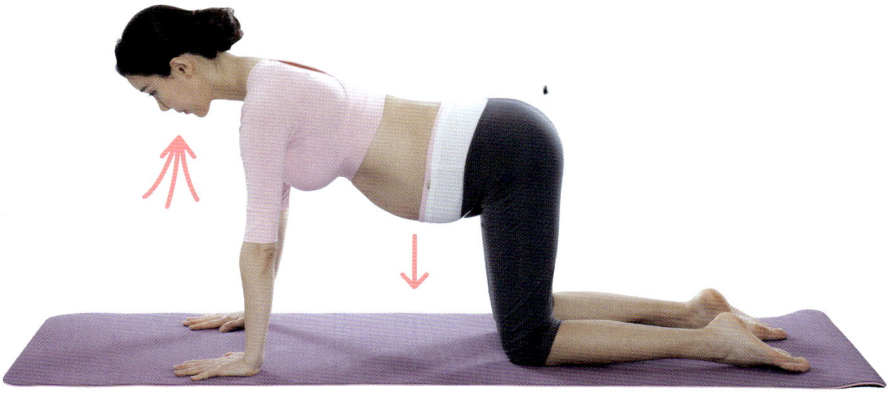

3 입으로 숨을 내쉬면서 배를 최대한 수축시킨다. 같은 방법으로 10회 이상 천천히 반복한다.

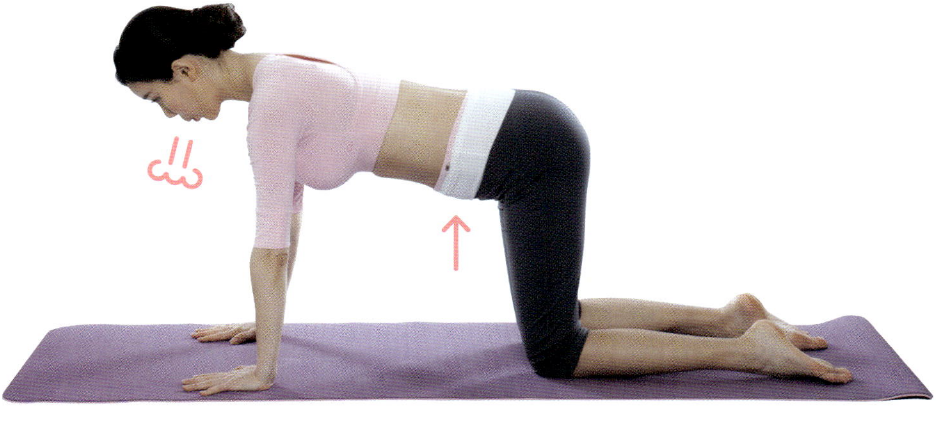

사선으로 숙이기

하체의 유연성을 기르고 상체의 혈액순환을 돕는 동작이다. 몸의 균형을 잡고 임신 중에 흔히 나타나는 부종을 예방할 수 있다.

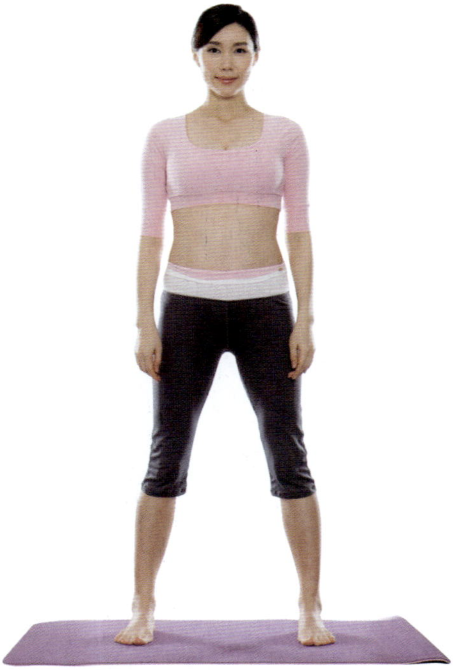

1 양발을 어깨너비로 벌리고 선다.

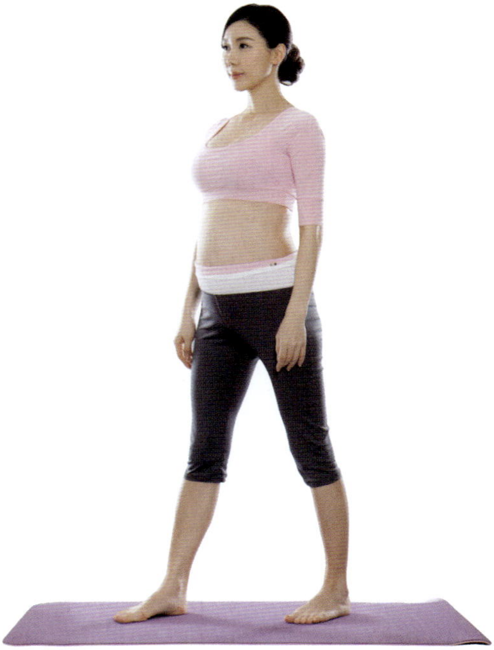

2 양발과 몸을 45° 정도 튼다.

plus yoga

Step-up 응용 동작

3번의 팔을 모으는 동작을 단계에 따라 할 수 있는 만큼 한다.

1단계 양손을 허리 부분에서 편안하게 모아 잡는다.

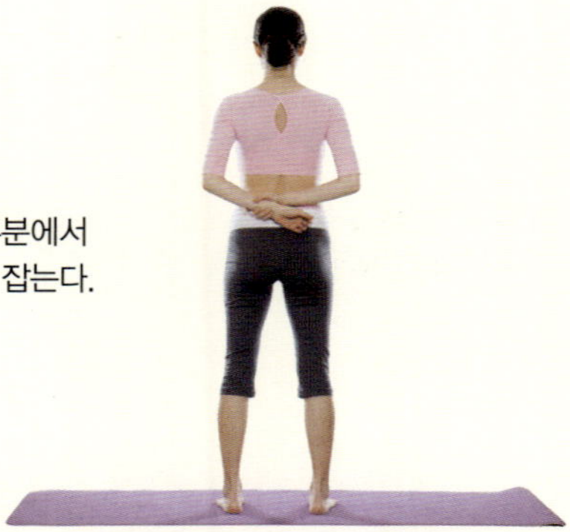

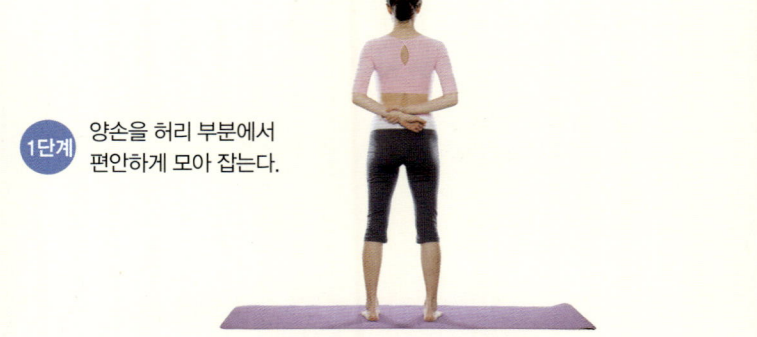

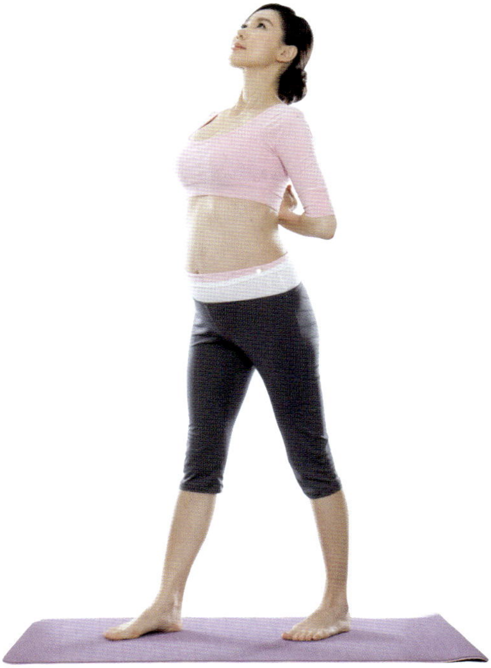

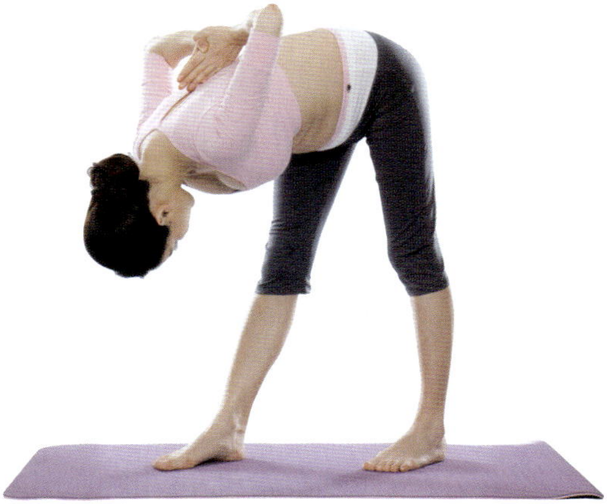

3 양팔을 뒤로 모아 숨을 크게 들이마시며 흉곽을 부풀린다.

4 숨을 내쉬며 상체를 앞으로 숙인다. 이때 중심을 잃을 수 있으므로 눈을 감지 않는다.

2단계 양팔의 팔꿈치를 맞잡아 자극이 좀 더 오게 한다.

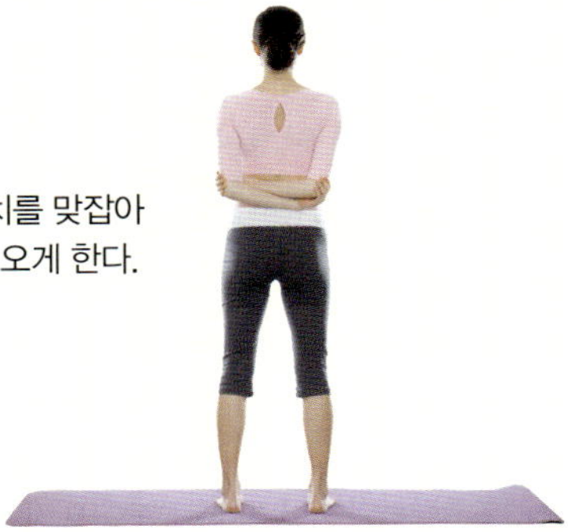

3단계 양손을 등 뒤에서 합장한다.

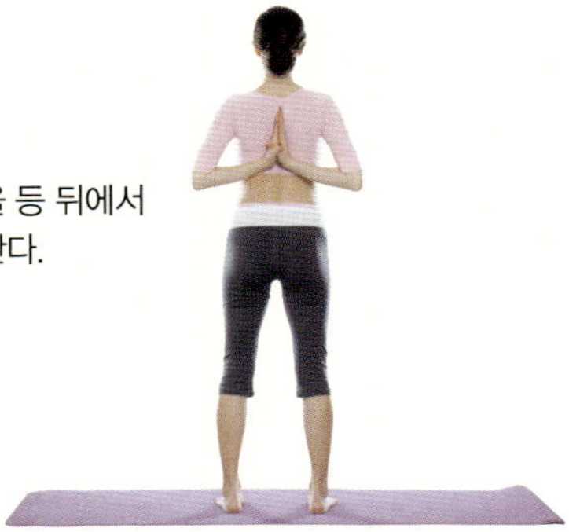

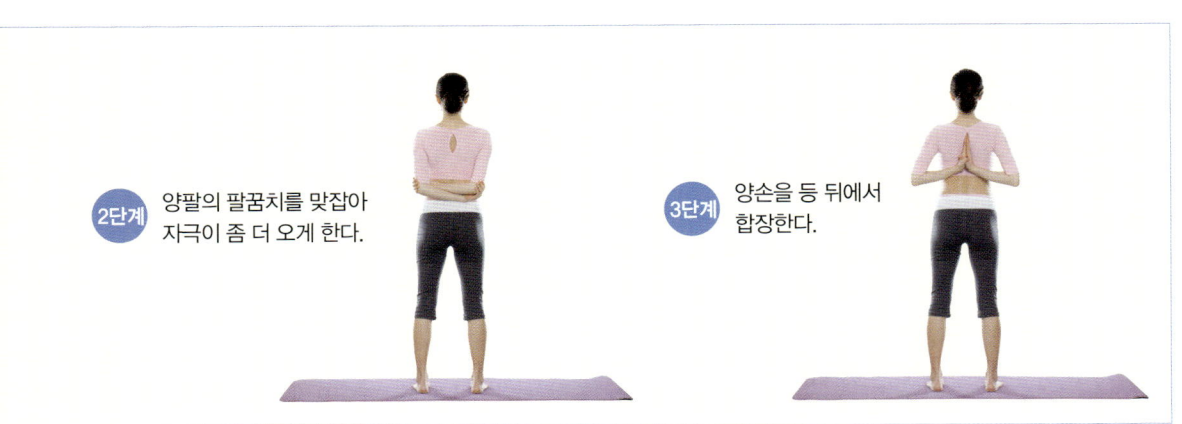

스쿼트 1

임신 기간 동안 줄어드는 하체의 근육량을 보충할 수 있는 동작이다. 하체의 힘을 길러주는 것은 물론, 근육을 바르게 잡아 하체의 균형을 유지할 수 있도록 돕는다.

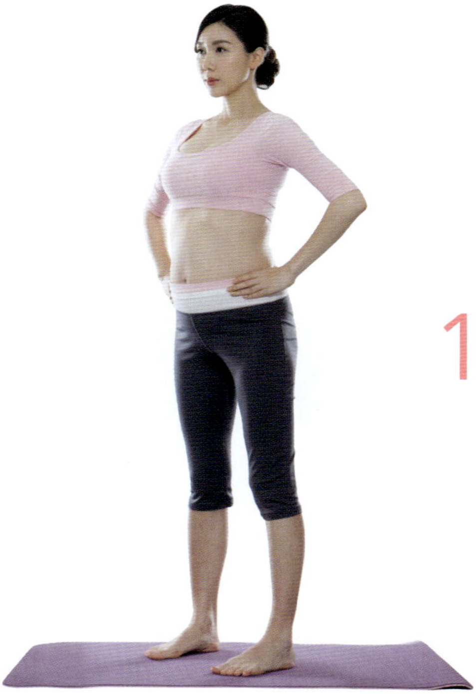

1 양발을 어깨너비로 벌리고 발끝을 45° 정도 벌린다. 배가 많이 나오지 않았다면 11자로 선다.

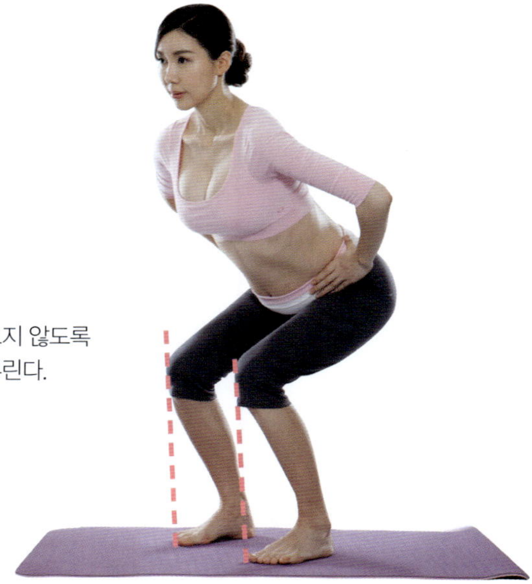

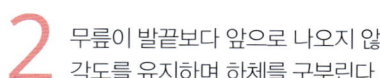

2 무릎이 발끝보다 앞으로 나오지 않도록 각도를 유지하며 하체를 구부린다.

3 양팔을 벌려 3초 이상 균형을 유지한다.

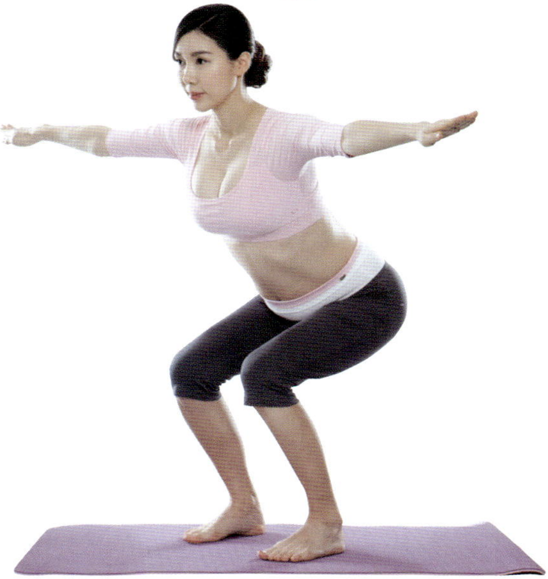

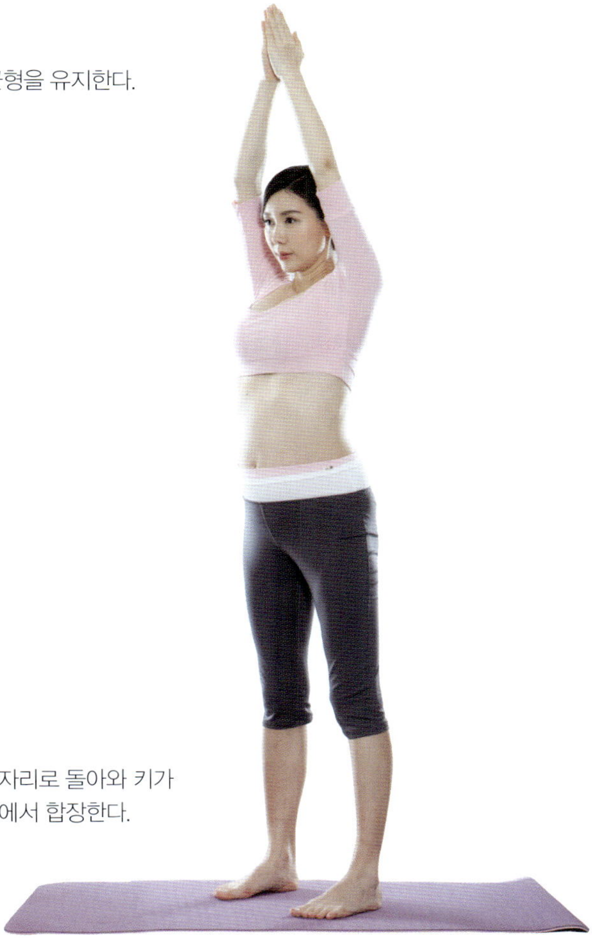

4 숨을 크게 들이마시며 천천히 제자리로 돌아와 키가 커지는 느낌으로 양손을 머리 위에서 합장한다.

plus yoga

의자를 이용한 스쿼트 I

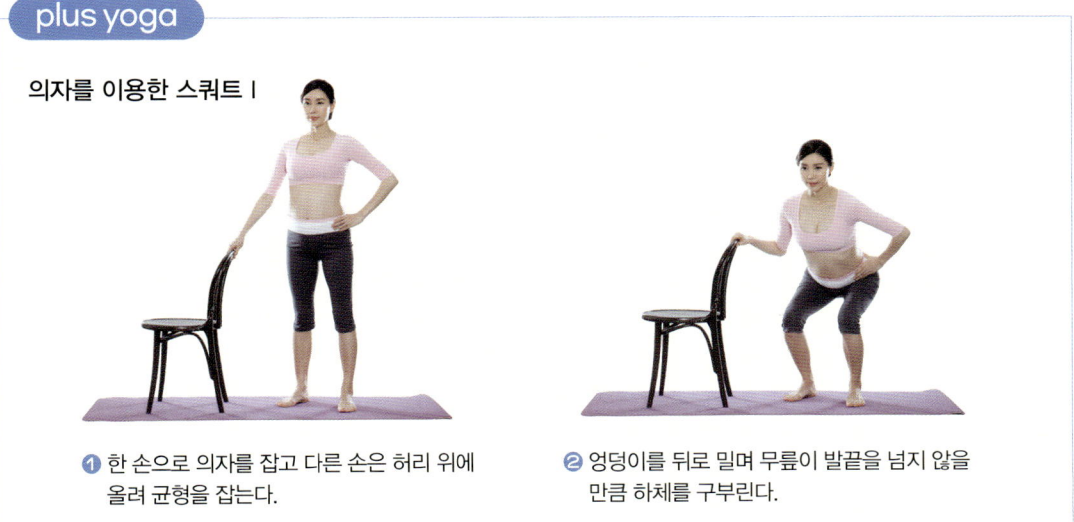

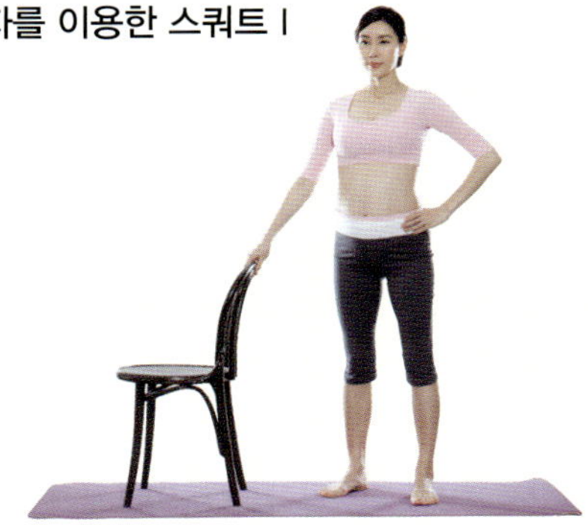

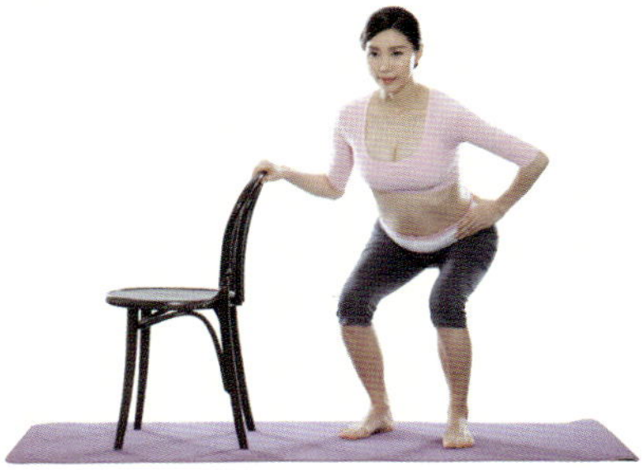

❶ 한 손으로 의자를 잡고 다른 손은 허리 위에 올려 균형을 잡는다.

❷ 엉덩이를 뒤로 밀며 무릎이 발끝을 넘지 않을 만큼 하체를 구부린다.

스쿼트 2

하체의 탄력과 힘을 길러주는 동작으로 척추를 바르게 유지하는 데도 도움이 된다. 임신 중 가장 중요한 고관절의 힘과 유연성도 기를 수 있다.

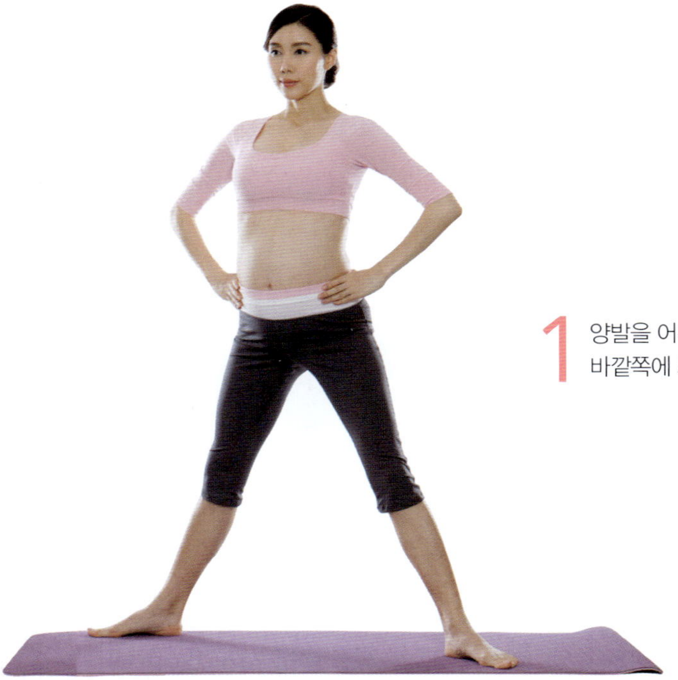

1 양발을 어깨너비 이상 벌리고 발끝은 바깥쪽에 자연스럽게 놓는다.

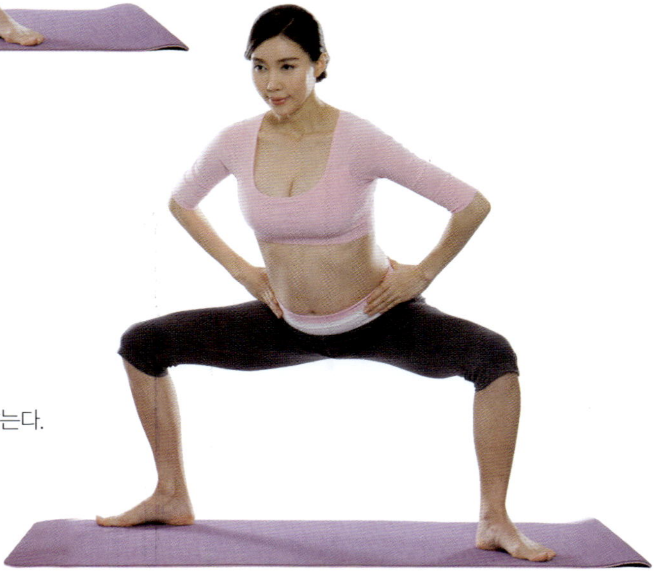

2 하체의 균형을 유지하며 깊게 앉는다.

3 양팔을 벌려 3초 이상 균형을 유지한다.

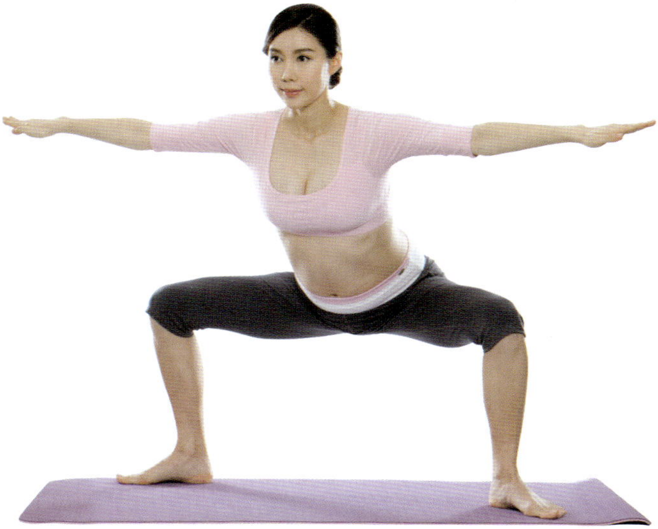

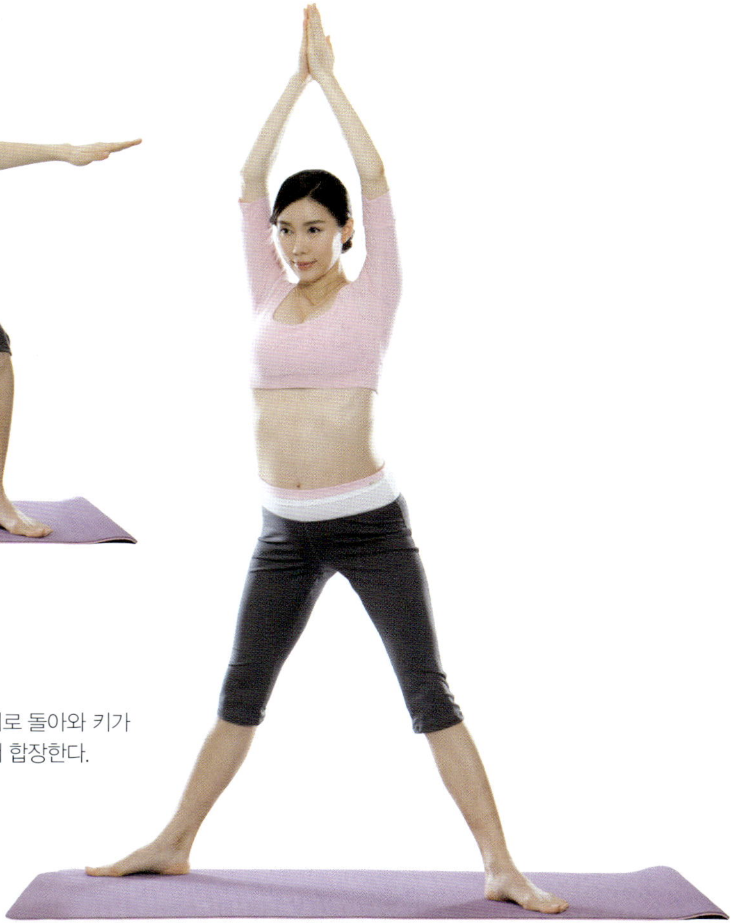

4 숨을 크게 들이마시며 천천히 제자리로 돌아와 키가 커지는 느낌으로 양손을 머리 위에서 합장한다.

plus yoga

의자를 이용한 스쿼트 II

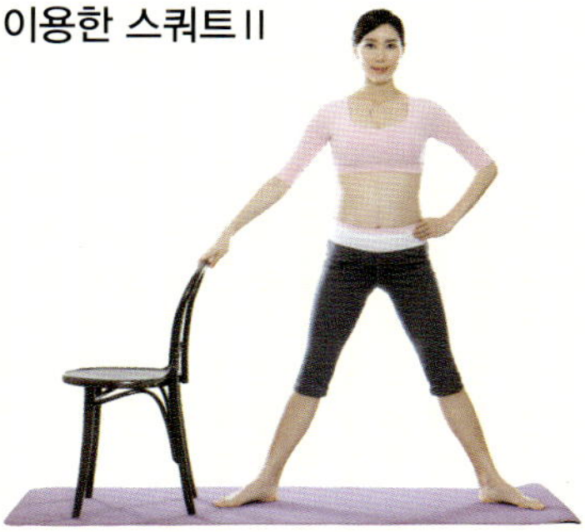

❶ 양발을 어깨너비 이상 벌리고 발끝은 바깥쪽으로 향한다. 한 손은 의자를 잡고 다른 손은 허리에 올려 균형을 잡는다.

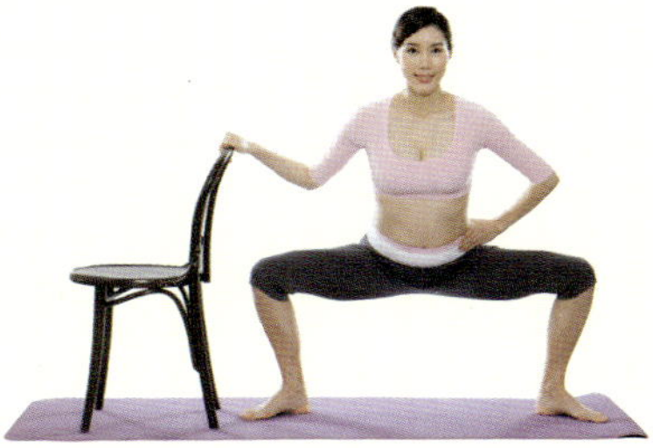

❷ 하체의 균형을 유지하면서 깊게 앉는다.

5~7 month 하루 30분, **임신 중기 요가** 프로그램

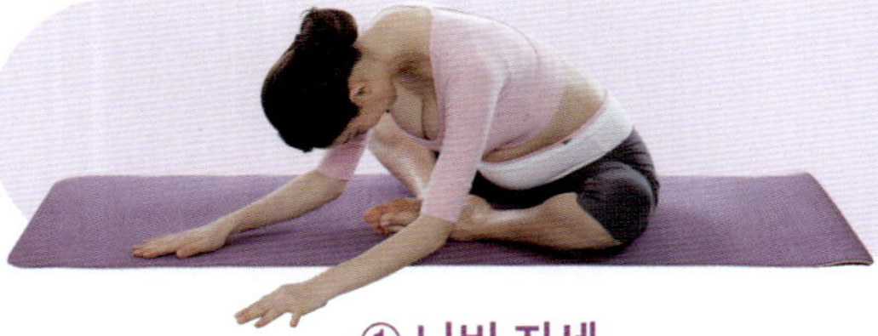

① 나비 자세

양 발바닥을 마주 대고 앉아서 상체를
앞으로 숙인다.

상세 동작 p. 58

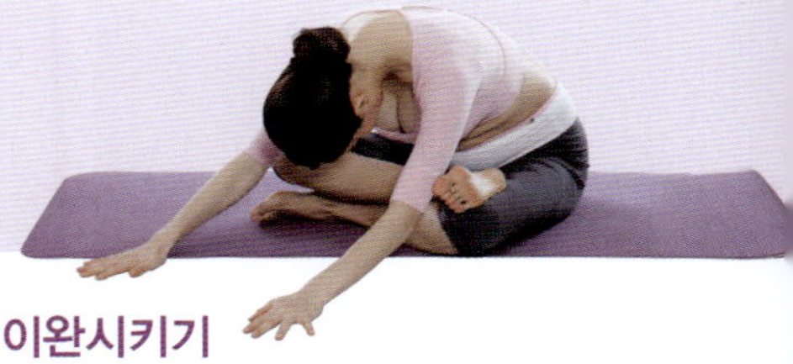

② 둔근 이완시키기

양 무릎과 발목이 겹쳐지게 다리를 포개어 앉아서
상체를 숙인다. 이때 다리의 각도는 직각을 유지한다.

상세 동작 p. 60

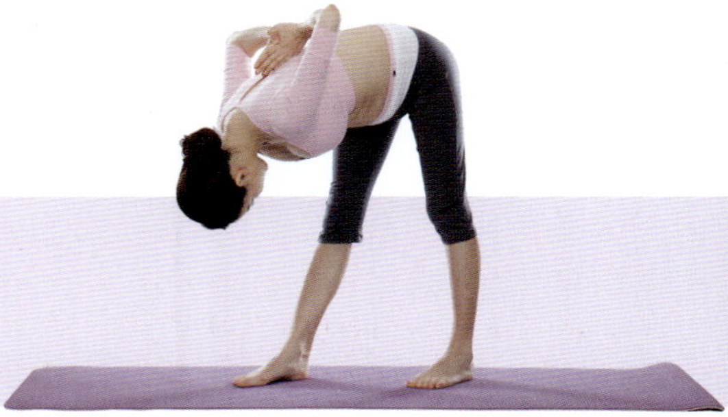

⑦ 사선으로 숙이기

바로 서서 양발과 몸을 45° 정도 틀고 양팔을
뒤로 모은다. 숨을 크게 들이마시며 흉곽을
부풀린 다음 숨을 내쉬며 상체를 앞으로 숙인다.

상세 동작 p. 76

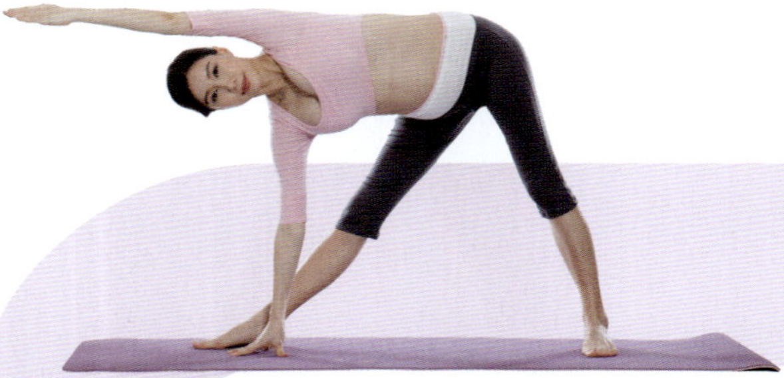

⑧ 삼각 자세

양팔을 벌리고 다리를 넓게 벌린 다음 오른쪽 발끝은
바깥쪽을, 왼쪽 발끝은 정면을 향하게 한다. 상체를
숙여 오른손으로 바닥을 짚고 왼손은 귀 옆으로 쭉 뻗어
옆구리를 최대한 늘린다. 반대쪽도 한다.

상세 동작 p. 70

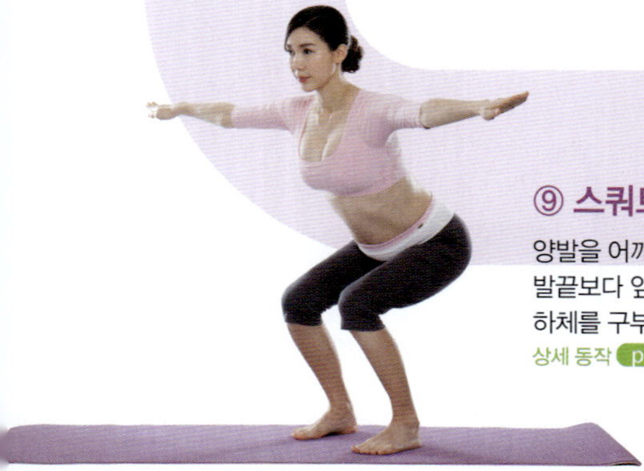

⑨ 스쿼트 1

양발을 어깨너비로 벌리고 무릎이
발끝보다 앞으로 나오지 않을 만큼
하체를 구부린다.

상세 동작 p.78

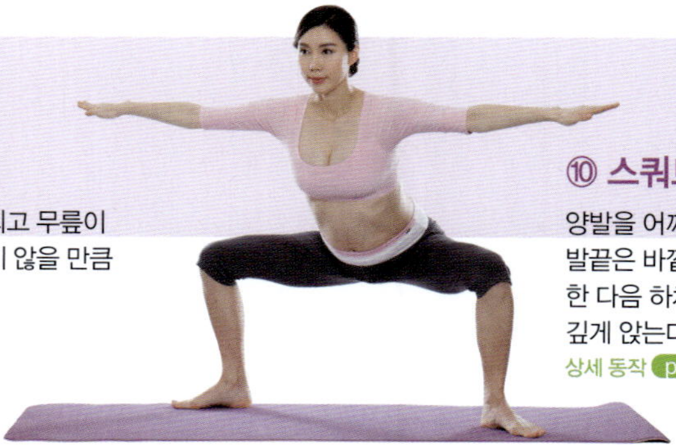

⑩ 스쿼트 2

양발을 어깨너비 이상 벌리고
발끝은 바깥쪽으로 향하게
한 다음 하체의 균형을 유지하며
깊게 앉는다.

상세 동작 p. 80

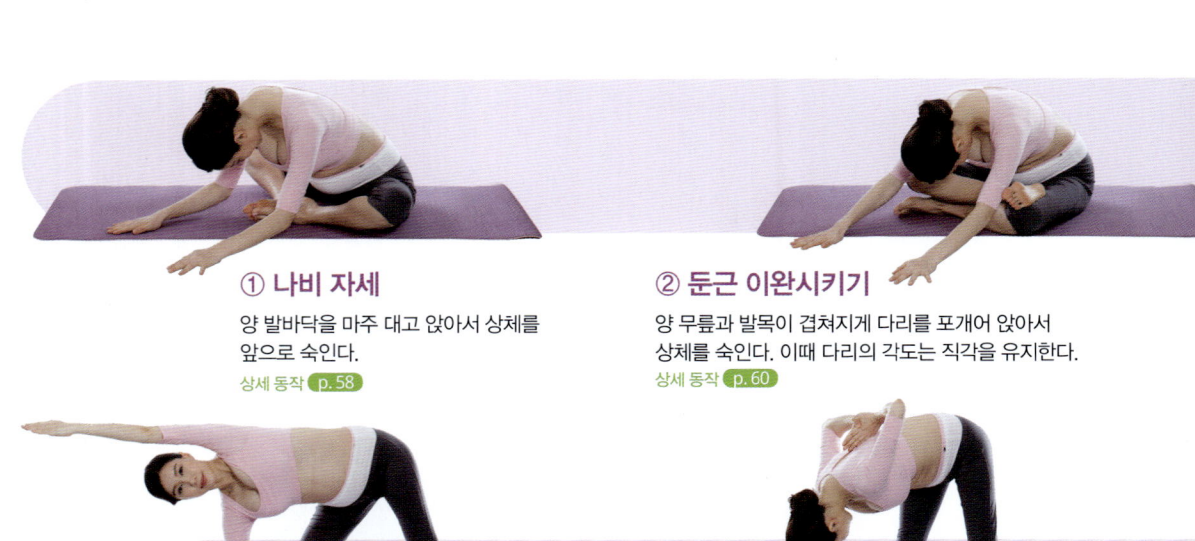

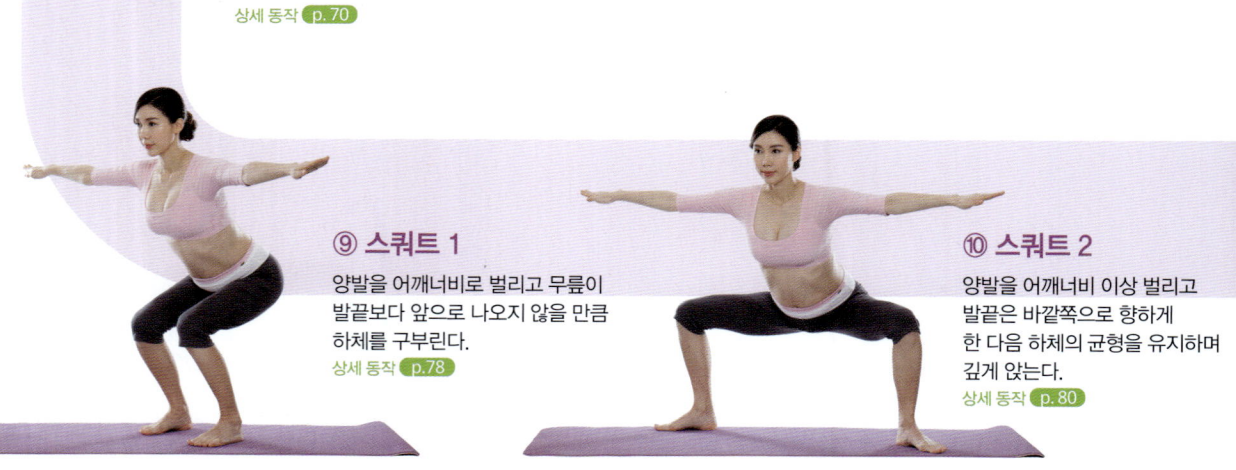

※모든 동작은 좌우를 번갈아 해 몸의 균형을 맞추세요.

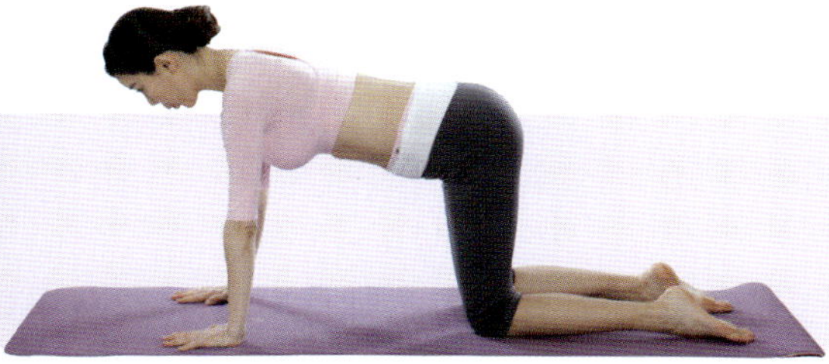

③ 복근 운동

바닥에 양손과 무릎을 대고 엎드려 복식호흡을 한다. 숨을 들이마시면서 배를 이완시키고 입으로 숨을 내쉬면서 배를 최대한 수축시킨다.
상세 동작 p. 74

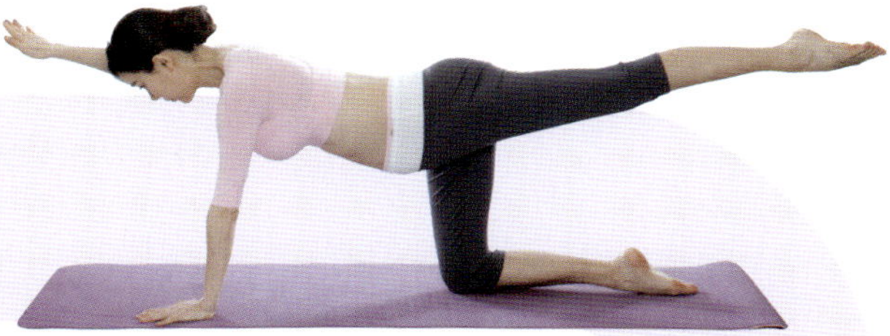

④ 균형 잡기

바닥에 양손과 무릎을 대고 엎드린다. 왼쪽 다리를 뒤로 쭉 뻗어 균형을 잡고 오른손을 앞으로 뻗어 자세를 유지한다. 반대쪽도 같은 방법으로 한다.
상세 동작 p. 66

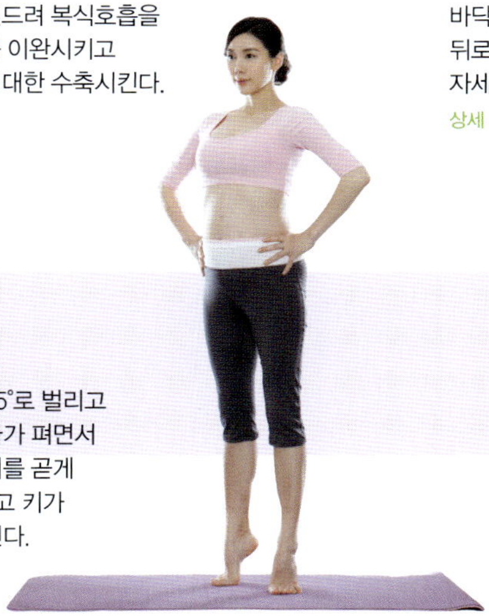

⑥ 하지 정렬하기

뒤꿈치를 모으고 발끝을 45°로 벌리고 서서 무릎을 살짝 구부렸다가 펴면서 발꿈치를 들어 돌리며 허리를 곧게 세운다. 이때 배에 힘을 주고 키가 커지듯이 척추를 길게 늘린다.
상세 동작 p.68

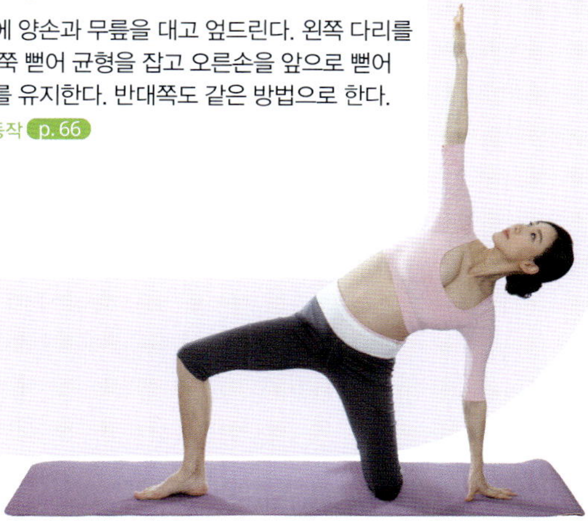

⑤ 전사 자세

왼쪽 무릎은 꿇고 오른쪽 다리는 옆으로 벌려 직각으로 세운 다음, 왼손으로 바닥을 짚고 오른손은 위로 뻗어 자세를 유지한다. 반대쪽도 같은 방법으로 한다.
상세 동작 p. 64

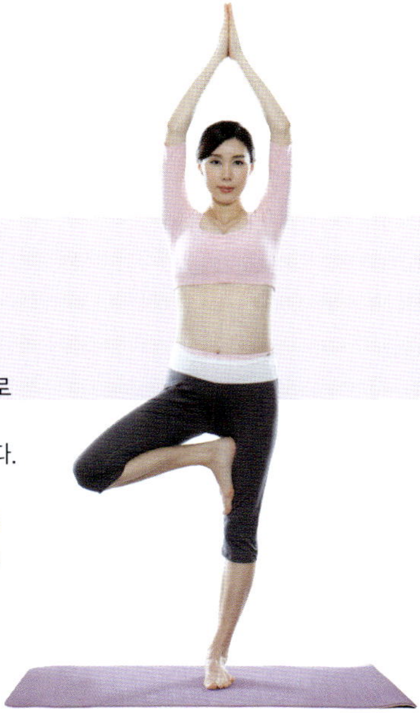

⑪ 나무 자세

바르게 서서 오른손으로 오른쪽 발목을 잡아 왼쪽 허벅지까지 올린다. 균형이 잡히면 양손을 머리 위로 올려 자세를 유지한다. 왼발도 한다.
상세 동작 p. 72

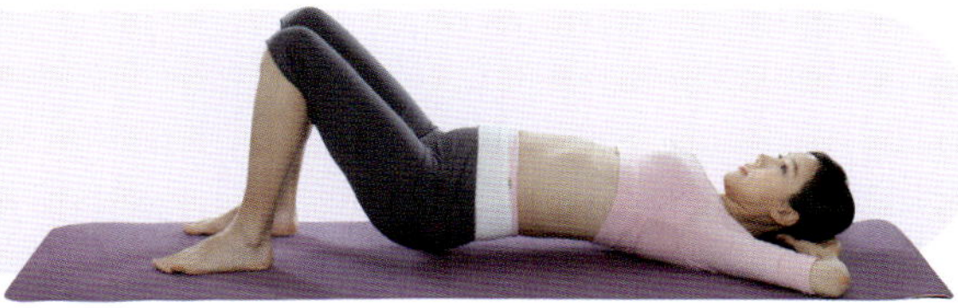

⑫ 골반 들기

평평한 바닥에 누워서 양 무릎을 세운 다음 골반을 5cm 정도만 들어 올린다. 상세 동작 p. 62

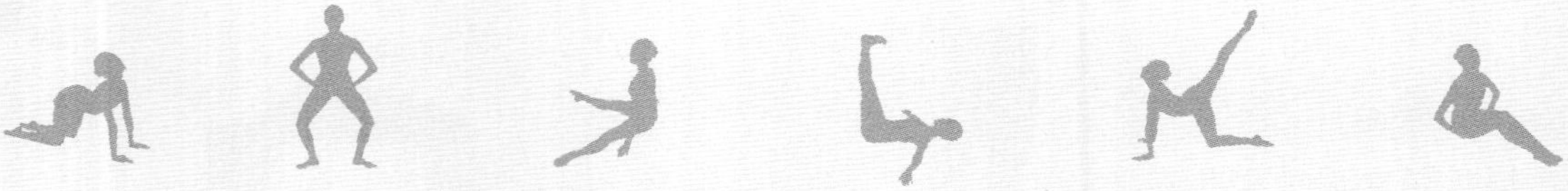

8~10
month

임신 후기 맞춤 요가

태아는 무럭무럭 자라 아기의 모습이 뚜렷해져요. 태아의 움직임을 매일매일 느낄 수 있고, 때론 엄마의 태교에 태동으로 반응하기 때문에 아기와 항상 함께 있다는 친밀감을 느끼게 됩니다. 입체초음파로 태아의 생김새를 볼 수 있으며, 만날 날도 얼마 남지 않았어요. 이제부터는 몸도 마음도 출산의 준비가 필요해요. 몸 관리에 주의해야 하고, 출산에 대비해 골반의 유연성과 체력을 기르는 것이 무엇보다 중요합니다. 또한 임신 후기가 되면 피로감이 평상시보다 훨씬 심해지므로 충분한 휴식을 취하고, 명치끝까지 커진 자궁이 위와 장기를 압박해 더 불편해질 수 있으니 음식을 조금씩 나누어 자주 먹으면 좋아요. 출산에 필요한 근육을 단련하고 호흡법을 연습하면서 태어날 아기를 기다려 보세요.

무엇이 달라질까?

엄마의 몸이 아기를 만날 준비를 시작한다. 가슴에선 초유가 만들어지기 시작하고, 마치 분만을 연습하듯 배가 뭉치고 딱딱해지는 수축 현상이 일어난다. 태아가 성장하는 만큼 자궁의 크기도 커져 위와 폐를 압박하기 때문에 가슴이 답답한 증상이 나타나기도 한다. 하지만 임신 마지막 달이 되면 자궁이 아래로 내려가 가슴 답답함이 없어지고, 대신 태아가 골반 깊숙이 들어가 방광을 압박해 소변이 자주 마렵다. 배는 점점 불러 허리와 하복부에 부담을 주게 되고, 몸의 중심이 바뀌어 등의 통증이 심해질 수도 있다. 또한 갈비뼈에 통증이 오기도 하는데, 이는 태아가 움직이면서 아래쪽 갈비뼈를 밀기 때문으로 임신 후기에 가장 흔하게 생길 수 있는 증상이다.

이 시기에 필요한 운동법

임신 후기에 접어들면 발끝이 보이지 않을 정도로 배가 불러 등과 허리, 하복부에 부담을 준다. 이는 통증으로 이어질 수 있으며 자칫 균형감각을 잃게 될 수도 있다. 온몸의 힘을 길러주고 척추의 균형을 바로잡을 수 있는 운동을 해야 한다. 또한 출산이 가까워질수록 부종이 심해지므로 하지 정맥 순환을 돕는 동작을 아침저녁으로 꾸준히 해 하체 부종을 예방하는 것이 좋다.
특히 이 시기에는 출산을 대비한 운동이 필요하다. 출산 시 근육 이완을 도와주는 동작이나 골반의 유연성을 길러주고 자연스러운 호흡을 돕는 동작들이 도움이 된다.

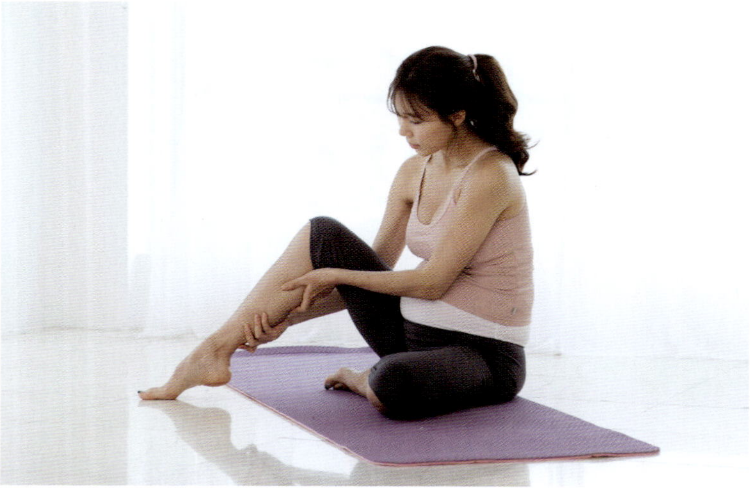

이것만 기억하세요!

충분히 쉬고 충분히 잔다

막달로 갈수록 몸을 움직이기 힘들 정도로 체력이 떨어지고 피로감을 쉽게 느낀다.
과로하지 말고 출산을 대비해 체력을 비축한다.

소화하기 쉬운 음식을 규칙적으로 먹는다

커진 자궁으로 인해 소화가 잘 되지 않고 가슴이 답답해지는 느낌을 받을 수 있다.
소화가 잘 되는 재료로 조리를 해서 먹는다. 조금씩 나누어 먹는 것도 좋은 방법이다.

염분을 줄이고 물을 알맞게 마신다

막달로 갈수록 부종이 심해질 수 있다.
염분을 최대한 줄이고, 물도 지나치게 많이 마시지 않는다.

넘어지거나 다치지 않도록 조심한다

이제 아기를 만날 날이 얼마 남지 않았다.
태반 조기 박리나 조산을 하기 쉬운 시기이므로 넘어지거나 배가 부딪치지 않도록 몸가짐에 늘 주의한다.

출산에 대비한다

요가로 출산에 필요한 근육을 단련하고 깊이 호흡하는 방법을 익혀둔다.
운동을 통해 임신 중에 손실될 수 있는 근육량을 늘리고 체력을 유지하면 순산을 할 수 있다.

임신 8개월

조산이 일어날 수 있는 시기이므로 넘어지거나 배가 부딪혀 충격을 받지 않도록 항상 주의해야 한다. 또한 커진 자궁이 신경과 혈관을 압박하여 순환이 원활하지 못하게 되므로 몸의 순환을 돕는 동작을 하는 것이 좋다. 몸의 균형을 바로잡아주는 전신 운동도 도움이 된다.

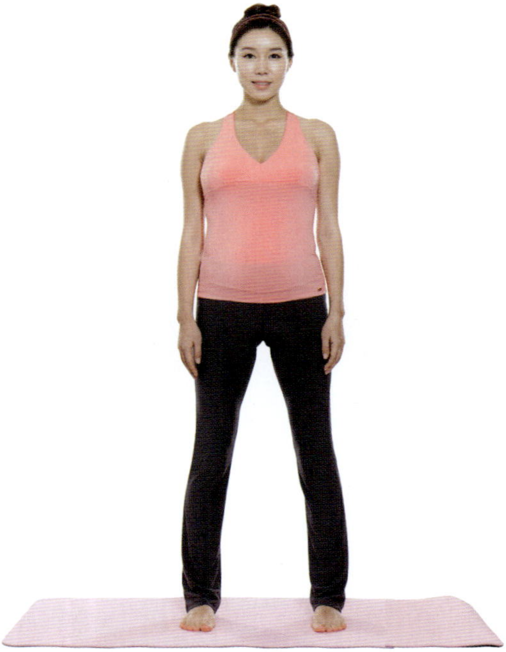

1 양발을 어깨너비로 벌리고 선다.

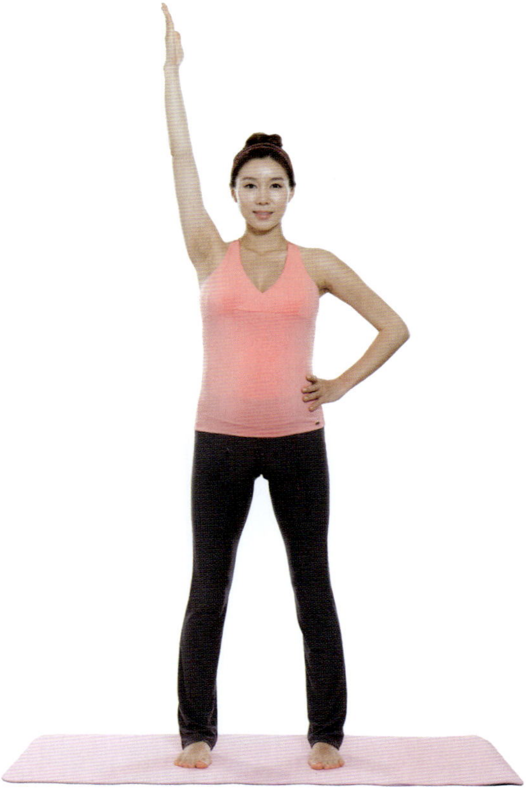

2 한 손은 허리를 짚고
한 손은 위로 들어 올린다.

반달 자세

장의 기능이 떨어지면서 생기는 소화 장애를 해결해주는 동작이다. 몸의 순환을 도와 몸 속 독소를 배출하고 소화 기능을 원활하게 한다. 척추를 정렬하고 허리의 힘도 길러준다.

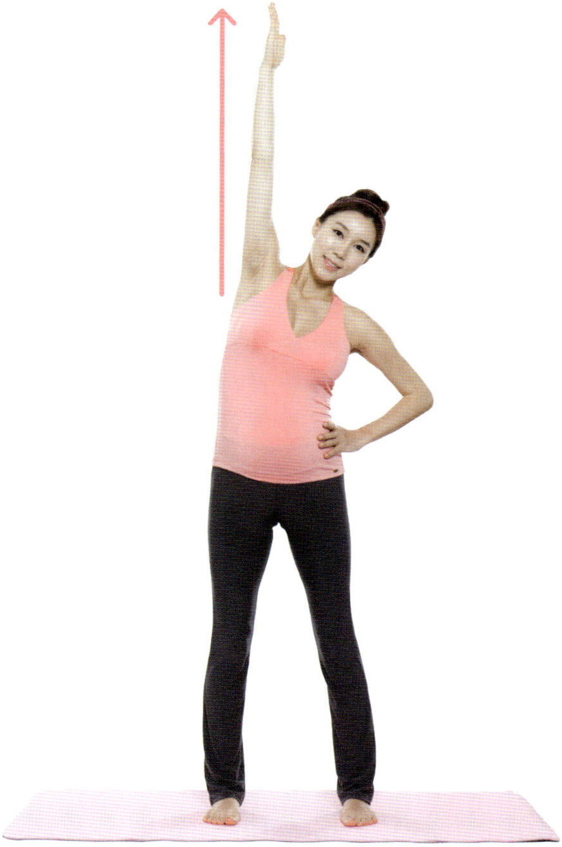

3 숨을 크게 마시며 키가 커지는 느낌으로 옆구리를 늘린다.

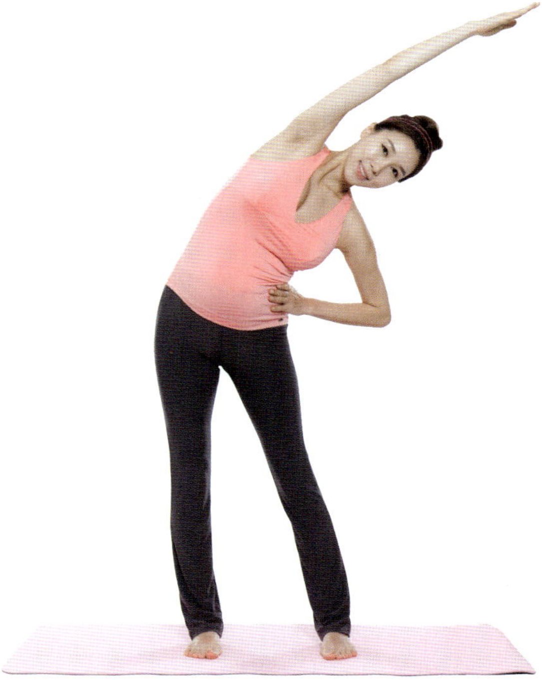

4 상체를 서서히 옆으로 숙인다.

큰 삼각 자세

임신 후기로 갈수록 떨어지는 체력을 보강할 수 있는 자세다. 온몸의 힘을 길러 몸의 균형을 잡아주고, 하체의 힘과 상체의 유연성을 기르는 데 효과적이다.

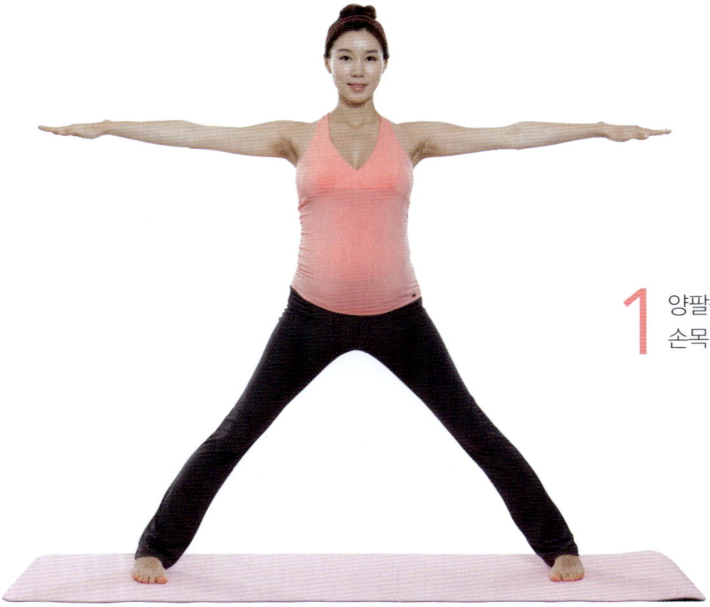

1 양팔을 옆으로 뻗고, 발을 양쪽 손목의 거리만큼 벌린다.

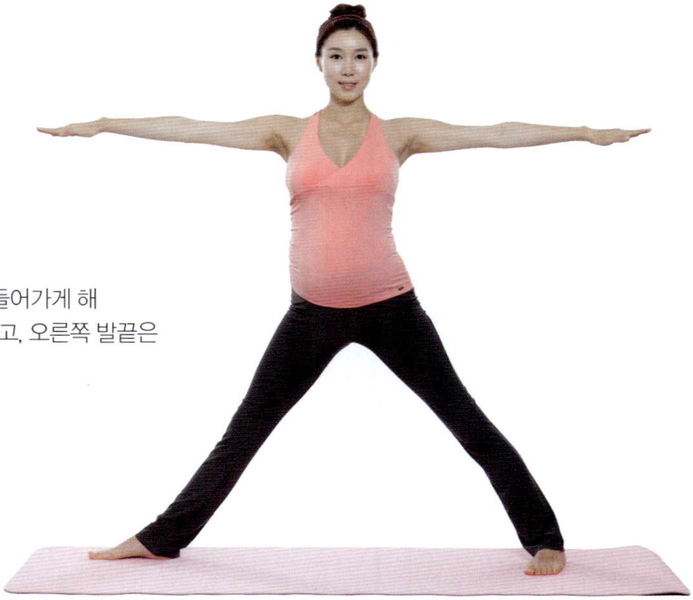

2 왼쪽 발끝은 살짝 안으로 들어가게 해 미끄러지지 않도록 고정하고, 오른쪽 발끝은 밖으로 향한다.

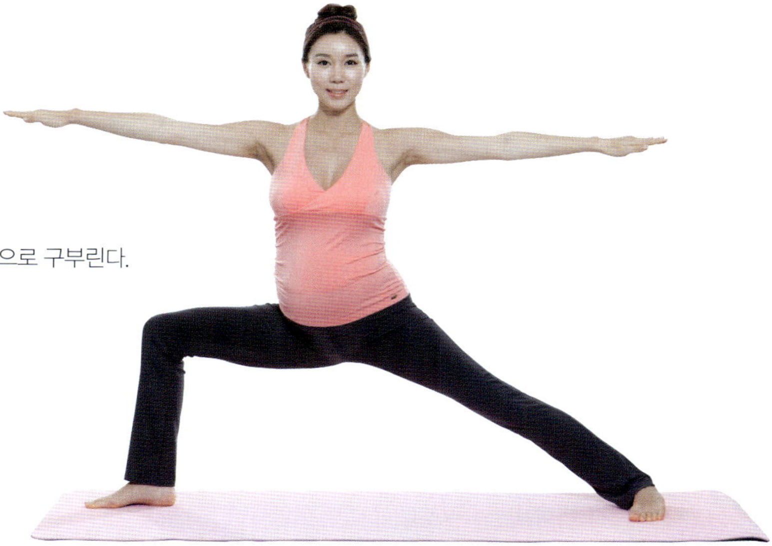

3 오른쪽 무릎을 직각으로 구부린다.

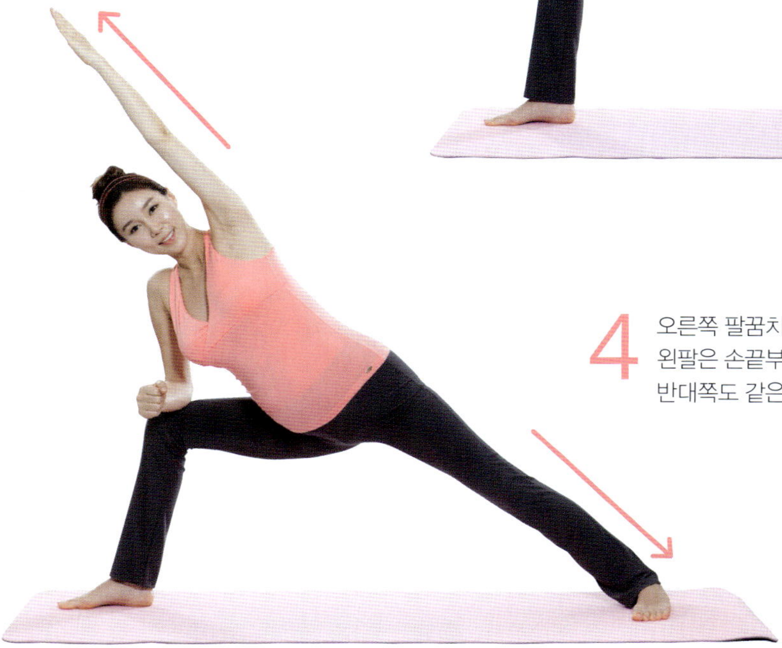

4 오른쪽 팔꿈치를 무릎에 대고 어깨를 내린다. 왼팔은 손끝부터 발끝까지 사선이 되도록 뻗는다. 반대쪽도 같은 방법으로 한다.

plus yoga

Step-up 응용 동작

큰 삼각 자세에서 균형이 유지되고 무리가 되지 않는다면 무릎에 올렸던 팔을 내려 발목을 잡는다. 자극이 더 깊게 오는 것을 느낄 것이다.

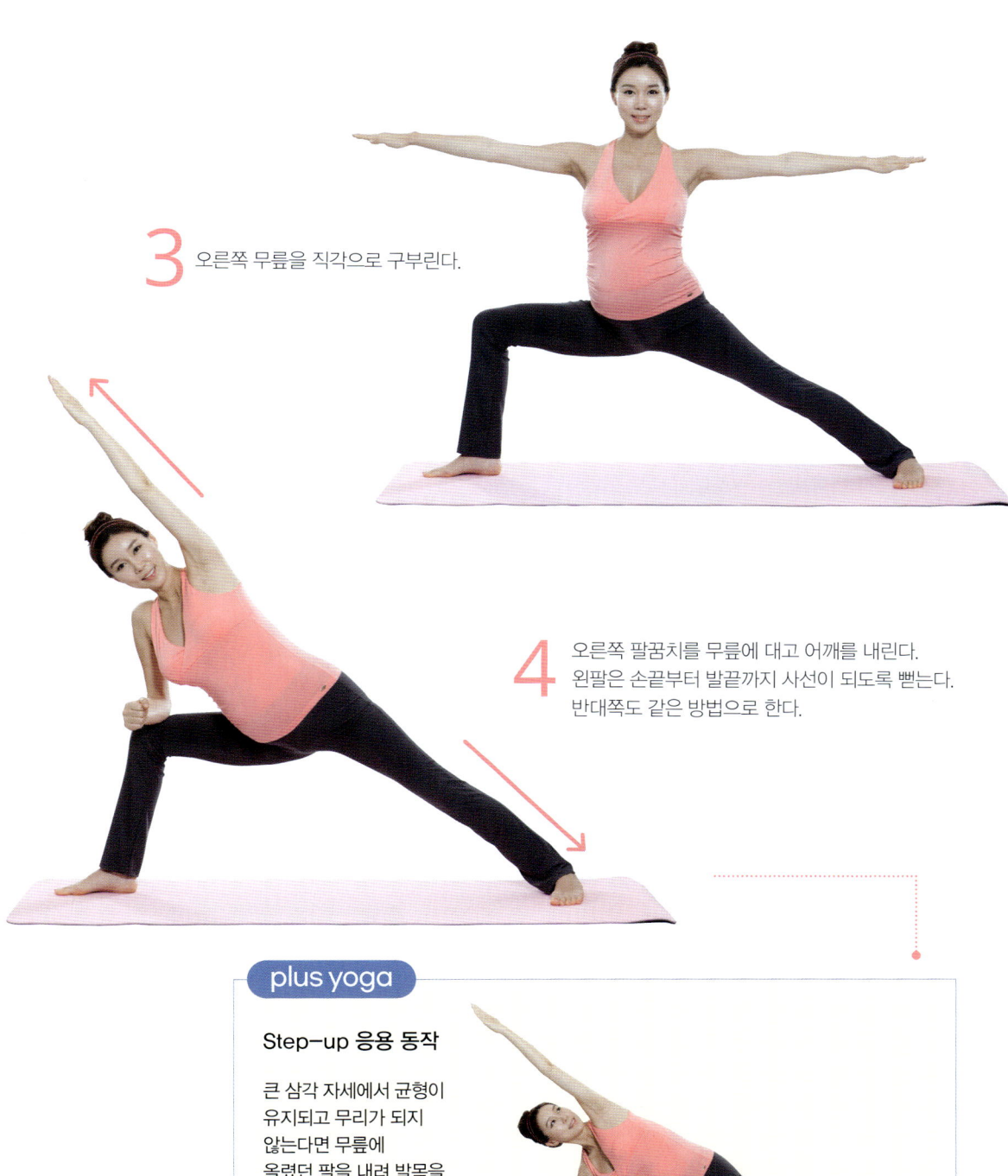

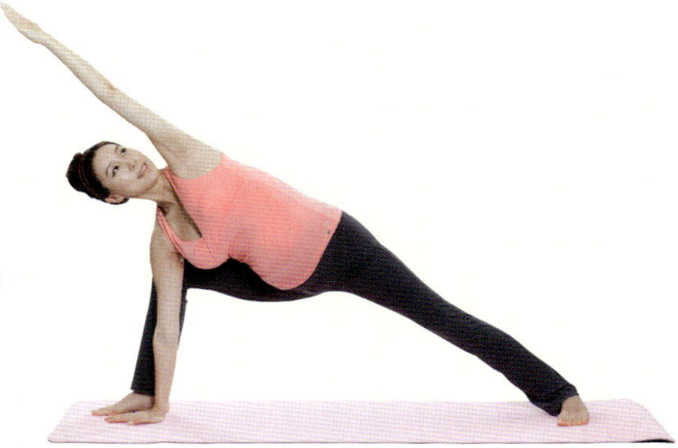

비둘기 자세

골반, 무릎, 발목의 유연성을 길러 출산할 때 관절이 부드럽게 열리도록 돕는다. 척추 중심 운동으로 몸의 균형을 잡을 수 있다.

1 양발이 왼쪽으로 가도록 무릎을 접고 앉는다.

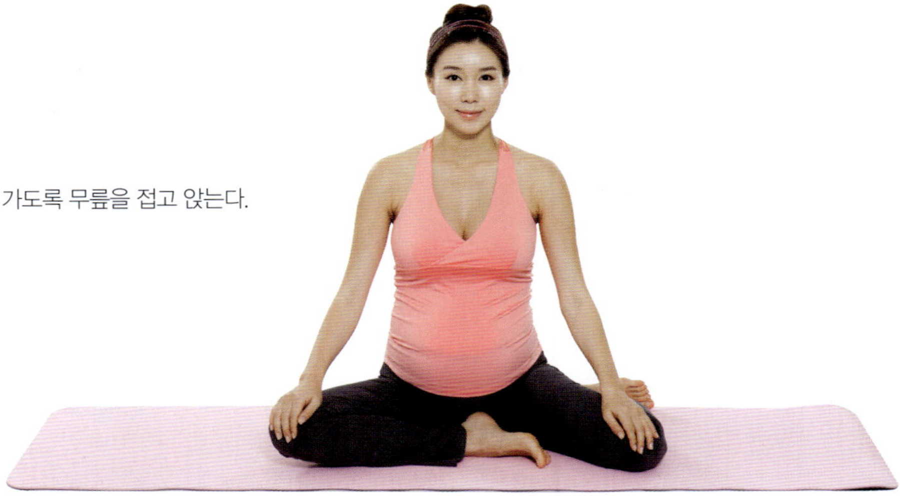

2 양손을 머리 뒤로 모으고 숨을 들이마신다.

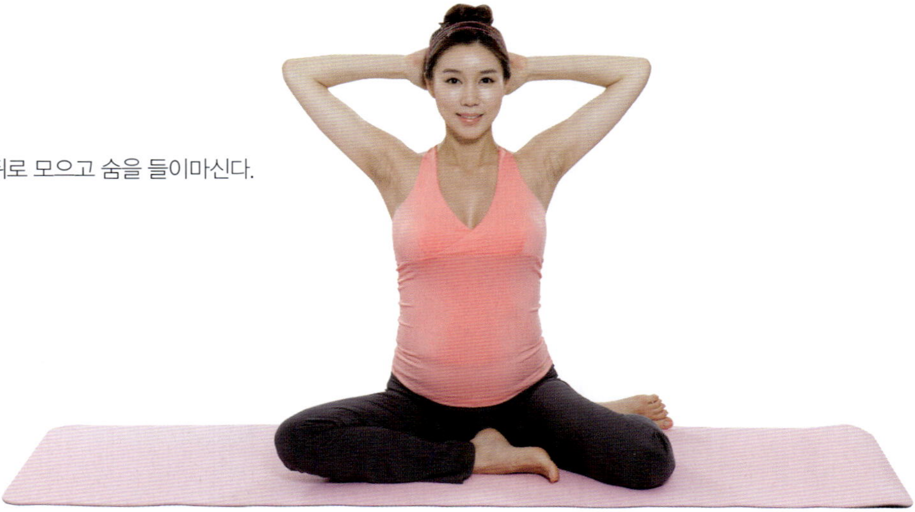

3 숨을 내쉬며 상체를 왼쪽으로 숙인다.

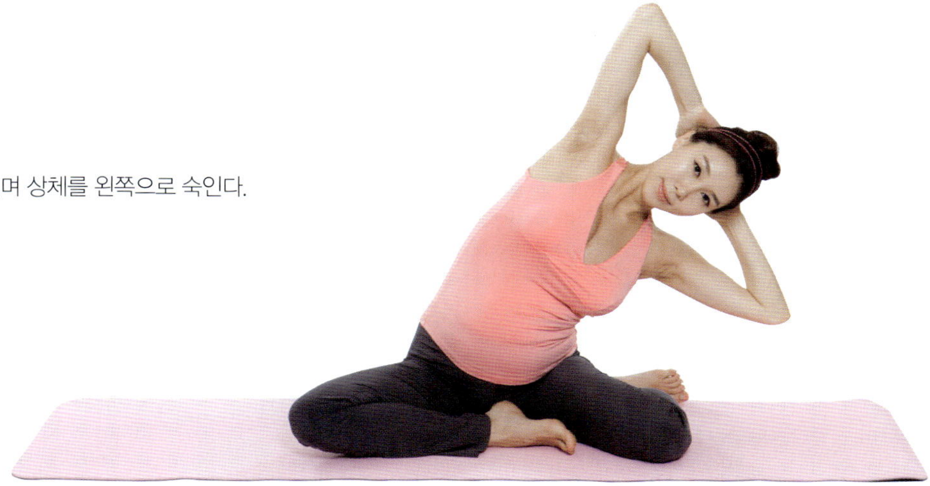

4 허리에 무리가 가지 않도록 왼손으로 바닥을 짚어 자세를 유지한다. 반대쪽도 같은 방법으로 한다.

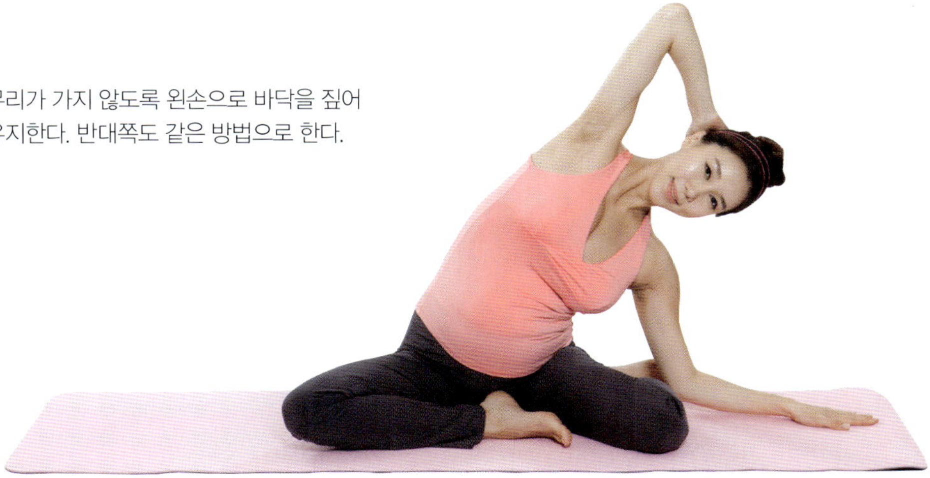

전신 늘리기

온몸의 힘과 유연성을 기를 수 있는 동작이다. 또한 임신부의 균형감각을 유지할 수 있도록 도와준다.

1 양발이 왼쪽으로 가도록 무릎을 접고 앉는다.

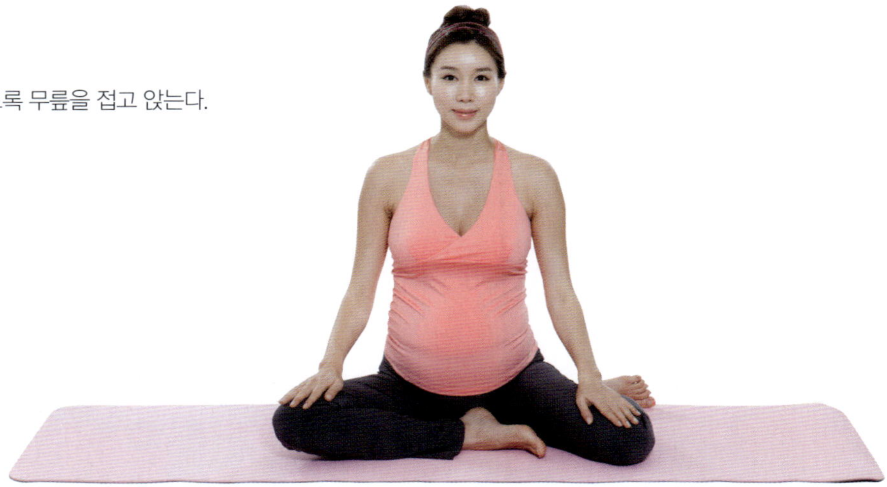

2 오른손으로 바닥을 짚고 왼쪽 다리를 뻗는다.

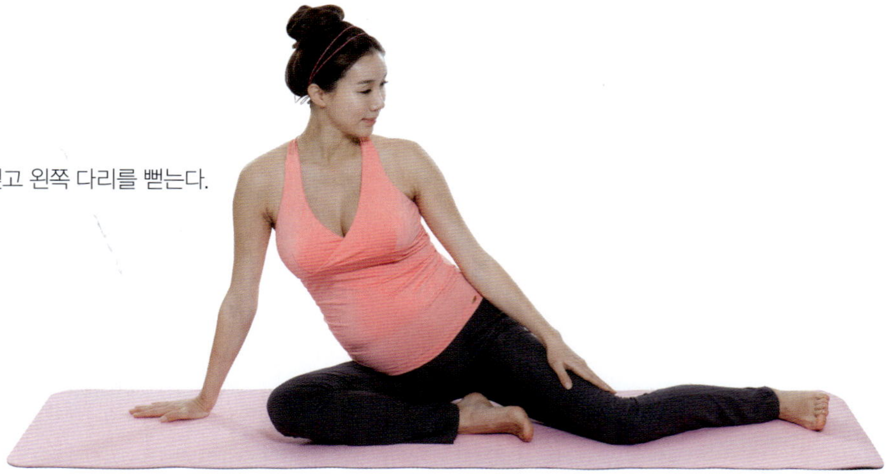

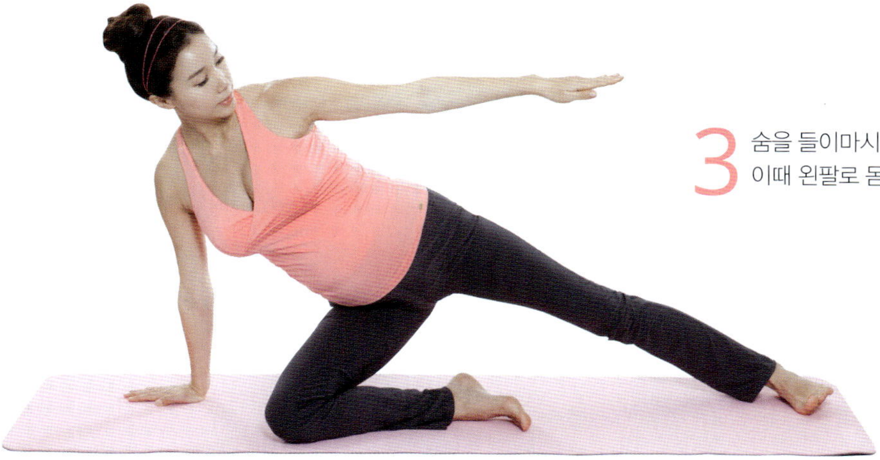

3 숨을 들이마시며 엉덩이를 들어 올린다.
이때 왼팔로 몸의 균형을 맞춘다.

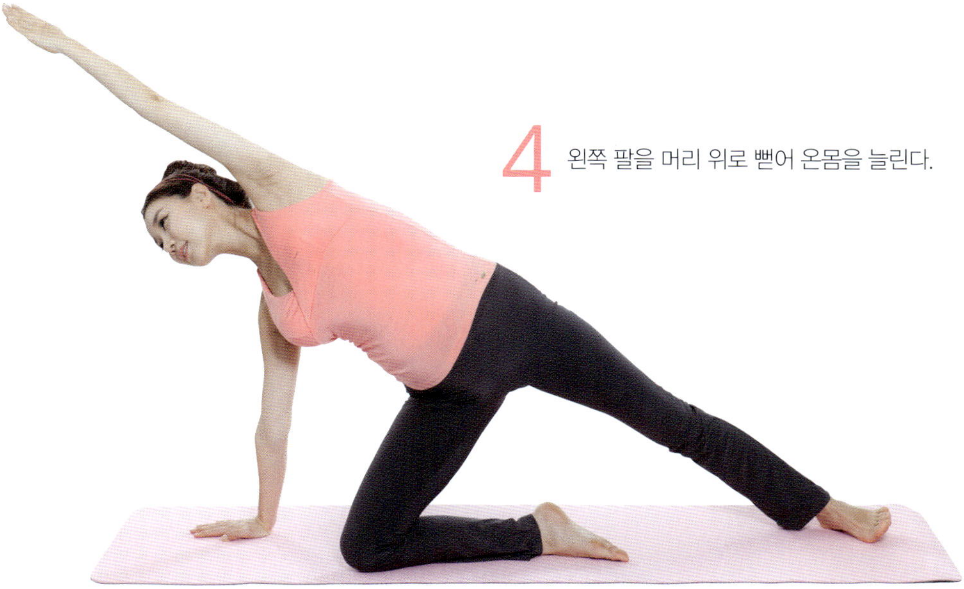

4 왼쪽 팔을 머리 위로 뻗어 온몸을 늘린다.

임신 9개월

발끝이 보이지 않을 정도로 배가 많이 나와 몸의 움직임이 느려지고 행동에 제약이 생긴다. 하지만 건강하고 빠른 출산을 위해 더 걷고 움직이는 것이 좋다. 이 시기에는 출산을 위한 골반 이완동작이나 태아의 위치를 바르게 잡을 수 있는 동작이 좋다.

1 배가 압박되지 않도록 양발을 벌려 쪼그리고 앉는다. 이때 뒤꿈치를 들지 않도록 주의한다.

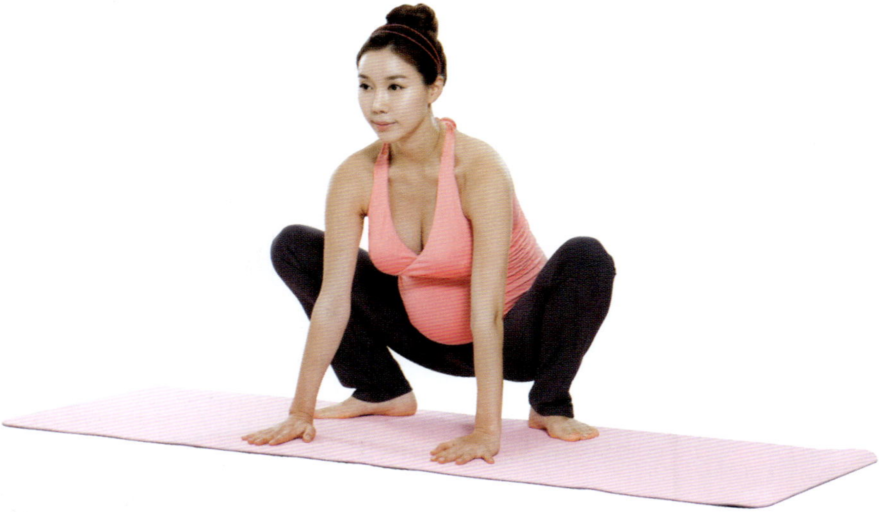

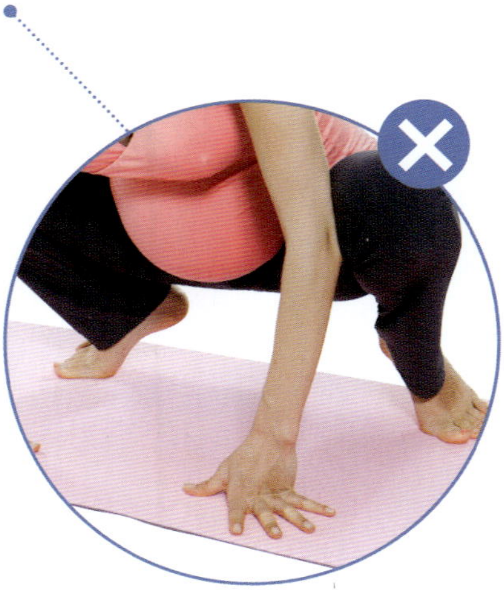

합장 자세

골반의 이완을 돕는 동작으로 출산할 때 근육 이완에 효과적이다. 태아의 위치를 중심으로 잡아주는 데도 도움을 준다.

2 양손을 합장하여 가슴 앞에 모은다.

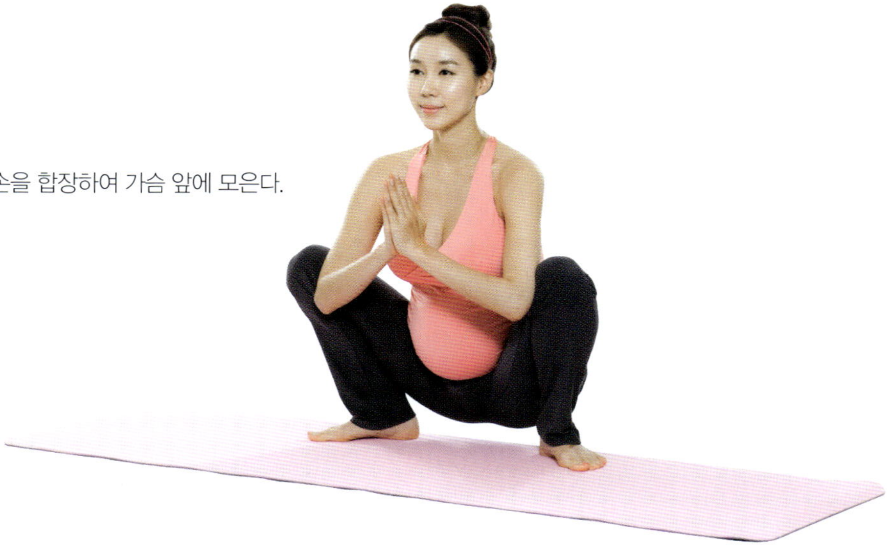

3 팔꿈치로 무릎 안쪽을 밀면서 엉덩이를 살짝 들어 올려 골반 이완에 집중한다.

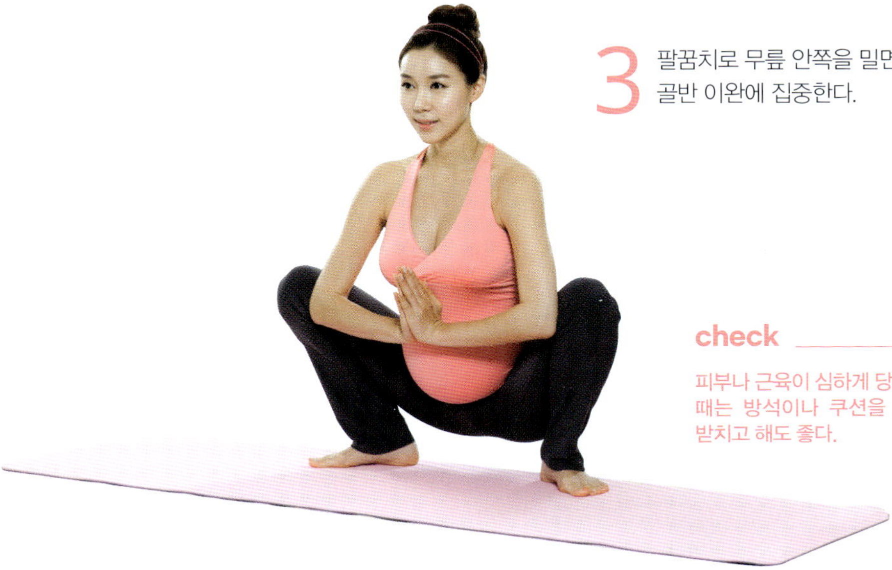

check

피부나 근육이 심하게 당겨 회음부가 불편할 때는 방석이나 쿠션을 회음부 밑에 살짝 받치고 해도 좋다.

무릎 꿇고 가슴 펴기

가슴을 펴고 등 근육을 자극하는 동작으로, 체중이 늘고 체형이 변하면서 오는 요통이나 어깨결림 등의 증상을 해소하고 호흡이 편하도록 도와준다.

1 무릎을 꿇고 앉아 발끝을 모으고 무릎은 넓게 벌려 배에 압박이 가지 않게 한다.

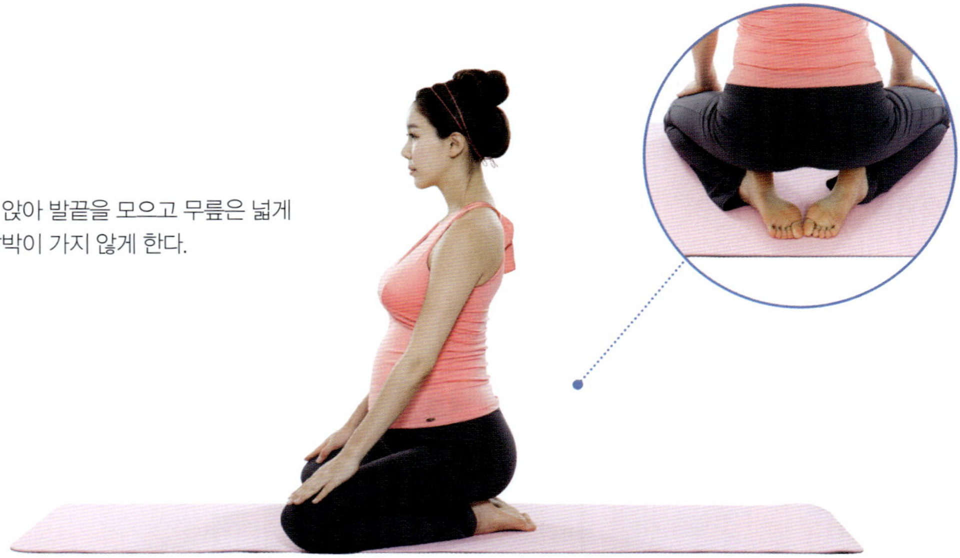

2 양손을 뒤로 짚어 안정적인 자세를 취한다.

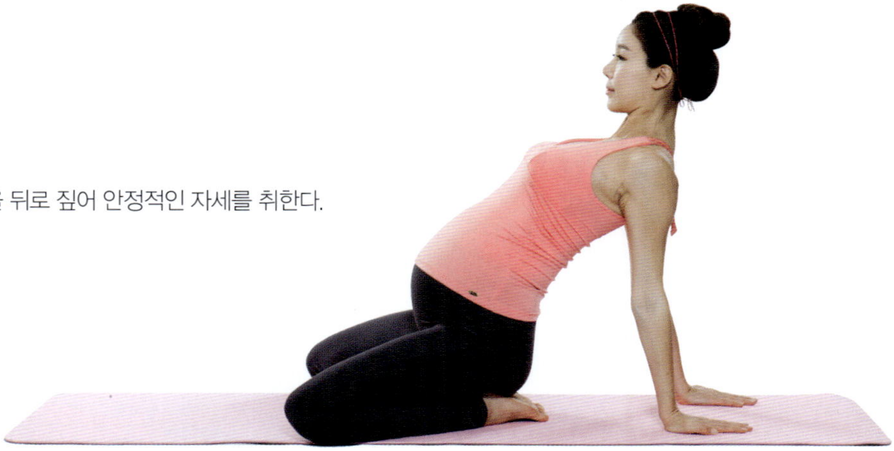

3 고개를 뒤로 젖히고 가슴을 펴서 흉곽호흡을 한다.

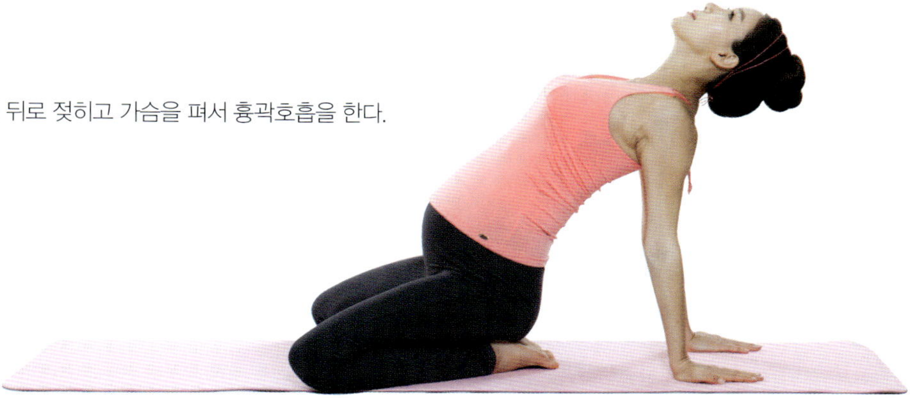

4 가능하다면 엉덩이를 천천히 들어 올리고 상체를
뒤로 젖혀 자극을 더 깊게 준다.

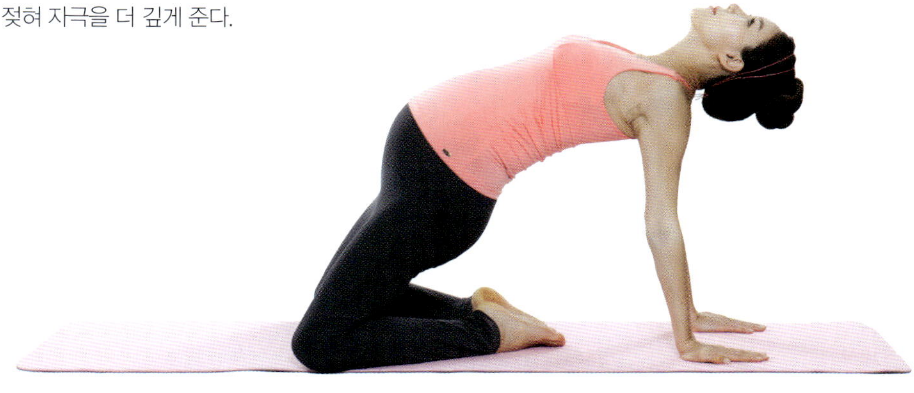

바람 빼기 자세

장속의 불필요한 가스를 빼고 골반의 위치를 바로잡는 데 효과적이다.

1 다리를 어깨너비로 벌리고 편안하게 눕는다.

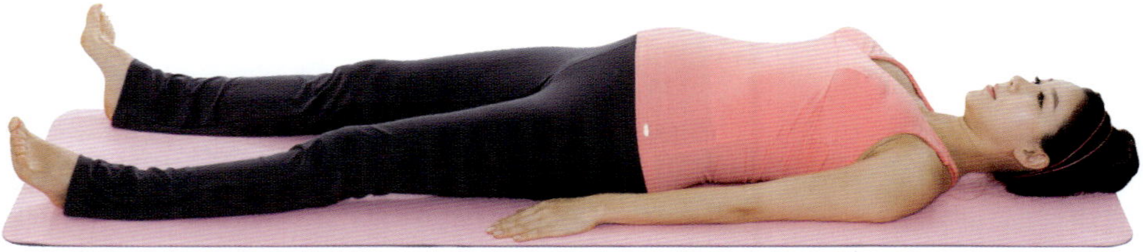

2 한쪽 다리를 구부려 가슴 쪽으로 잡아당긴다.
이때 배가 압박되지 않도록 다리를 옆으로 끌어올려 당긴다.

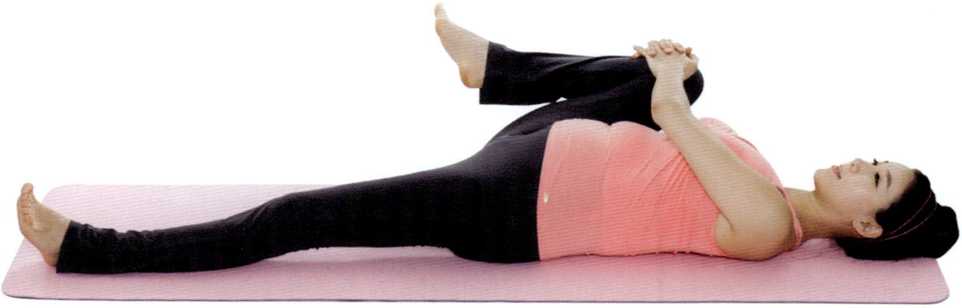

3 다리를 당긴 상태로 복식호흡을 느리고 길게 한다.

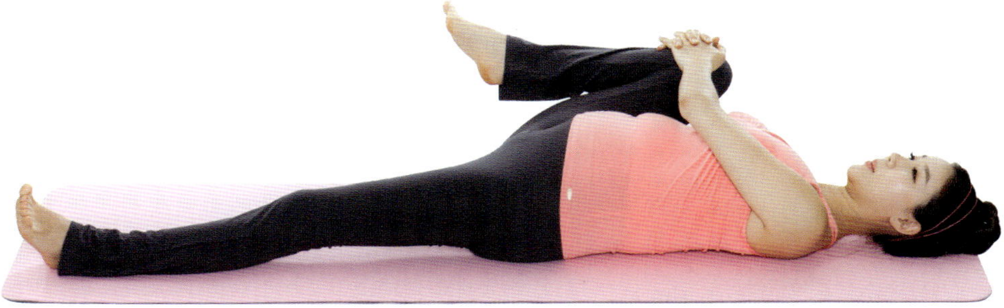

4 양 무릎을 모두 당겨 팔로 끌어안고 자세를 유지한다.

Point

바로 눕는 자세가 압박이 되어 힘들다면 같은 동작을 옆으로 누워서 해도 좋다.

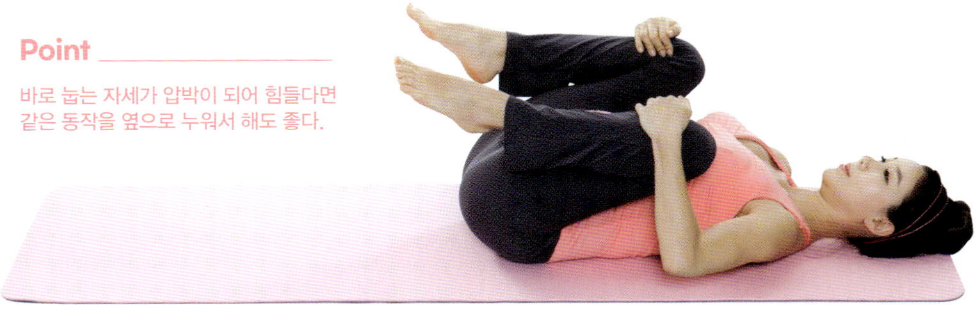

헬리콥터 자세

골반과 척추의 균형을 맞추고 임신부의 골반 이완을 돕는다. 이 시기가 되면 장이 압박되어 호흡이 힘들어질 수 있는데 이 자세로 호흡을 연습하면 훨씬 편해진다.

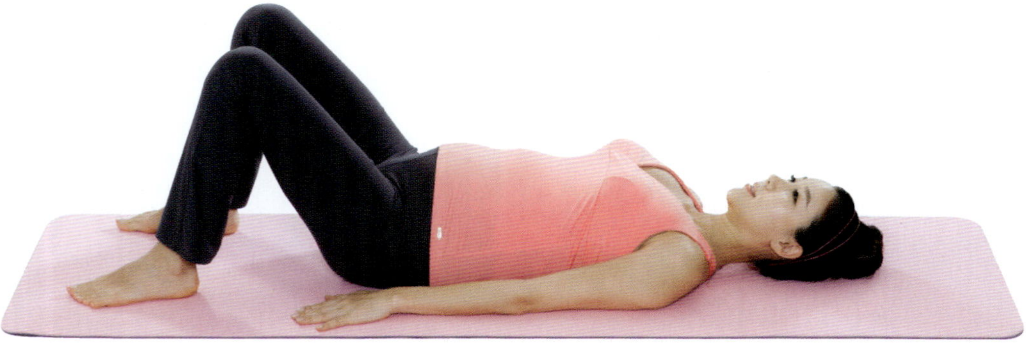

1 양쪽 무릎을 세우고 누운 자세에서 무릎을 몸 가까이 끌어당긴다.

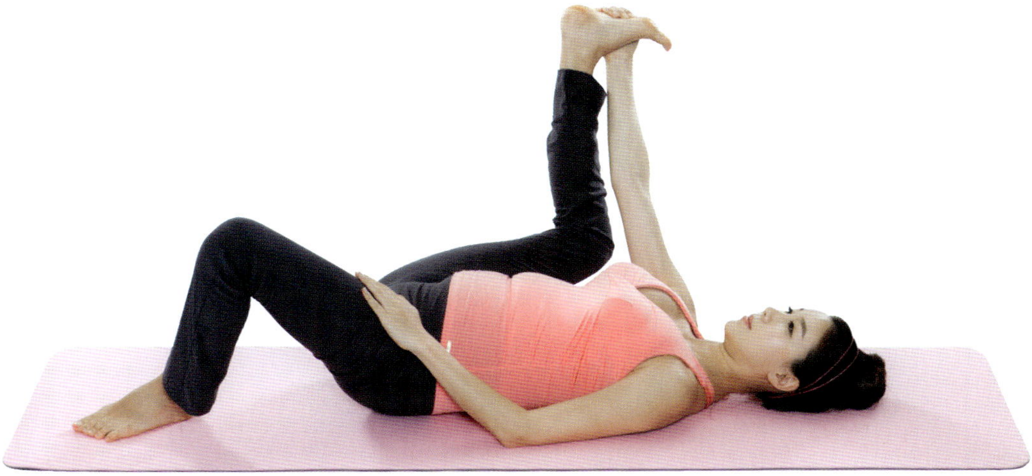

2 한 손은 골반에 올리고 한 손으로 한쪽 발을 잡은 다음 무릎을 바닥 쪽으로 눌러 고관절을 자극한다. 호흡은 자연스럽게한다. 숨을 내쉴 때 더 깊은 자극을 느끼게 된다.

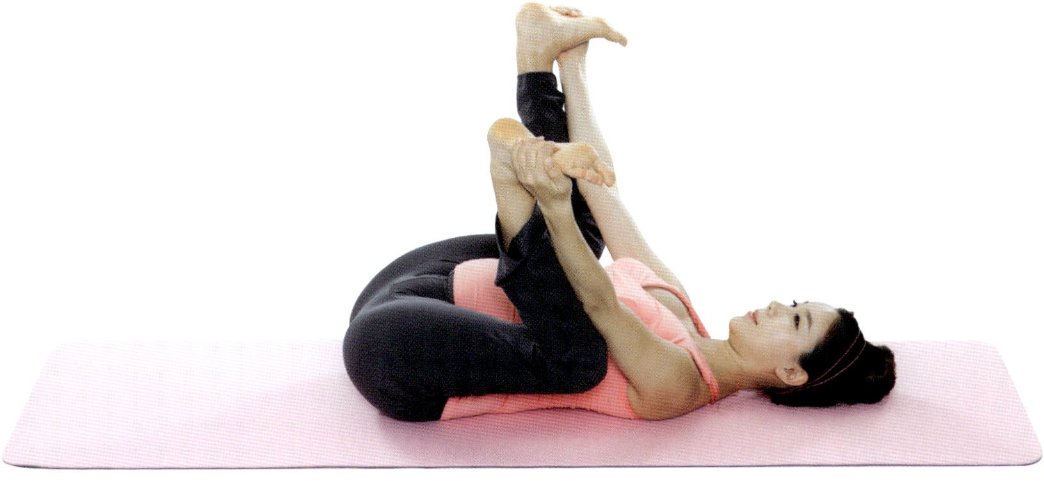

3 양손으로 발바닥을 잡고 바닥 쪽으로 무릎을 누른다.
이때 허리를 펴고 꼬리뼈가 바닥에 닿는 느낌으로 누른다.

임신 10개월

이제 아기와 만날 날이 얼마 남지 않았다. 건강한 출산을 위해 호흡법과 출산 자세를 익혀두는 것이 좋다. 또한 부종이 심해질 수 있는 시기이므로 온몸의 혈액 순환에 도움이 되는 동작을 틈틈이 해 부종을 예방해야 한다. 규칙적인 운동은 임신 기간 동안 체력을 유지하는 데 큰 도움이 된다는 사실을 잊지 말자.

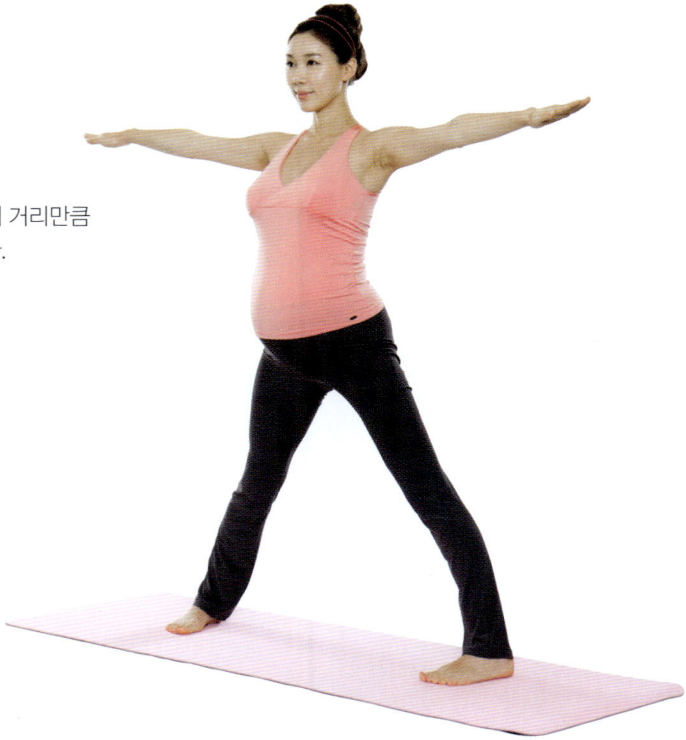

1 양팔을 옆으로 뻗고 발을 양 팔꿈치의 거리만큼 벌린 다음 발끝이 정면을 향하게 한다.

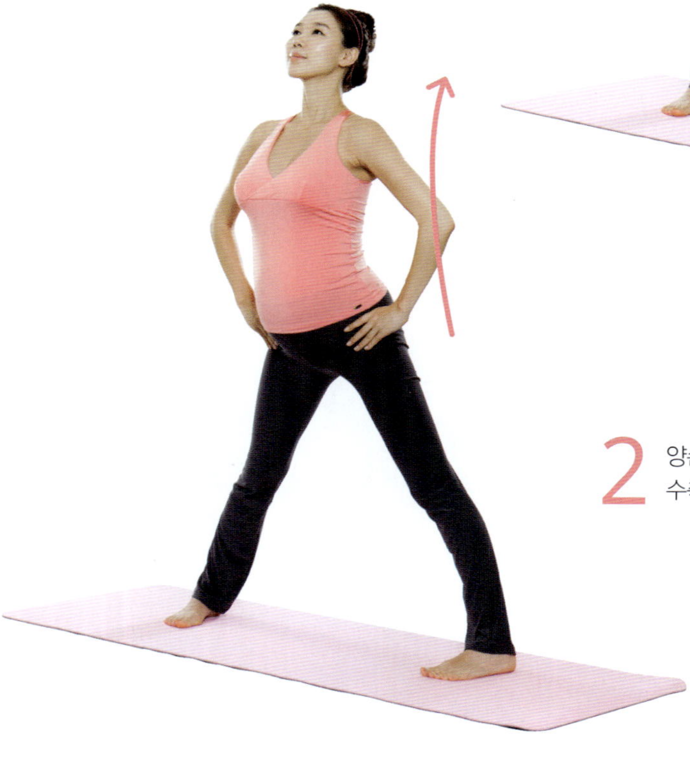

2 양손을 골반 아래에 놓은 다음, 숨을 내쉬며 배를 수축시키고 키가 커지는 느낌으로 척추를 늘린다.

90° 자세

척추의 힘과 균형감각을 길러주는 동작이다. 허벅지 뒤쪽 근육의 유연성을 향상시키는 효과가 있다.

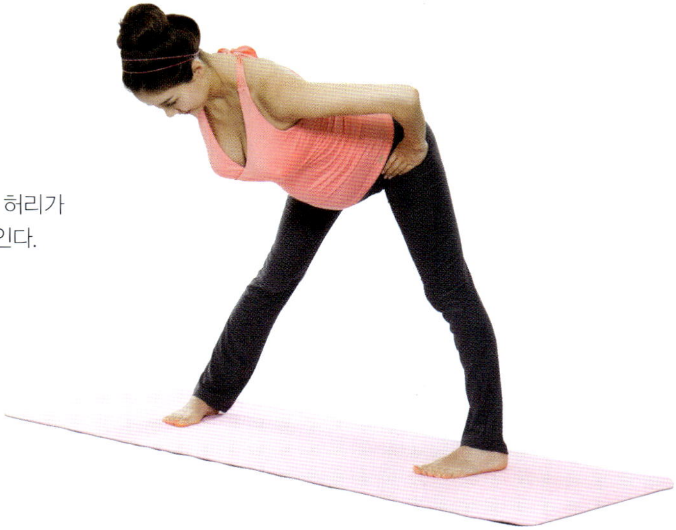

3 상체를 앞으로 숙인다. 이때 허리가 구부러지지 않을 만큼만 숙인다.

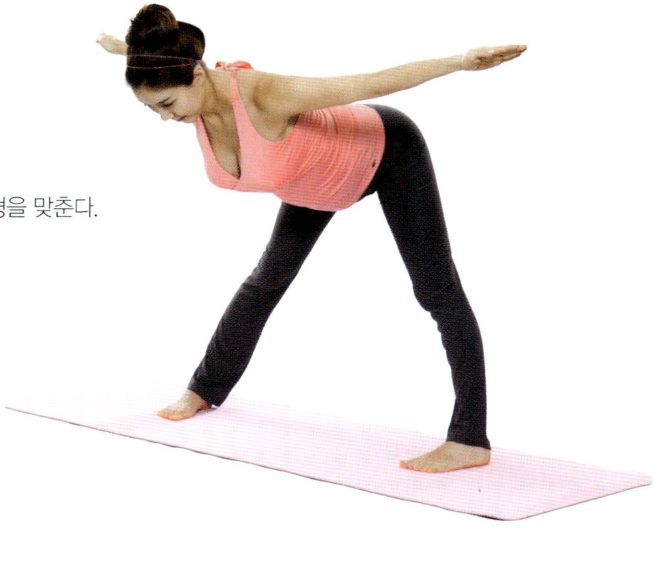

4 팔을 양옆으로 뻗어 몸의 균형을 맞춘다.

전신 운동

임신 후기로 갈수록 힘들어지는 몸에 활기를 불어 넣어 체력을 향상시키고, 배가 커져 생긴 허리의 피로를 풀어준다.

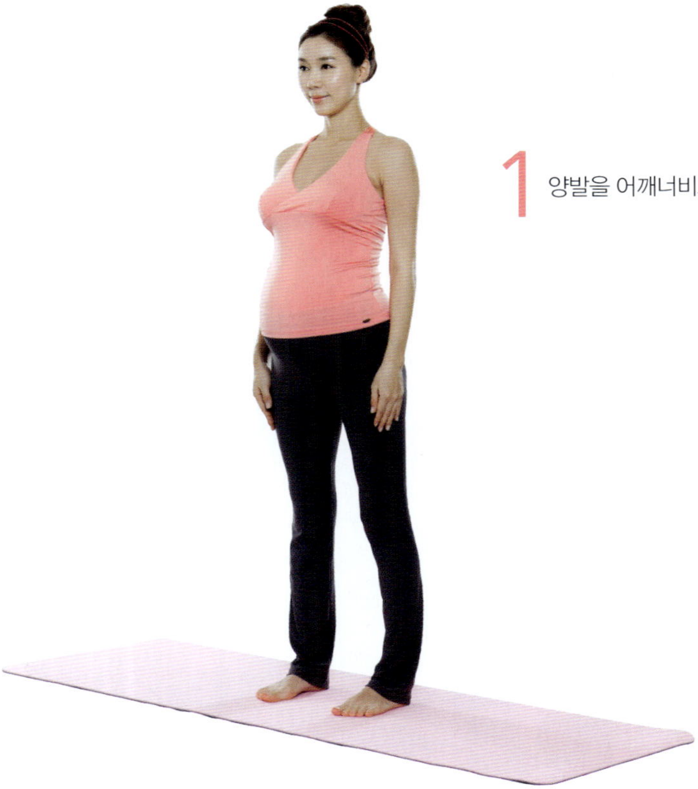

1 양발을 어깨너비로 벌리고 발이 11자가 되도록 선다.

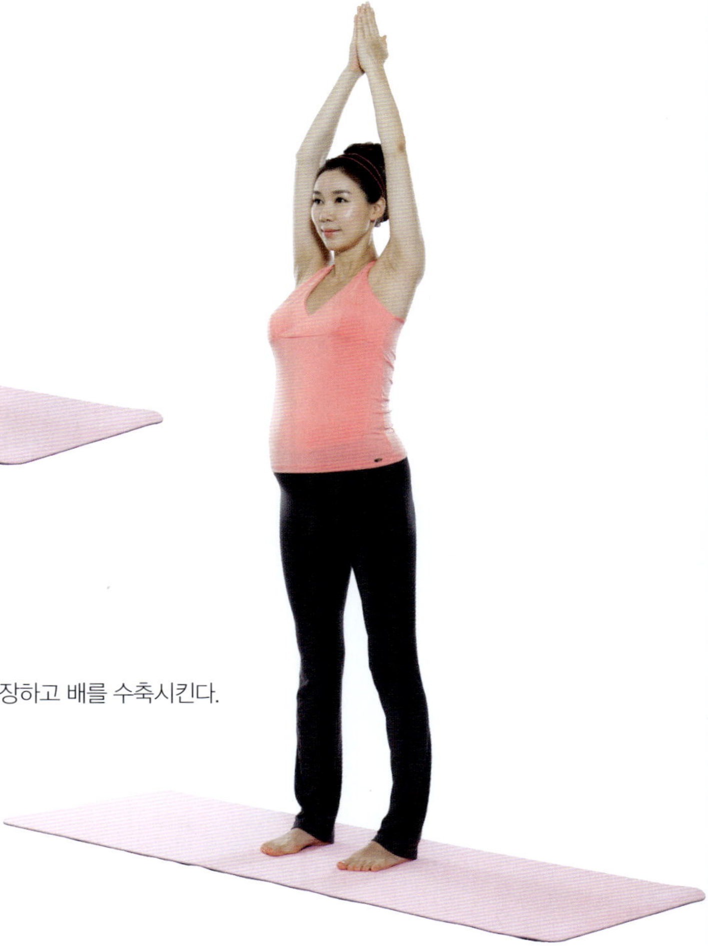

2 양손을 위로 쭉 뻗어 머리 위에서 합장하고 배를 수축시킨다.

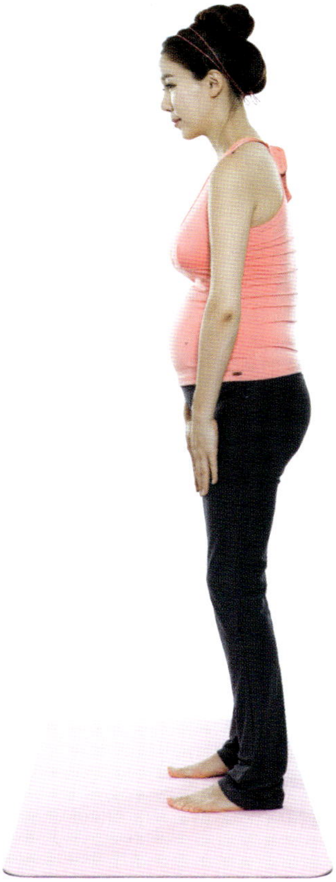

3 다시 양손을 허벅지 위에 놓는다.

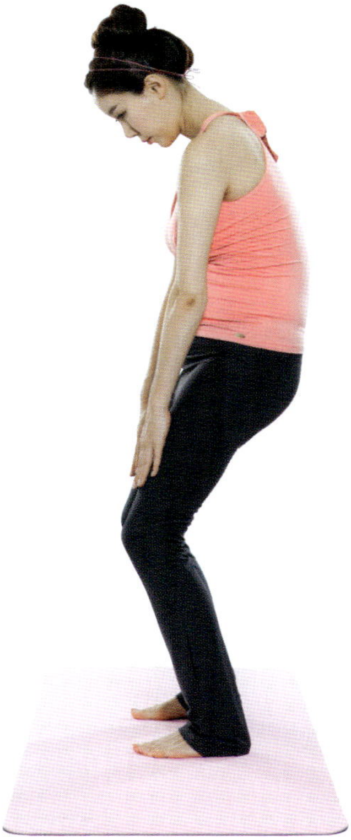

4 허리를 둥글게 말아 구부리며 상체를 숙인다.
동작을 연결하여 호흡과 함께 10회 반복한다.

다리 스트레칭

이 시기에는 커진 자궁 때문에 하체의 혈액 순환이 정체될 수 있다. 이 동작은 하체의 순환을 돕는 동작으로, 아침저녁으로 꾸준히 하면 하체 부종 예방에 도움이 된다.

1 양 무릎을 세우고 눕는다.

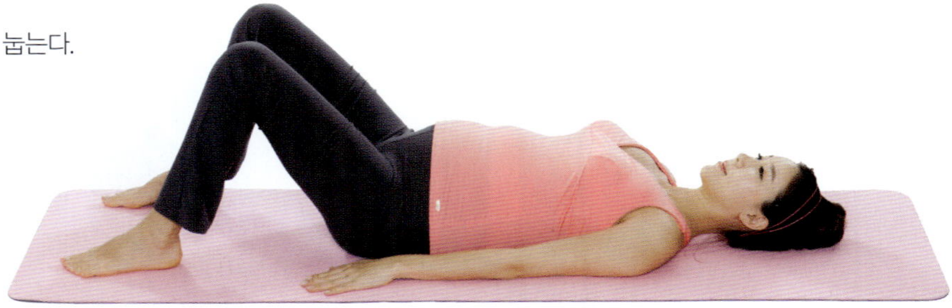

2 양손을 한쪽 허벅지 뒤에서 맞잡는다.

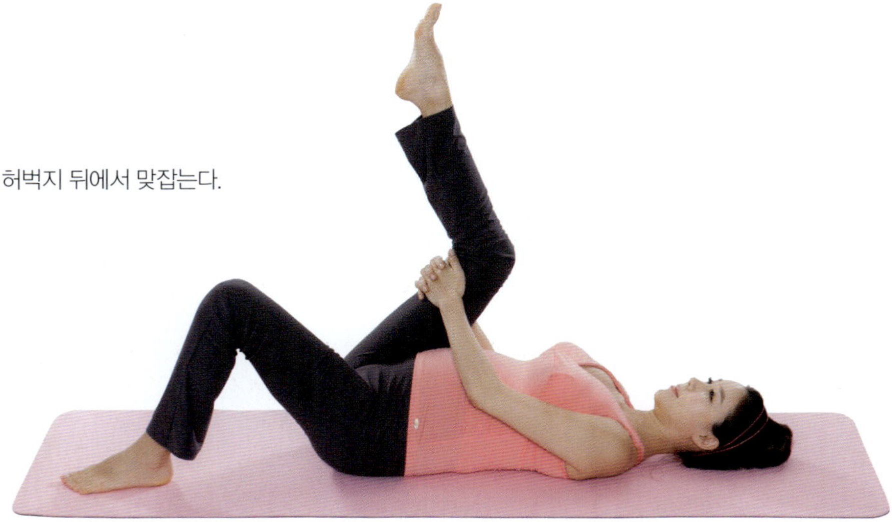

3 다리를 들어 올려 발끝을 쭉 뻗는다.

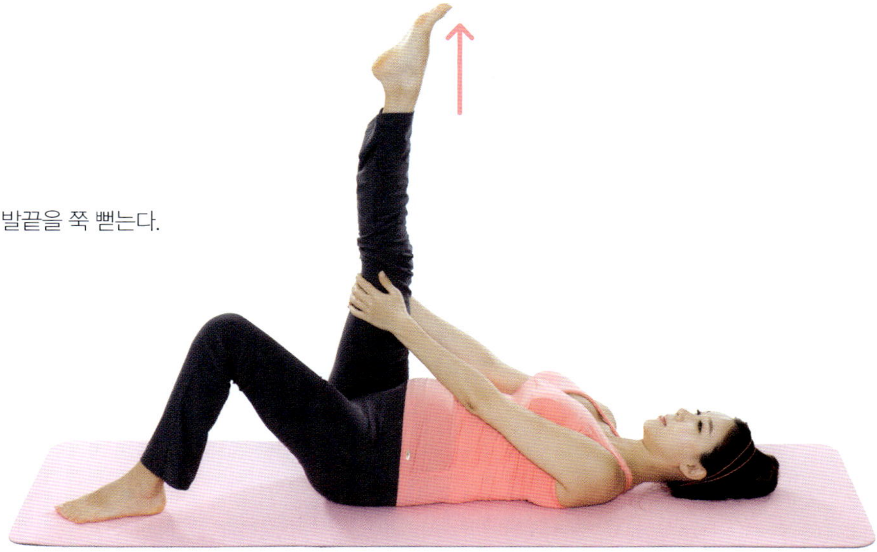

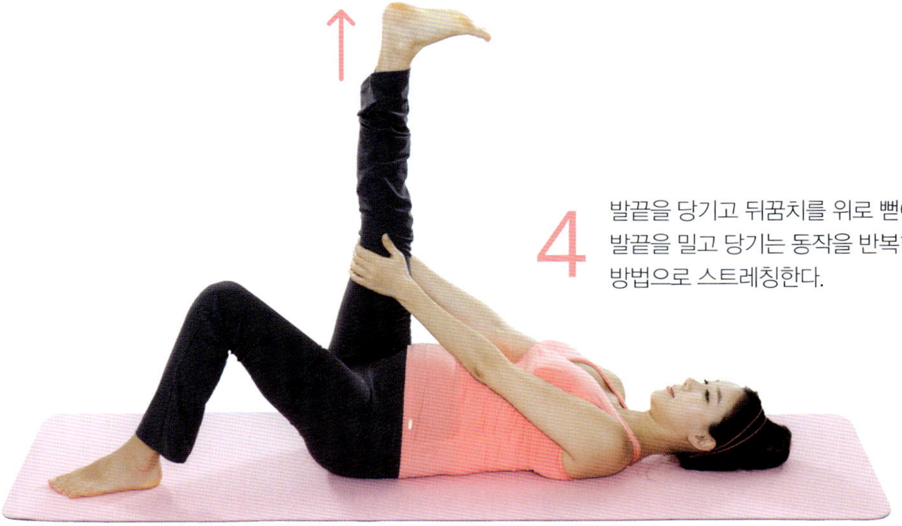

4 발끝을 당기고 뒤꿈치를 위로 뻗어 종아리 뒤쪽을 늘린다. 발끝을 밀고 당기는 동작을 반복한다. 반대쪽 다리도 같은 방법으로 스트레칭한다.

plus yoga

밴드를 이용한 스트레칭

유연성이 부족해 스트레칭 동작이 힘들 경우, 타월이나 밴드를 이용하면 같은 효과를 얻을 수 있다.

무릎을 세우고 누워서 한쪽 다리씩 발바닥에 타월을 감아 위로 쭉 뻗어 올린다.

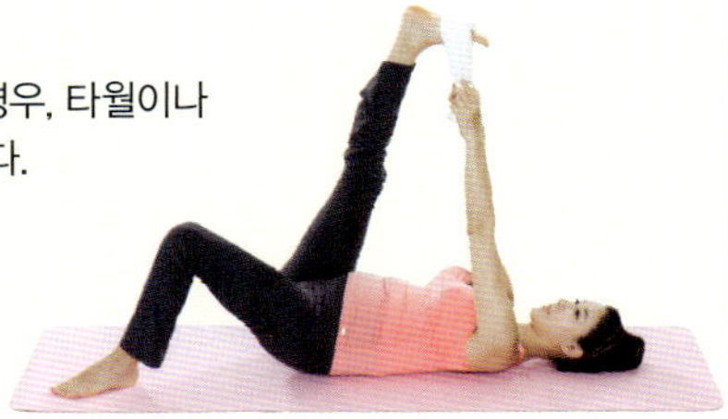

모관 운동

정체된 혈액을 돌게 하고 말초신경까지 자극하여 온몸의 혈액 순환을 돕는다. 또한 마지막 휴식 동작을 취하면서 몸은 물론 마음까지 편안하게 안정시킬 수 있다.

1 등을 바닥에 대고 양 무릎을 세워 편안하게 눕는다.

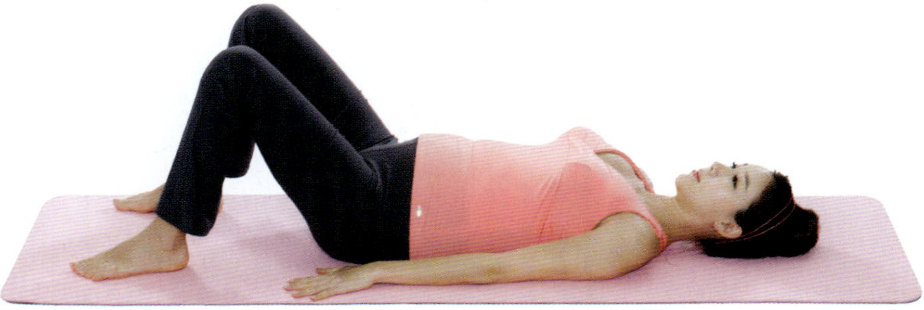

2 팔과 다리를 위로 올린다.

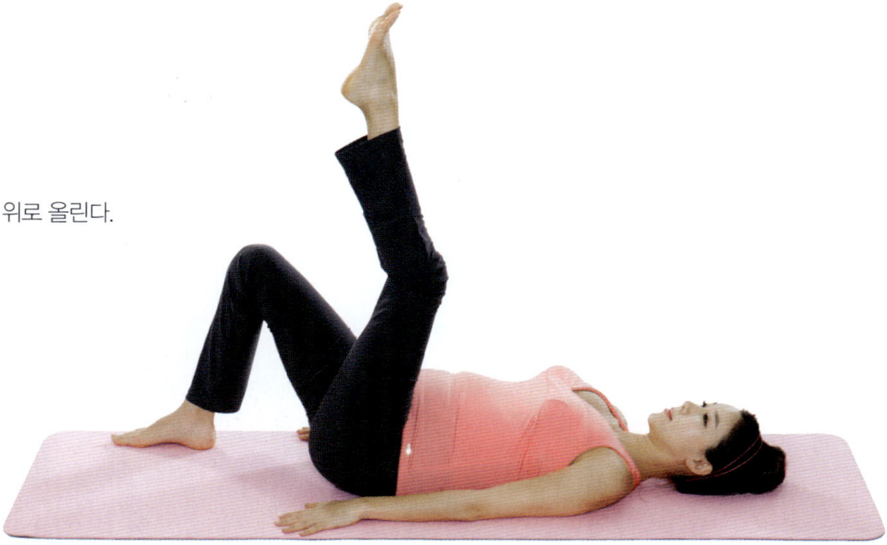

3 손과 발을 빠르게 턴다.

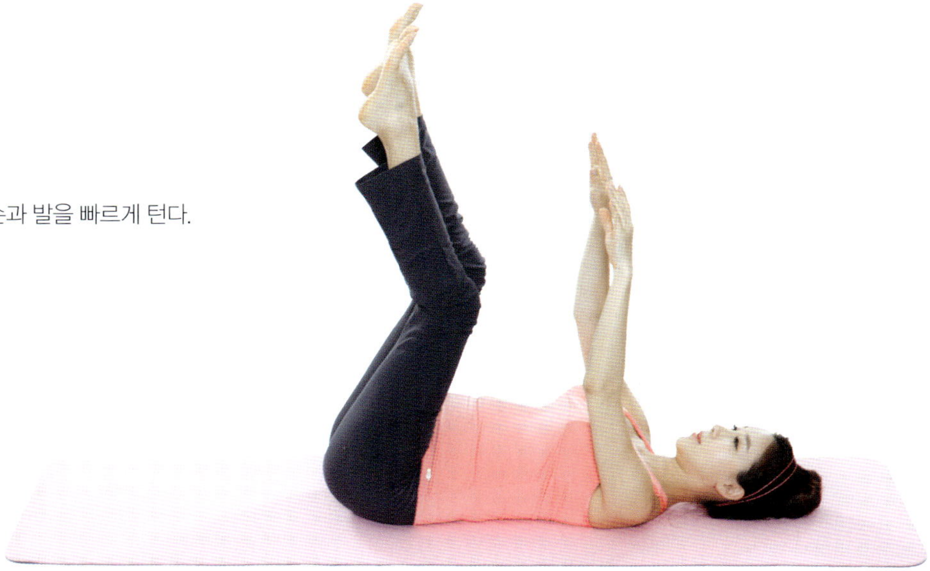

4 제자리로 돌아와 옆으로 누워서 휴식을 취한다.

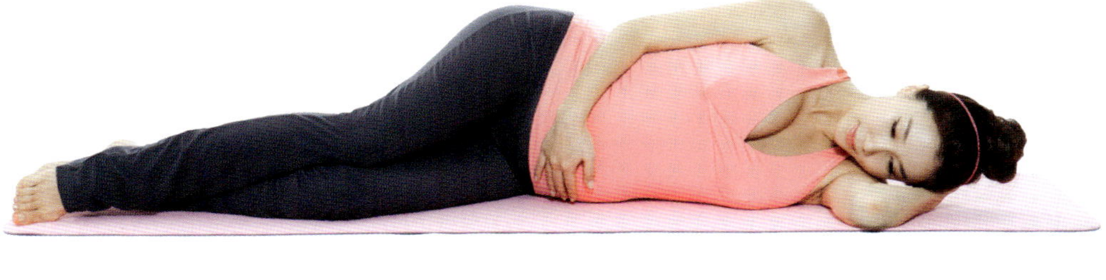

8~10
month

하루 30분, **임신 후기 요가** 프로그램

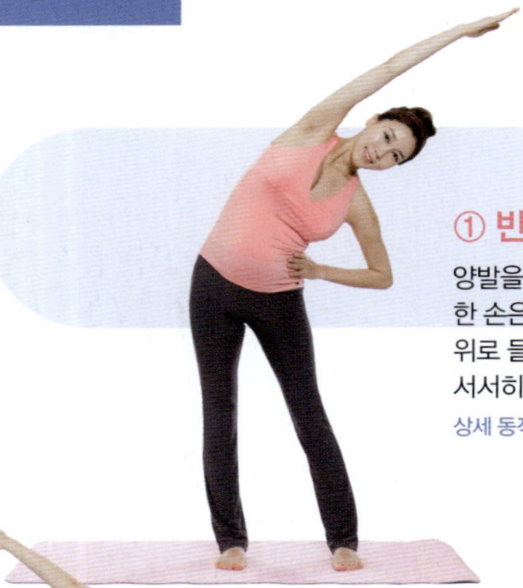

① 반달 자세

양발을 어깨너비로 벌리고 선다. 한 손은 허리를 짚고 한 손은 위로 들어 올린 다음 상체를 서서히 옆으로 숙인다.
상세 동작 p. 88

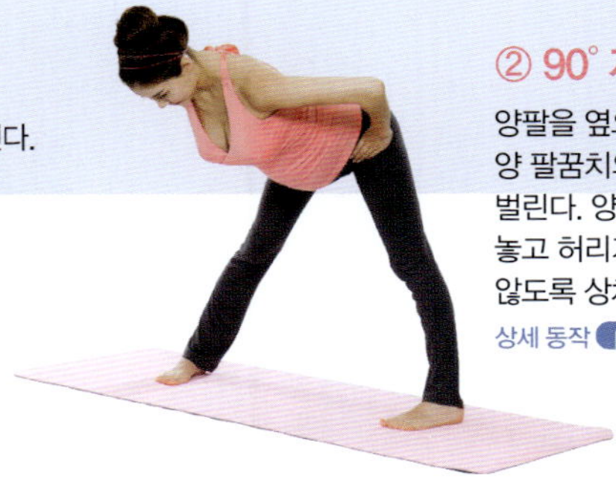

② 90˚ 자세

양팔을 옆으로 뻗고 발을 양 팔꿈치의 거리만큼 벌린다. 양손을 골반 아래에 놓고 허리가 구부러지지 않도록 상체를 90˚ 숙인다.
상세 동작 p. 104

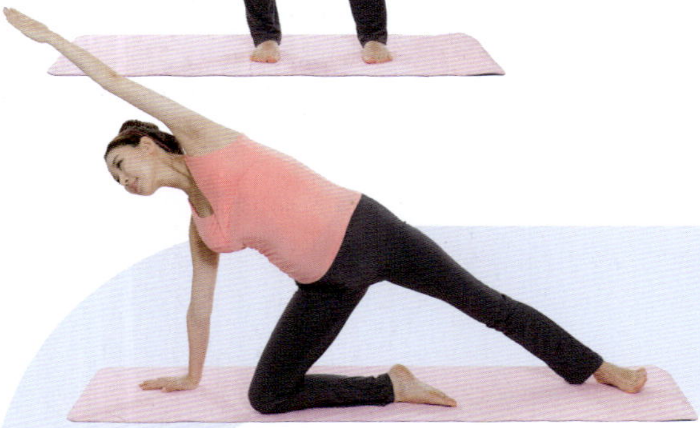

⑧ 전신 늘리기

양발이 한쪽으로 가도록 무릎을 접고 앉아서 그 방향의 다리를 뻗는다. 숨을 들이마시며 엉덩이를 들어 올리고 팔을 쭉 뻗어 온몸을 늘린다. 상세 동작 p. 94

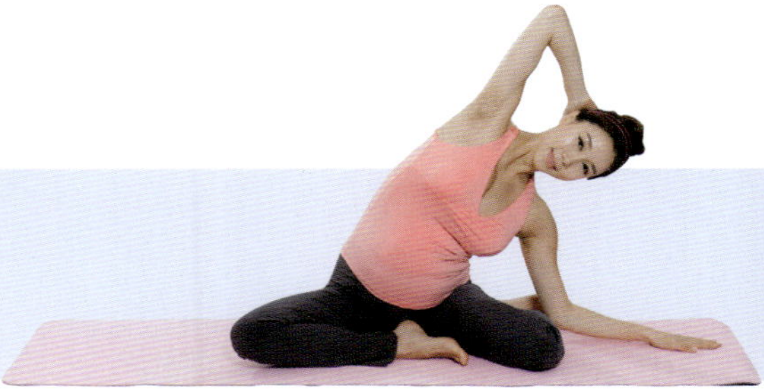

⑦ 비둘기 자세

양발이 한 쪽으로 가도록 무릎을 접고 앉아서 양손을 머리 뒤로 모은다. 숨을 내쉬며 상체를 옆으로 숙인다. 이때 허리에 무리가 가지 않도록 손으로 바닥을 짚어 자세를 유지한다. 상세 동작 p. 92

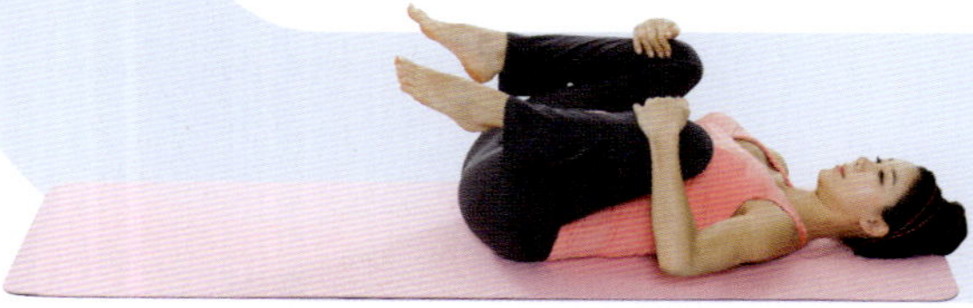

⑨ 바람 빼기 자세

누워서 다리를 구부려 가슴 쪽으로 잡아당긴다. 그 상태에서 복식호흡을 느리고 길게 한다.
상세 동작 p. 100

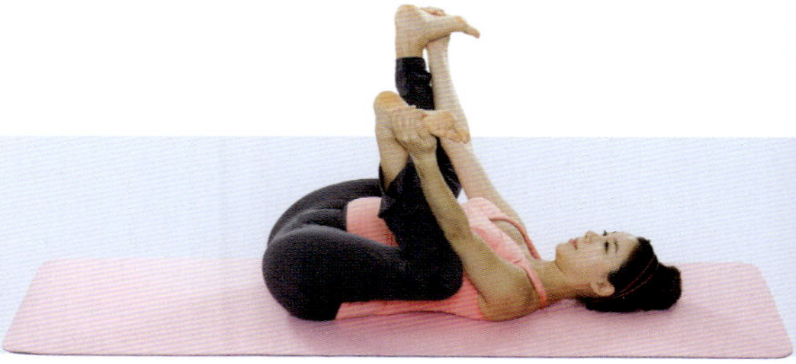

⑩ 헬리콥터 자세

무릎을 세우고 누워서 양손으로 발을 잡아 무릎을 바닥 쪽으로 누른다. 이때 허리를 펴고 꼬리뼈가 바닥에 닿는 느낌으로 누른다. 상세 동작 p. 102

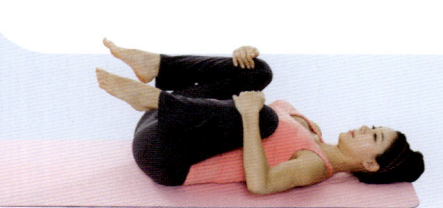

※모든 동작은 좌우를 번갈아 해 몸의 균형을 맞추세요.

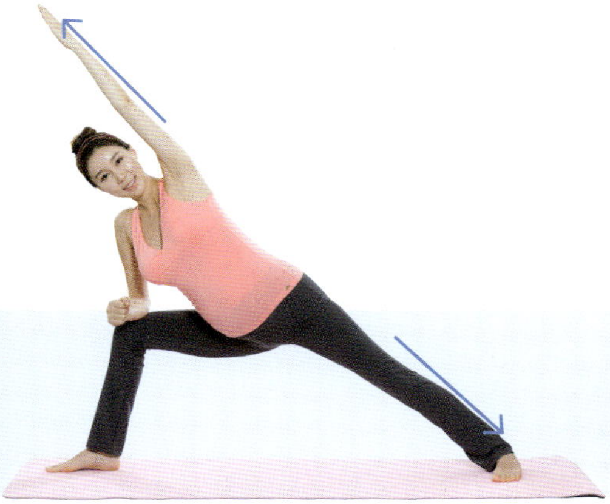

③ 큰 삼각 자세

한쪽 무릎을 옆으로 직각이 되게 구부린 다음 팔꿈치를 무릎에 대고 반대쪽 쭉 뻗어 손끝부터 발끝까지 사선이 되게 한다. 양쪽 모두 한다.
상세 동작 p. 90

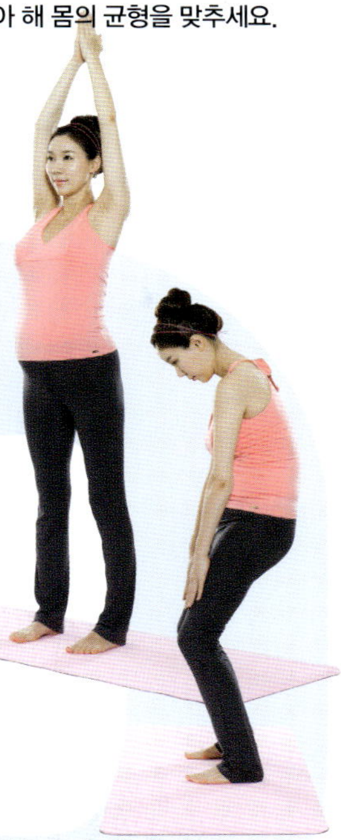

④ 전신 운동

양발을 어깨너비로 벌리고 서서 양손을 위로 합장한 다음 배를 수축시킨다. 다시 양손을 허벅지 위에 놓고 허리를 둥글게 말아 구부리며 상체를 숙인다.
상세 동작 p. 106

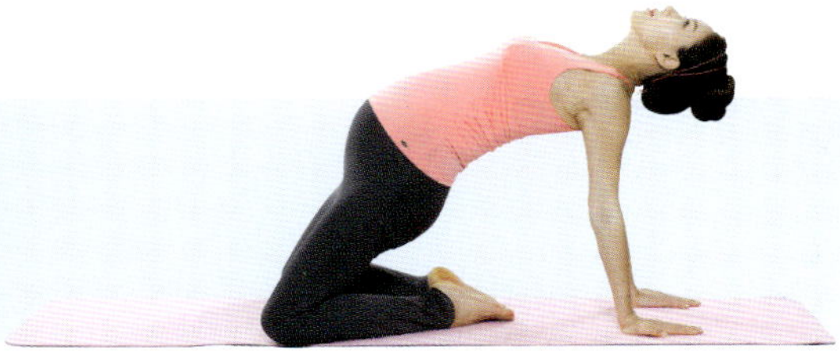

⑥ 무릎 꿇고 가슴 펴기

무릎을 꿇고 앉아서 발끝을 모으고 무릎은 넓게 벌린다. 양손을 뒤로 짚은 다음 고개를 뒤로 젖히고 가슴을 펴서 흉곽호흡을 한다. 상세 동작 p. 98

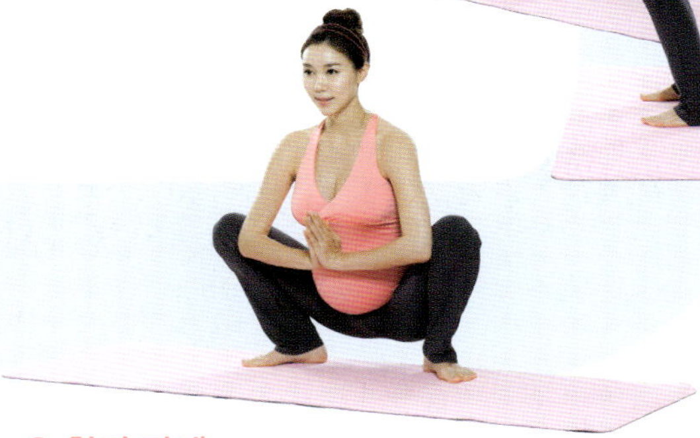

⑤ 합장 자세

배가 압박되지 않도록 양발을 벌려 쪼그리고 앉은 다음 양손을 합장하여 가슴 앞에 모으고 팔꿈치로 무릎 안쪽을 민다.
상세 동작 p. 96

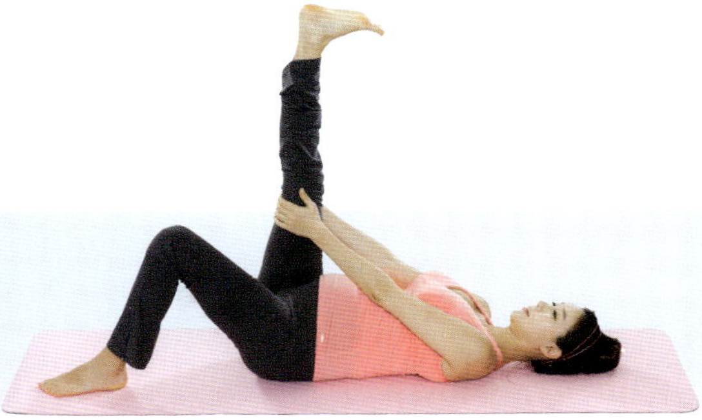

⑪ 다리 스트레칭

양 무릎을 세우고 누워 양손을 한쪽 허벅지 뒤에서 맞잡는다. 다리를 위로 들어 올려 발끝과 뒤꿈치를 번갈아 밀고 당기기를 반복한다. 상세 동작 p. 108

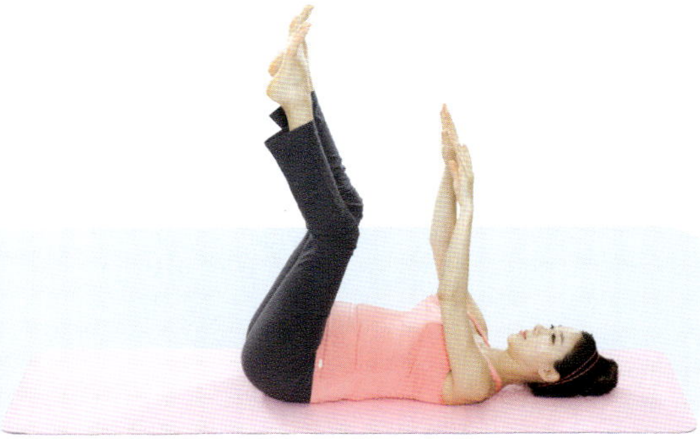

⑫ 모관 운동

양 무릎을 세우고 누워서 팔과 다리를 위로 올려 손과 발을 빠르게 턴다. 동작이 끝나면 제자리로 돌아와 옆으로 누워서 휴식을 취한다. 상세 동작 p. 110

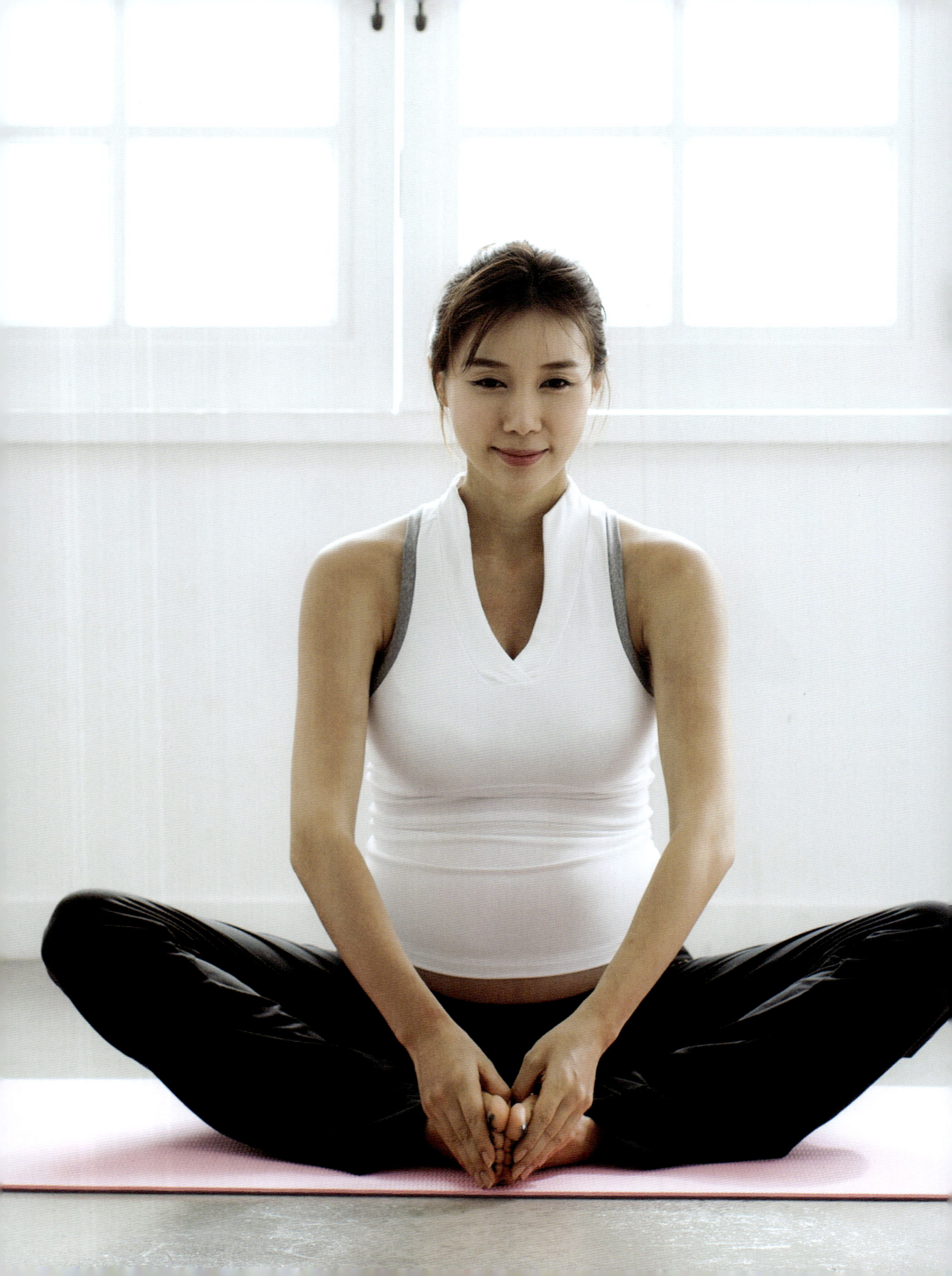

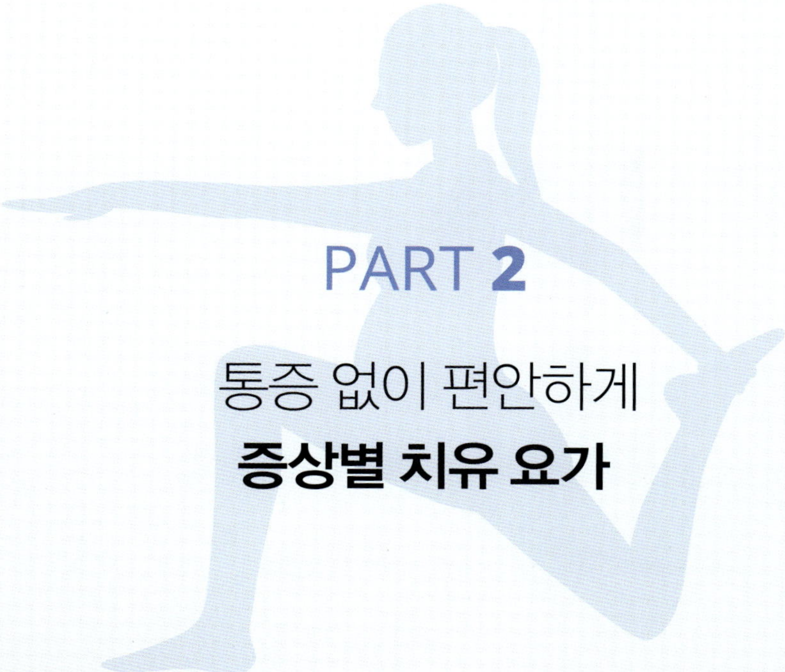

PART 2

통증 없이 편안하게 **증상별 치유 요가**

임신 사실을 알고 나서 아기가 생겼다는 기쁨을 누릴 새도 없이 찾아오는 불쾌한 증상들. 평소라면 약 한 알로 해결하겠지만, 임신 중에는 아무리 안전한 약이라고 해도 망설여지게 마련이에요. 임신 중에 이러한 증상들이 나타나는 것은 주로 체형 변화로 인한 불균형과 혈액순환 저하 때문입니다. 그때그때 혈액순환이 원활해지도록 돕고 균형을 잘 잡으면 임신 10개월을 기분 좋게 보낼 수 있습니다. 임신 중에 자주 나타나는 증상들을 완화하는 요가 동작을 소개합니다.

입덧

임신 초기에 생기는 흔한 증상으로 전체 임신부의 70% 이상이 경험한다. 입덧이 날 때는 체한 듯 답답한 가슴을 시원하게 풀어주고, 입덧을 완화하는 지압점을 찾아 자극하는 것이 도움이 된다. 또한 입덧을 유발하는 냄새나 음식을 되도록 피하고 입맛에 맞는 음식을 조금씩 자주 먹는다.

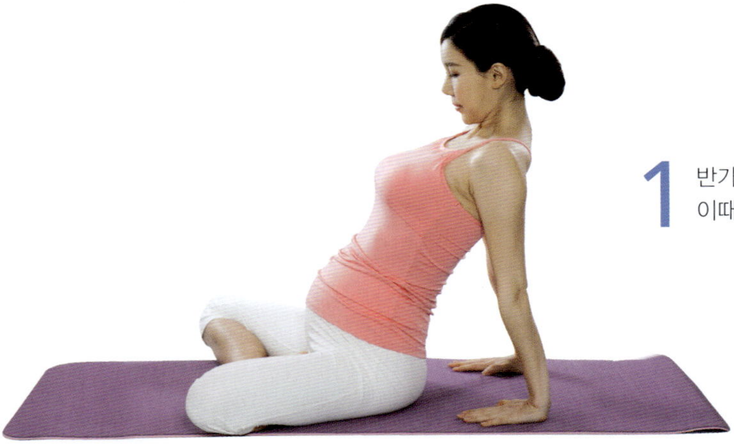

1 반가부좌를 하고 앉아서 양손을 뒤로 짚는다. 이때 척추를 세우고 양팔에 힘을 준다.

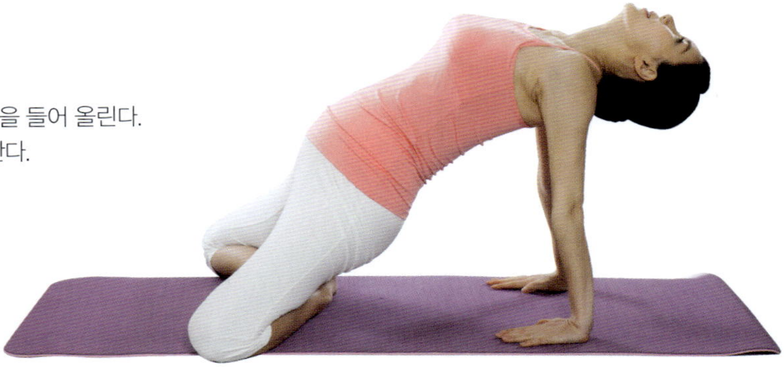

2 숨을 들이마시며 천천히 골반을 들어 올린다. 이때 가슴을 활짝 열어 호흡한다.

plus yoga

입덧에 효과적인 지압법

입덧이 심할 때는 지압이 입덧 완화에 도움이 된다. 입덧 팔찌를 차기도 하는데, 단추나 구슬을 내관혈에 대고 손목에 천을 감아 자극하면 같은 효과가 있다.

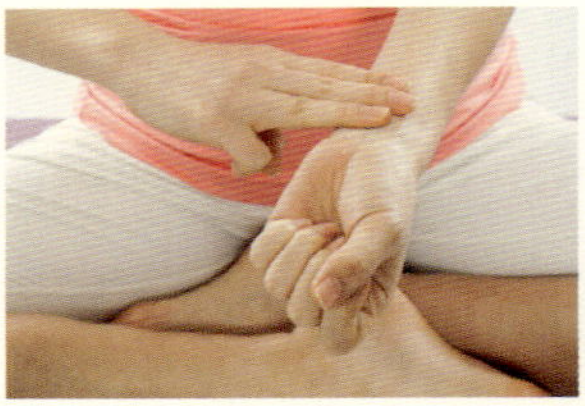

❶ 왼쪽 손목 안쪽에 검지, 중지, 약지 세 손가락을 댄다.

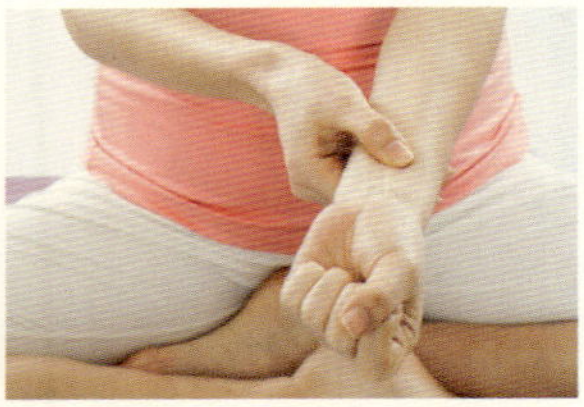

❷ 세 손가락 폭만큼 위쪽 가운데 부분이 내관혈이다. 엄지로 눌러 자극한다.

배 당김

태아가 자리를 잡기 위해 자궁이 커지면서 배가 당기는 느낌이 든다. 이런 증상은 임신 후기로 갈수록 심해지지만 임신 초기부터 나타나기도 한다. 배가 당긴다고 해서 찜질을 하거나 파스를 붙이는 것은 금물이다. 따뜻한 물을 마시고 다음과 같은 동작을 하면서 휴식을 취한다.

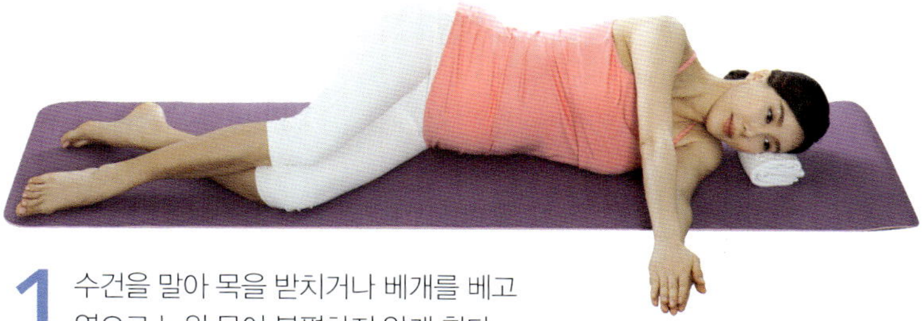

1 수건을 말아 목을 받치거나 베개를 베고 옆으로 누워 목이 불편하지 않게 한다.

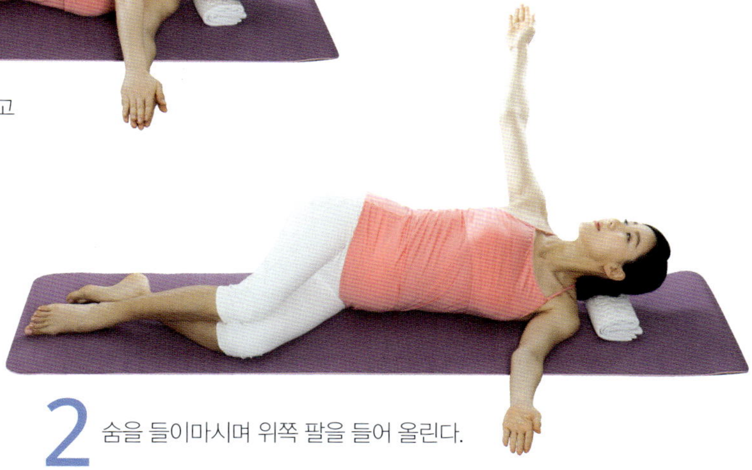

2 숨을 들이마시며 위쪽 팔을 들어 올린다.

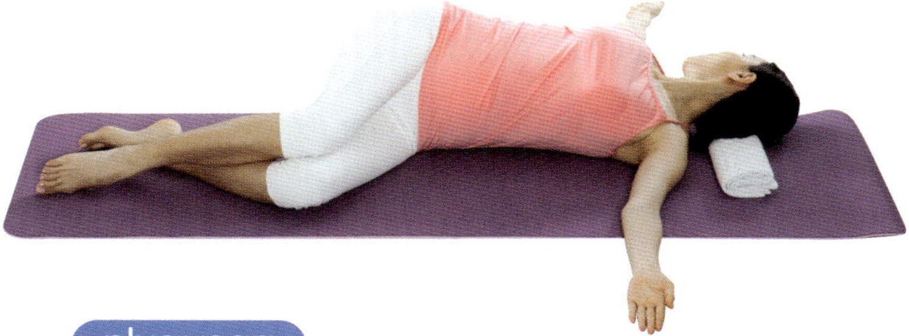

3 숨을 내쉬며 팔을 뒤로 내려놓고 복식호흡을 하며 자세를 유지한다.

plus yoga

옆으로 바르게 눕는 방법

옆으로 누워 배를 이완시키고 편하게 쉬는 자세는 배가 당기는 증상이 있을 때 도움이 된다.

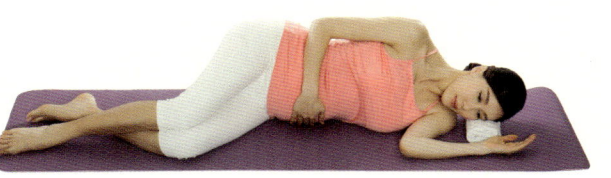

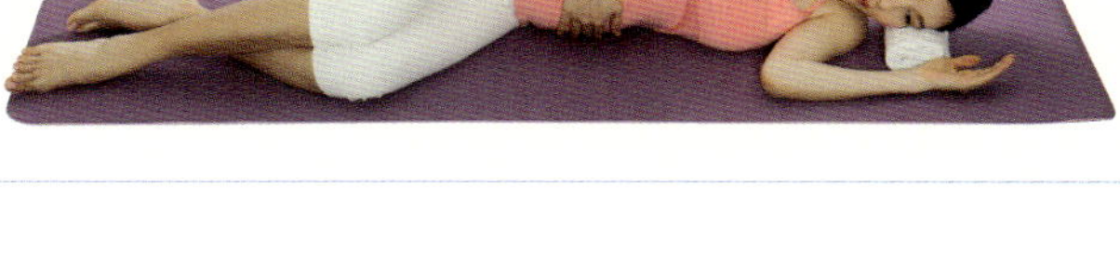

요통

배가 점점 커지면서 등 근육이 수축되어 혈류 장애가 올 수 있다. 또한 체형이 조금씩 변하면서 척추에 압박이 가해져 허리에 무리가 오게 되고, 이는 요통으로 이어진다. 임신 중에는 바른 자세가 더욱 중요하고, 배와 허리 근육의 균형 잡힌 힘이 필요하다.

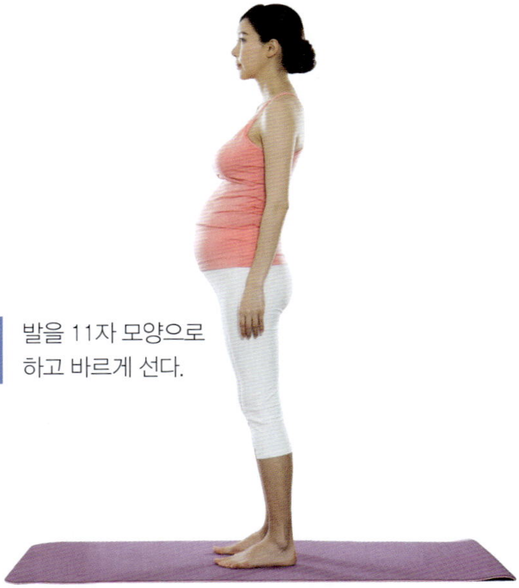

1 발을 11자 모양으로 하고 바르게 선다.

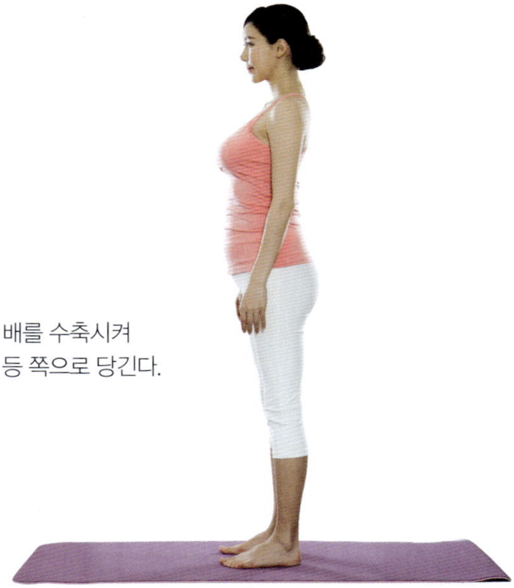

2 배를 수축시켜 등 쪽으로 당긴다.

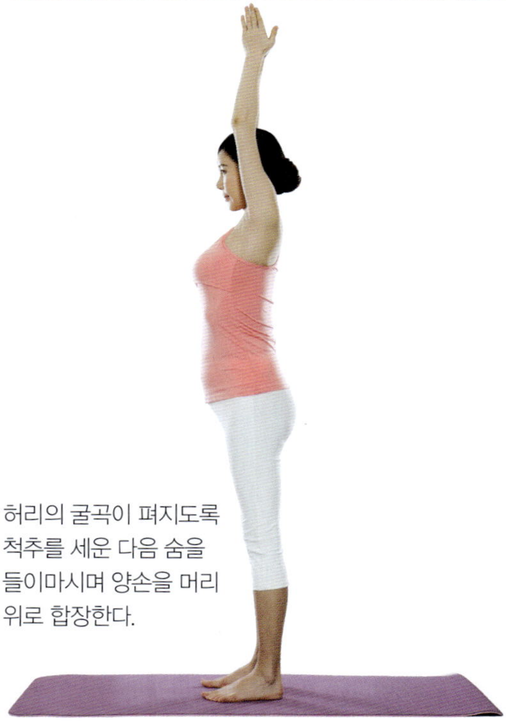

3 허리의 굴곡이 펴지도록 척추를 세운 다음 숨을 들이마시며 양손을 머리 위로 합장한다.

plus yoga

서 있는 시간이 많은 임산부를 위한 동작

긴 시간 서서 활동하면 허리에 많은 피로가 쌓이기 때문에 임신이 진행될수록 요통이 점점 더 심해질 수 있다.

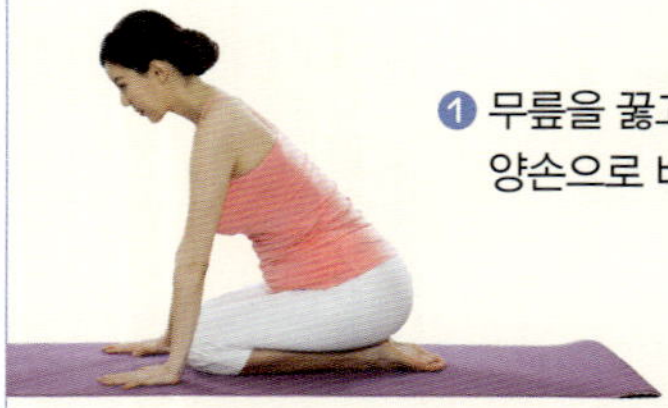

❶ 무릎을 꿇고 바닥에 앉아서 양손으로 바닥을 짚는다.

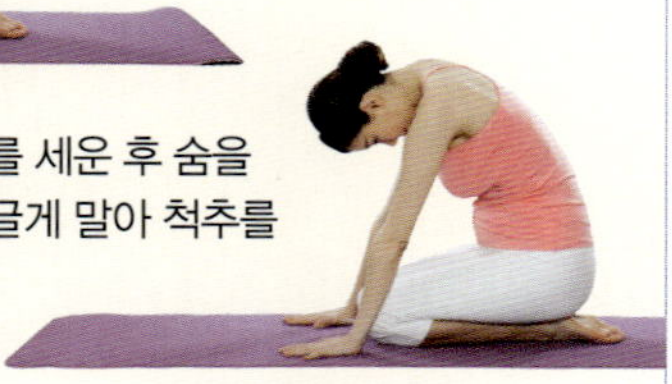

❷ 숨을 마시며 척추를 세운 후 숨을 내쉬며 허리를 둥글게 말아 척추를 이완시킨다.

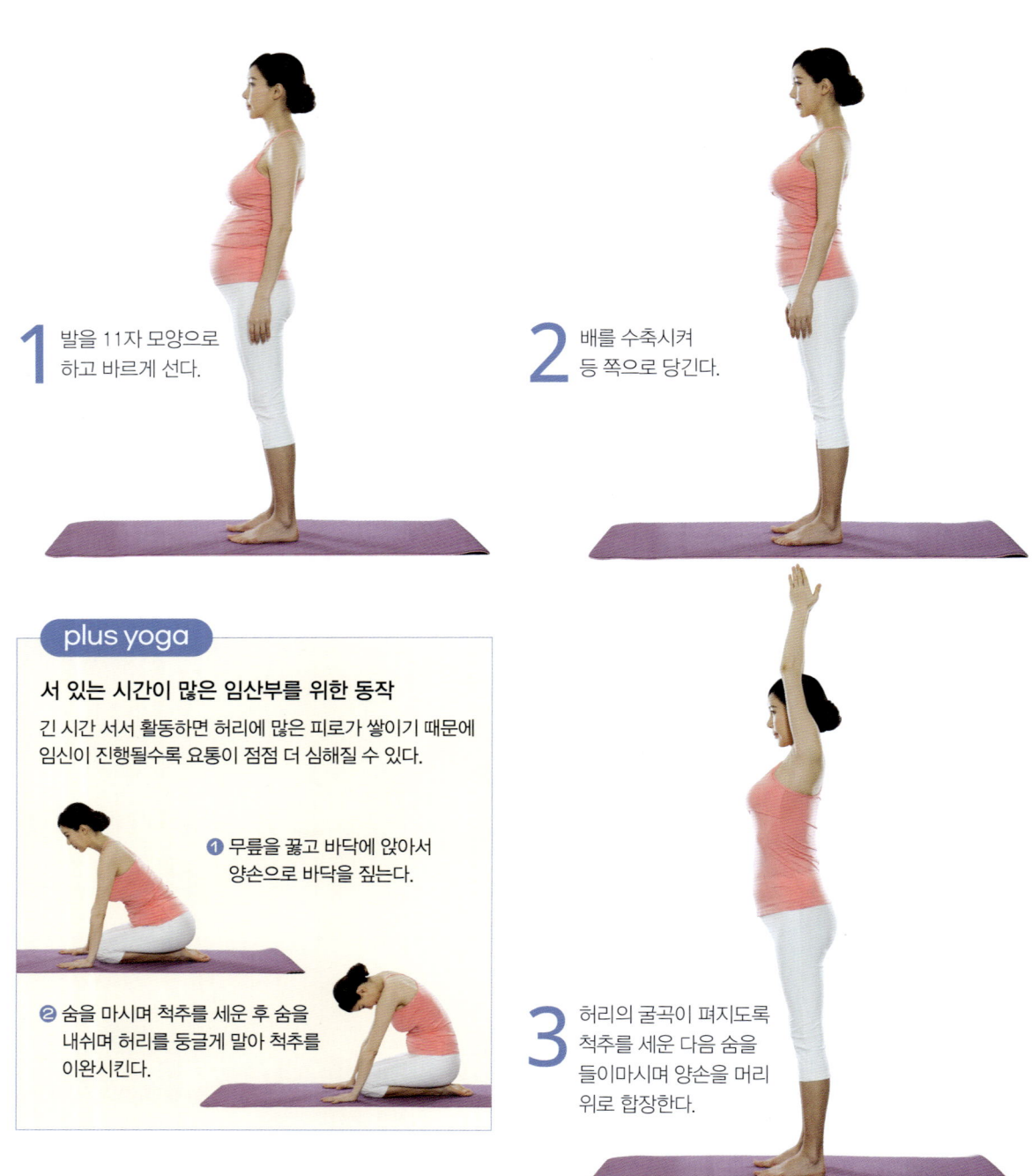

유방 통증

유선 조직이 발달하면서 가슴도 점점 커진다. 이 과정에서 통증이 생기기도 하는데, 이때는 손에 로션이나 오일을 발라 유두를 건드리지 않고 마사지하는 것이 도움이 된다. 가슴 주변의 순환이 잘 되도록 돕는 스트레칭도 유방 통증을 덜어준다.

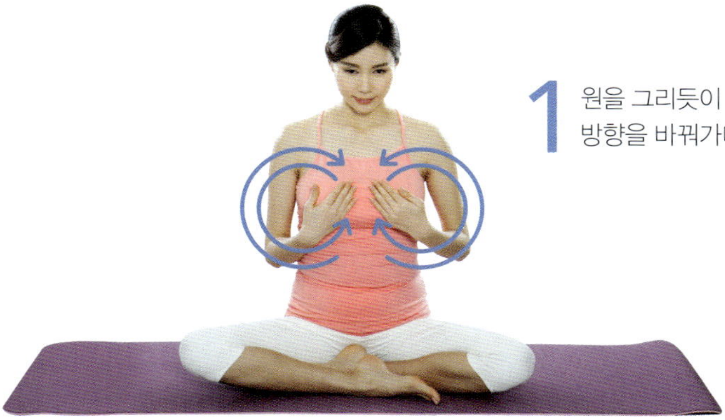

1 원을 그리듯이 안쪽으로, 다시 바깥쪽으로 방향을 바꿔가며 마사지한다.

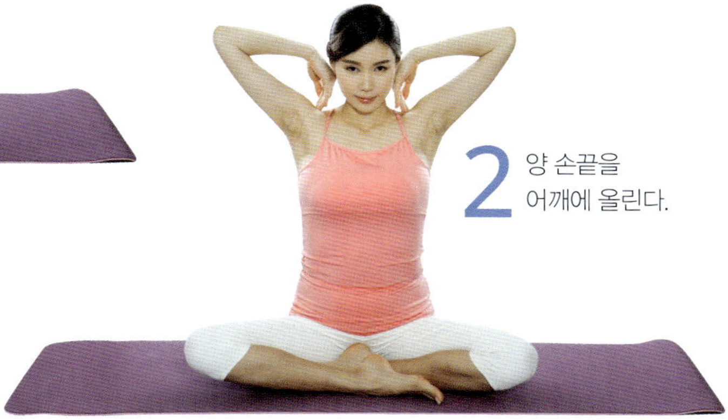

2 양 손끝을 어깨에 올린다.

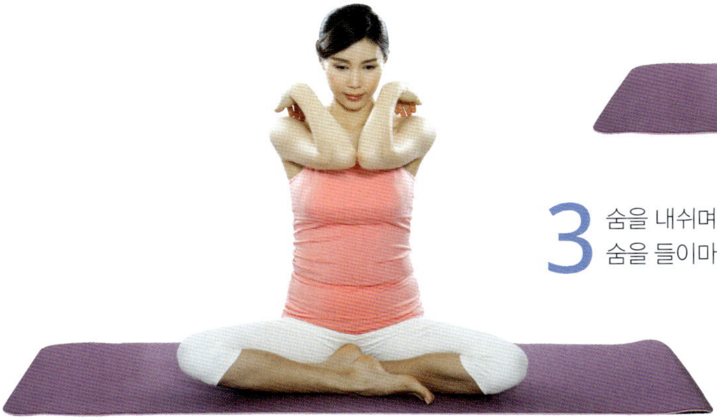

3 숨을 내쉬며 팔꿈치를 모으고 숨을 들이마시며 팔꿈치를 올린다.

4 팔꿈치를 크게 돌리며 가슴 주변의 근육을 이완시킨다.

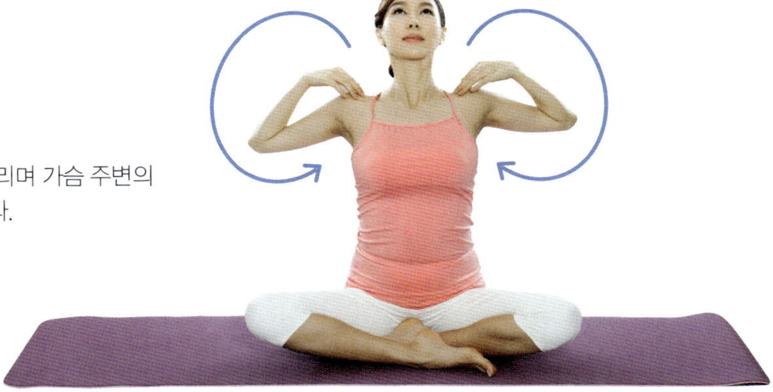

가슴쓰림

역류성 식도염 증세가 없었던 사람들도 임신 중에는 소화불량으로 식도가 뜨겁거나 신물이 올라오곤 한다. 이런 증상이 있을 때는 위장 경락을 풀어주는 동작으로 소화를 돕는다. 미지근한 물을 조금씩 나눠 마셔도 식도가 타는 느낌을 완화할 수 있다. 속쓰림 증상이 있을 때는 폭식을 하지 않도록 주의한다.

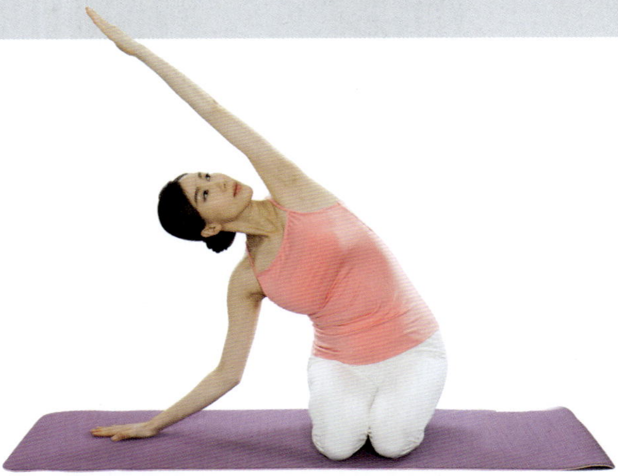

1 무릎을 꿇고 앉아서 허리에 무리가 가지 않도록 한 손으로 바닥을 짚고 반대쪽 팔을 쭉 펴 옆구리를 늘린다.

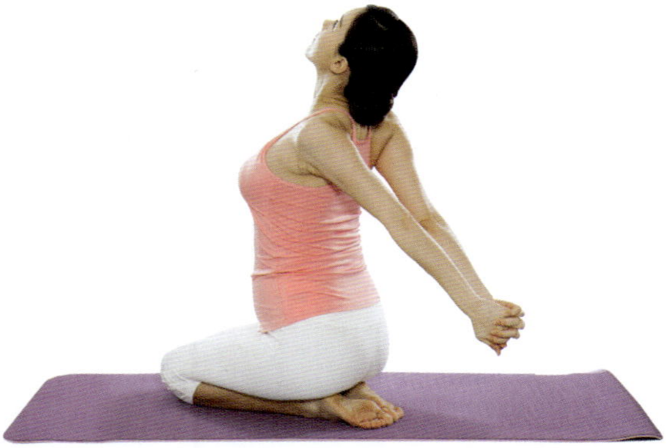

2 그대로 앉은 상태에서 허리 뒤에서 깍지를 끼고 팔을 쭉 펴 가슴을 활짝 편다. 이때 호흡은 크게 한다.

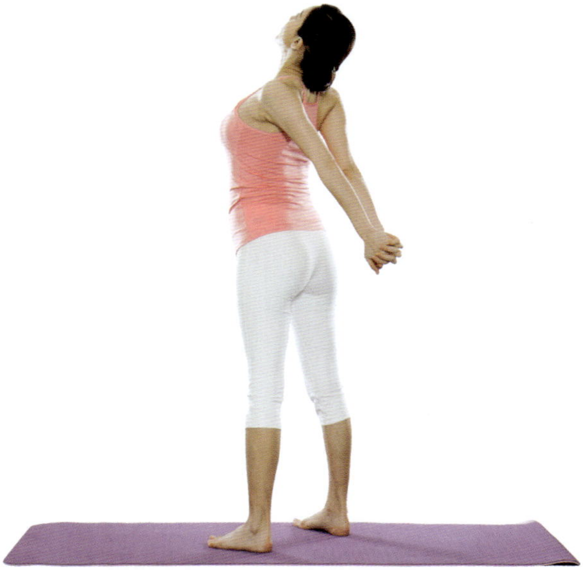

3 발을 어깨너비로 벌리고 서서 양손을 뒤로 깍지 낀다. 배를 수축시키며 가슴으로 숨을 크게 들이마신다.

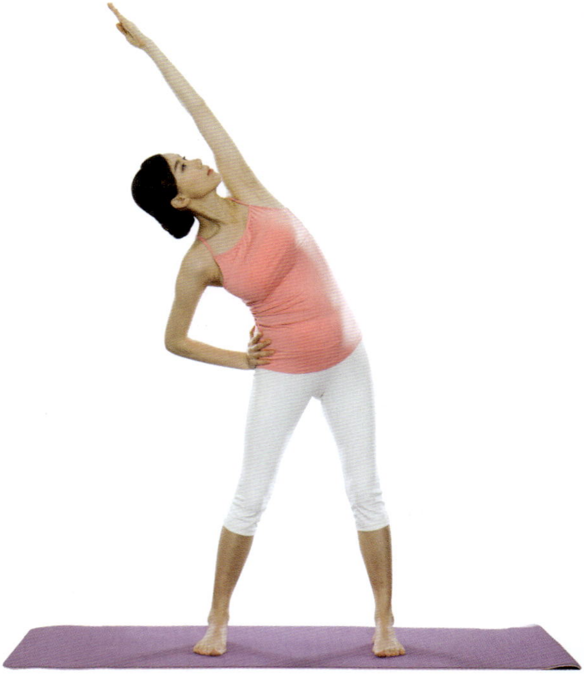

4 한 손으로 허리를 짚어 지지하고 반대쪽 손을 쭉 펴 옆구리를 늘린다. 자세를 유지하며 호흡한다.

임파선염

임신 중에는 면역력이 떨어져 겨드랑이, 드물게는 등이나 배에 멍울이 만져지거나 임파선이 눈에 띄게 붓기도 한다. 증상이 심하지 않다면 특별한 치료를 받지 않아도 괜찮지만, 비슷한 증상으로 피지낭종 등이 있으므로 전문의의 진단을 받도록 한다.

1 편안하게 누워 양 발바닥을 맞대고 고관절을 이완시킨 다음, 순환이 잘 되도록 고관절 주변을 마사지한다.

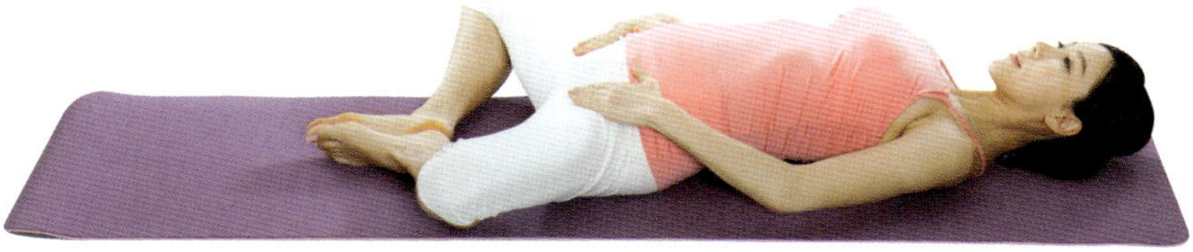

2 그대로 누운 상태에서 한쪽 팔을 들어 머리를 받친 다음, 팔꿈치부터 겨드랑이까지 쓸면서 순환이 잘 되도록 마사지한다. 반대쪽도 같은 방법으로 마사지한다.

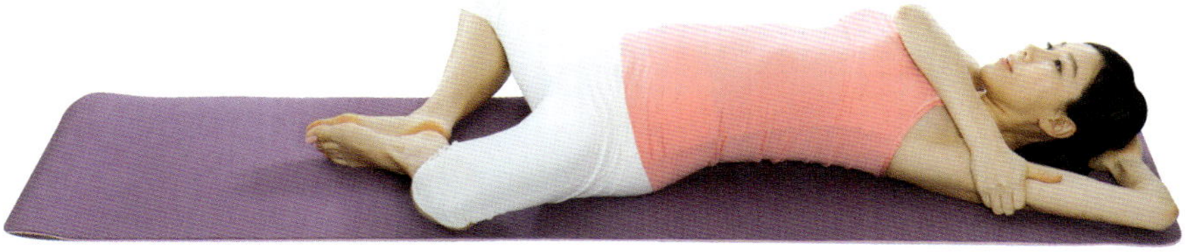

plus yoga

피부 가려움증에 효과적인 방법

임신 중에는 피부가 가려운 임신성 소양증이 올 수 있다. 이는 피부가 계속 늘어나 피부조직이 파괴되고 수분이 부족해지면서 생기는 증상으로 수분 보충을 잘 하는 것이 최선이다. 또한 마시는 물도 중요하지만 얼굴과 몸에도 수분이 충분해야 피부가 탄력을 유지해 피부조직이 파괴되지 않는다. 임신 중 소양증이 생기면 넓게 번지지 않도록 초반에 잘 다스려야 한다. 임신 중이라는 이유로 참지 말고 증상이 나타나는 즉시 의사의 처방을 받아 치료한다.

- 수분을 충분히 공급하고 비타민 섭취와 휴식을 통해 기미나 트러블이 생기지 않도록 주의한다.
- 팔과 배, 엉덩이, 허벅지는 살이 찌면서 피부조직이 파괴되어 튼살이 생길 수 있다. 보습을 철저히 하고 마사지를 충분히 한다.

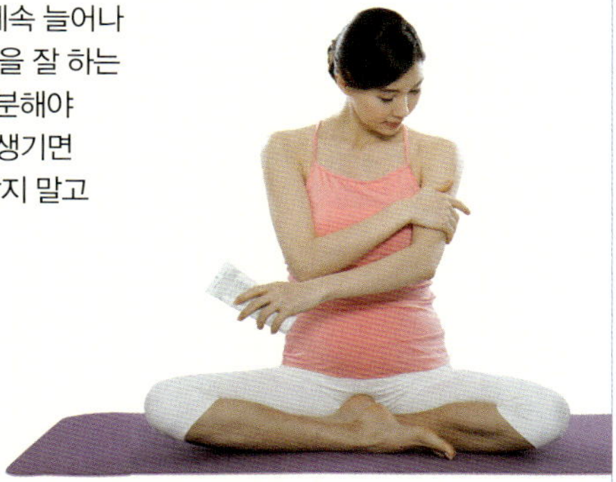

발 통증

임신 중 가장 쉽게 피로를 느끼는 부분이 발이다. 갑자기 늘어난 체중으로 족궁이 무너지면서 통증이 생기기 때문이다. 발은 오장육부의 축소판이란 말이 있을 만큼 몸의 변화에 쉽게 영향 받고 바로 반응한다. 그렇기 때문에 발 마사지나 족욕은 임신 중에 할 수 있는 가장 쉽고 효과적인 피로 해소 방법이다.

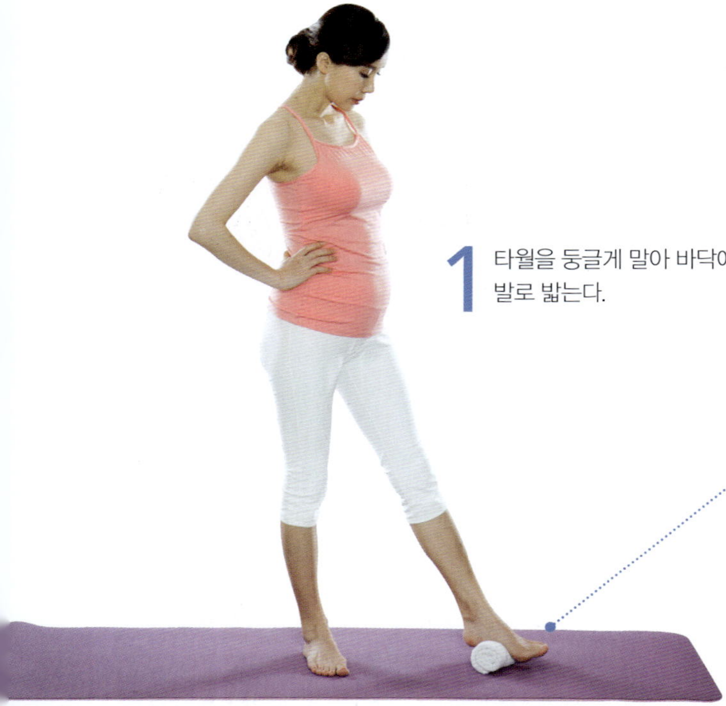

1 타월을 둥글게 말아 바닥에 놓고 발로 밟는다.

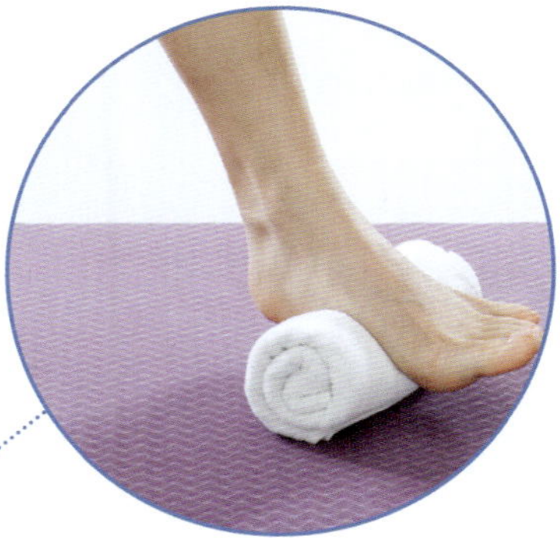

2 따뜻한 물로 족욕을 해 발의 긴장을 풀어준다.

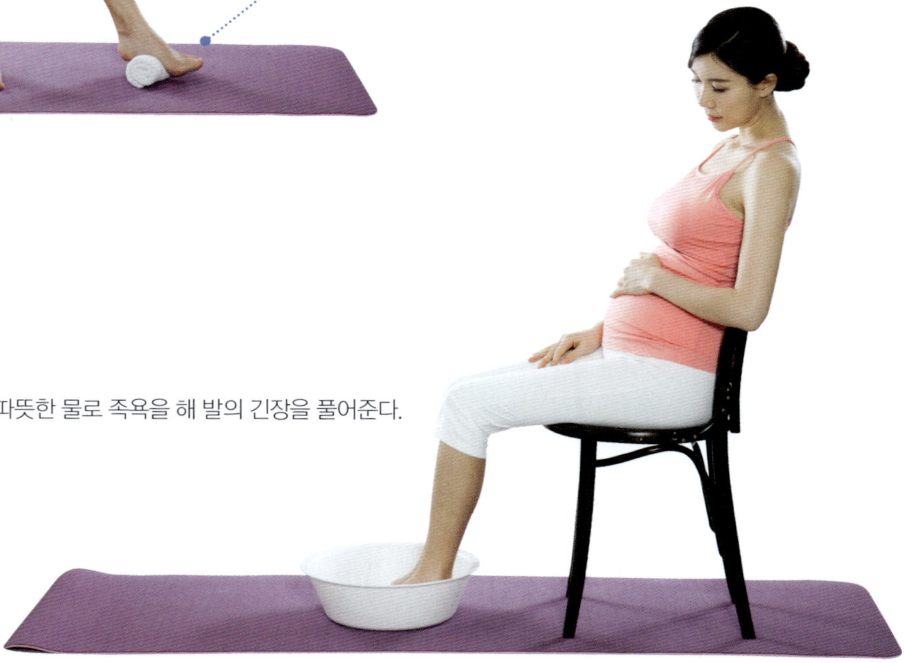

종아리 경련

임신부 10명 중 7명 이상이 종아리가 붓거나 경련을 경험한다. 이는 근육을 무리하게 사용하거나 혈액순환이 잘 되지 않을 때 생기는 증상이다. 또한 전해질이 부족하면 나타나기도 한다. 종아리 경련이 있을 때는 물을 충분히 마시고 잠들기 전에 족욕을 한다. 바르게 걷고 스트레칭을 하는 것도 좋다.

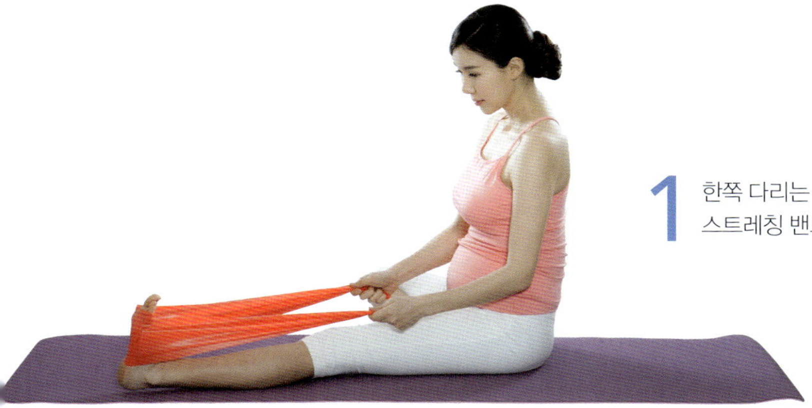

1 한쪽 다리는 접고 한쪽 다리는 쭉 펴고 앉는다. 타월이나 스트레칭 밴드를 편 다리의 발에 걸고 양 끝을 잡는다.

2 발끝을 몸 쪽으로 향하게 해 힘을 주어 당기면서 다리를 쭉 뻗어 종아리를 늘린다. 5회 이상 반복한다.

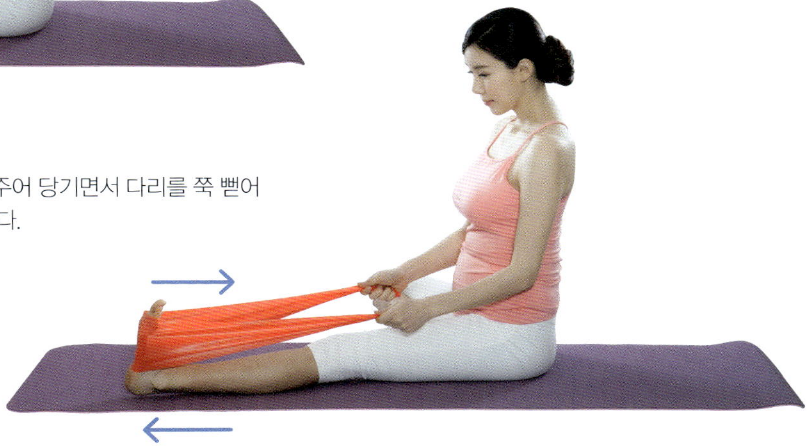

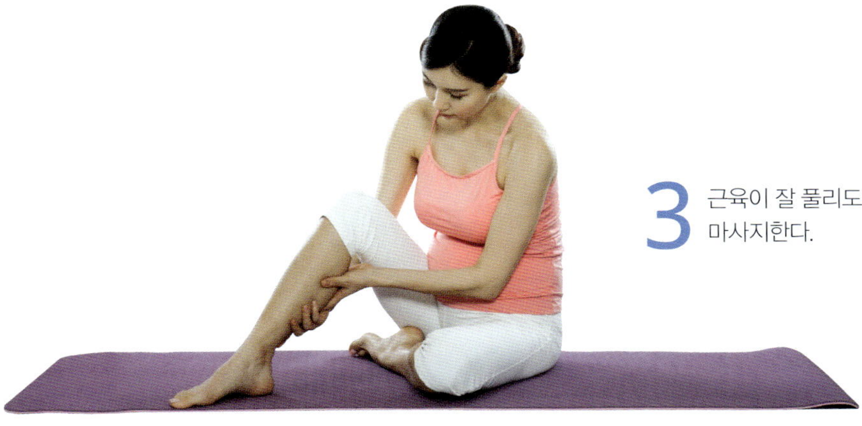

3 근육이 잘 풀리도록 종아리를 손으로 가볍게 마사지한다.

피로 · 졸음

임신 초기에는 호르몬의 변화로 쉽게 피로하고 졸음이 몰려와 견디기 힘들 때가 많다. 졸음이 쏟아지거나 온몸이 나른할 때는 휴식을 취하는 것이 가장 좋지만, 그럴 수 없는 상황이라면 스트레칭과 지압으로 피로를 풀 수 있다.

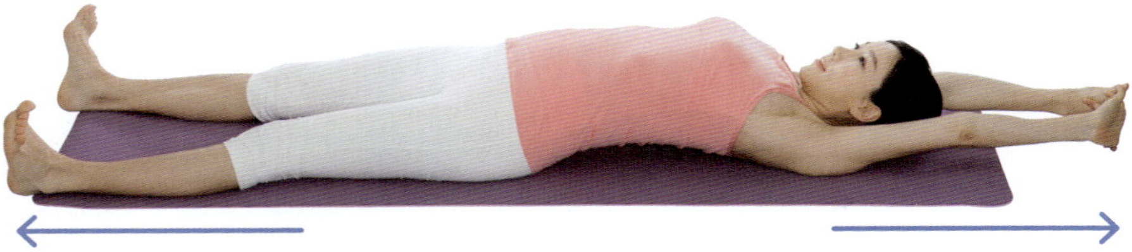

1 편안하게 누워서 온몸을 위아래로 늘리는 느낌으로 기지개를 켠다. 이때 발은 뒤꿈치에 힘을 주어 아래로 밀고, 손은 머리 위에서 깍지 껴 위로 뻗는다. 발목에서 손목까지 쭉 편다는 생각으로 스트레칭한다.

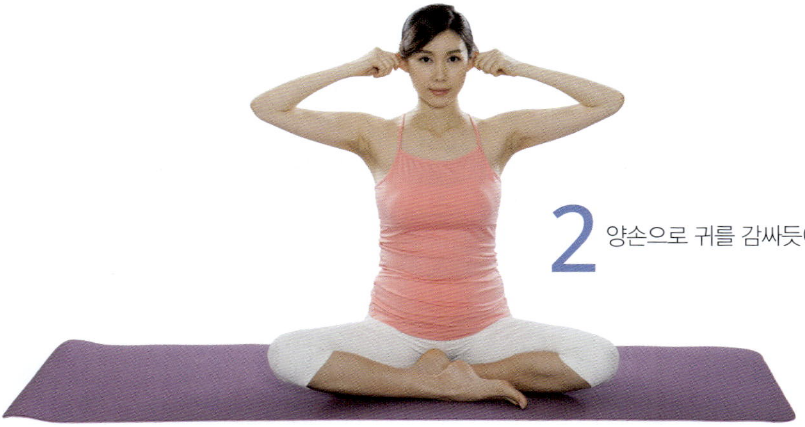

2 양손으로 귀를 감싸듯이 잡고 양옆으로 당긴다.

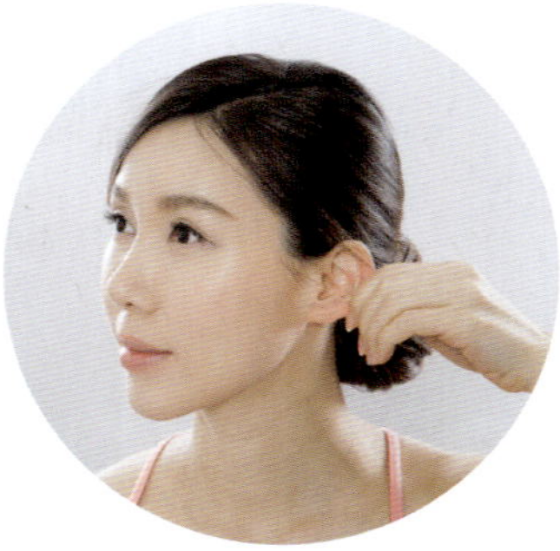

3 귓불을 주물러 마사지한 다음 귀 전체를 옆과 아래로 늘린다.

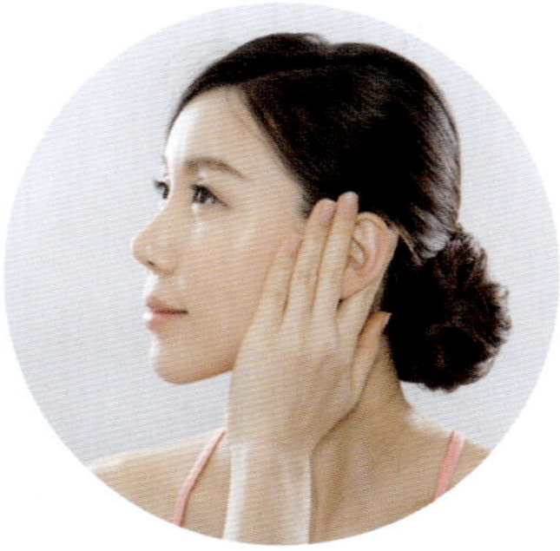

4 귀를 검지와 중지 사이에 넣고 귀가 따뜻해질 때까지 위아래로 마사지한다.

눈꺼풀 떨림

섭취해야 할 영양소가 부족하면 몸에서 신호를 보낸다. 대표 증상이 눈꺼풀 떨림이다. 이 증상은 호전되었다가 나타나기를 반복하는데, 이때 지압과 눈 스트레칭으로 증상을 해소할 수 있다. 마그네슘이 들어 있는 이온음료나 견과류, 바나나를 간식으로 먹는 것이 좋다.

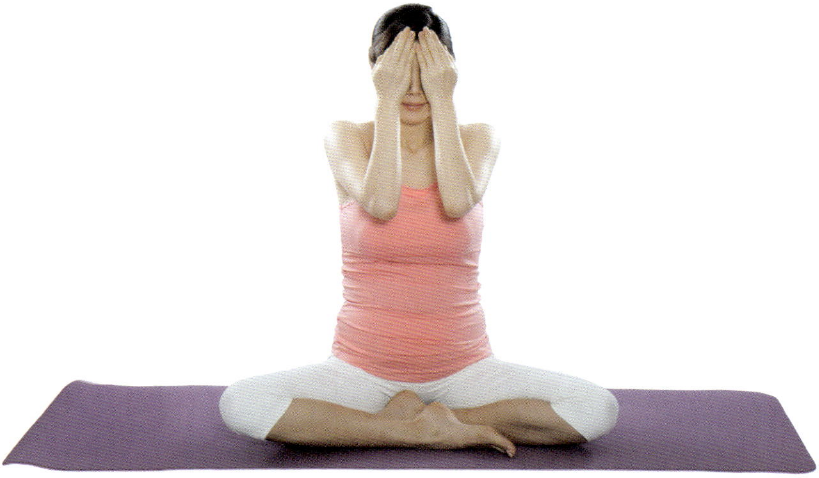

1 손바닥을 비벼 따뜻하게 만든 다음 손바닥을 오목하게 해 눈 주변을 감싼다. 손의 온기로 눈을 따뜻하게 한 상태에서 눈동자를 크게 돌린다.

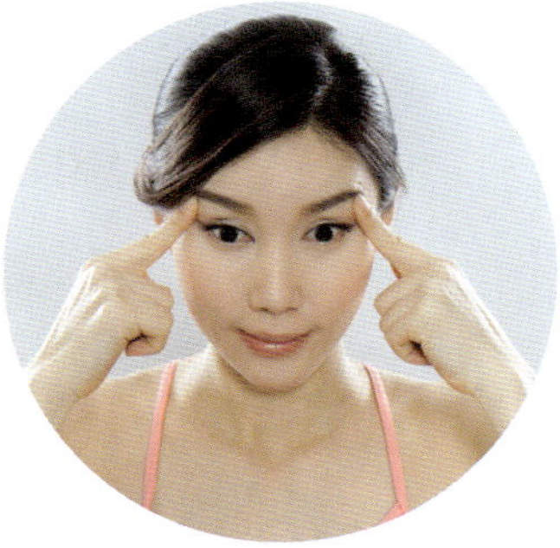

2 손끝으로 눈꼬리를 옆으로 잡아당기고 시선은 아래를 본다.

plus yoga

코골이를 예방하는 수면 자세

임신 중에는 체중이 늘어 코를 골 수 있다. 코골이는 숙면을 방해하여 몸을 피로하게 만들기 때문에 가능하면 코를 골지 않는 자세로 자는 것이 좋다. 옆으로 눕거나 상체를 30° 이상 높인 자세로 자면 도움이 된다. 옆으로 누워서 잘 때는 좌우로 움직이며 자는 것이 좋다.

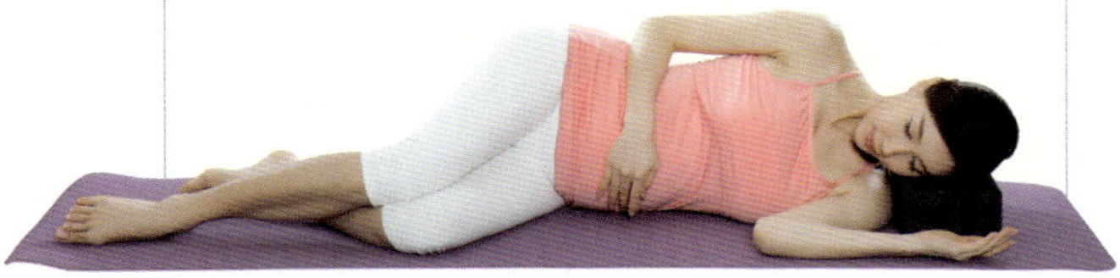

기립성 현기증

기립성 현기증이란 오랫동안 눕거나 앉아 있다가 갑자기 일어설 때 어지러움을 느끼는 것으로 임신 중에 쉽게 나타날 수 있는 증상이다. 이는 하체에 혈류가 정체되어 혈액순환이 원활하지 못해서 일어난다. 종아리 운동으로 하지 정맥혈의 정체를 풀어 혈액순환을 도우면 증상을 완화시킬 수 있다.

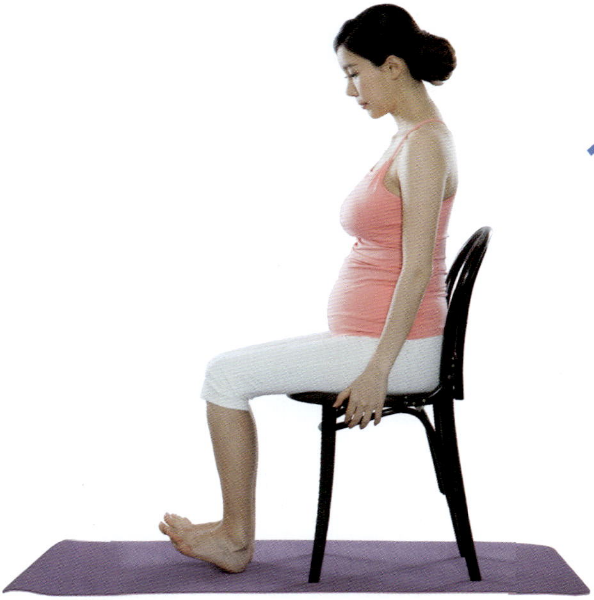

1 의자에 바르게 앉아 발끝을 들어 올려 종아리 뒤쪽에 찌릿한 느낌이 오도록 스트레칭한다.

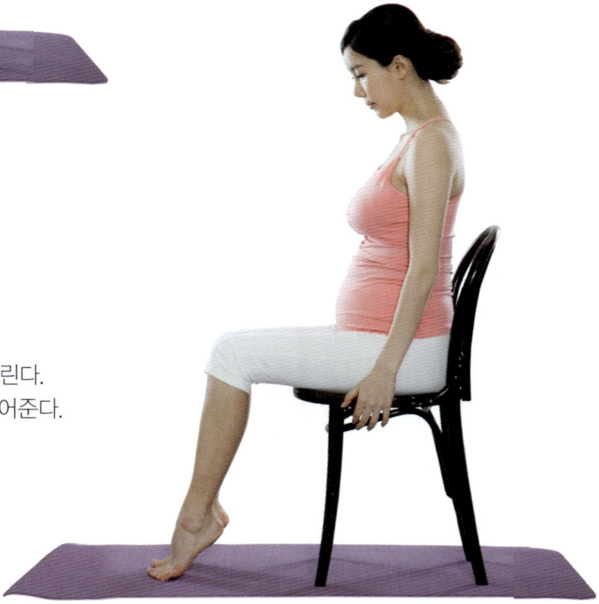

2 뒤꿈치를 들어 올려 종아리 앞쪽을 쭉 늘린다. 10회 이상 반복하여 하체의 정맥혈을 풀어준다.

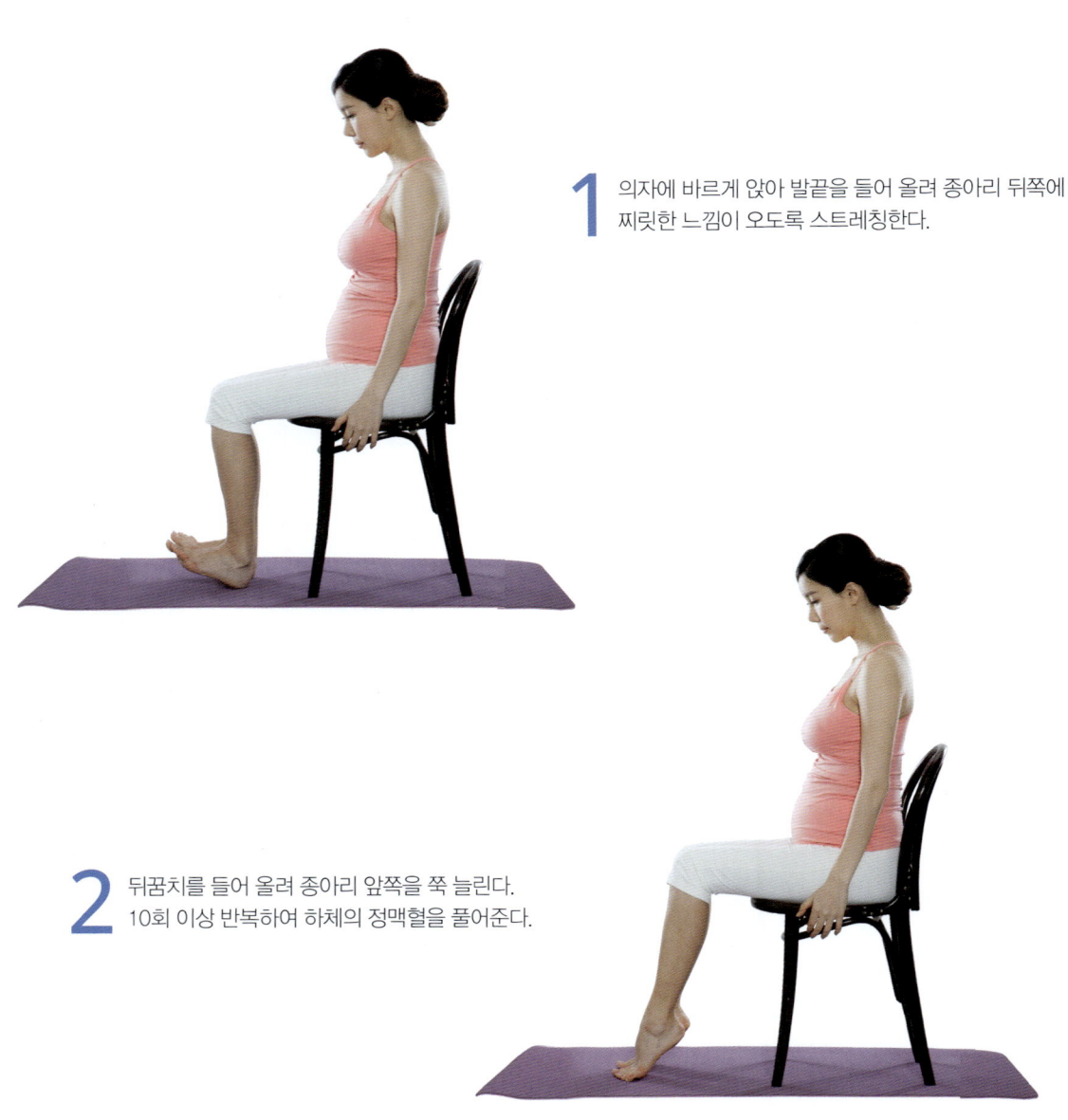

plus yoga

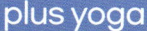

기립성 현기증이 있을 때 일어서는 방법

기립성 현기증은 일시적인 증상이지만 자칫 균형을 잃고 넘어질 수 있기 때문에 가볍게 생각하고 바로 일어서는 일이 없도록 한다. 바르게 일어서는 방법을 익혀두고, 무엇보다 천천히 일어나는 것이 가장 좋다.

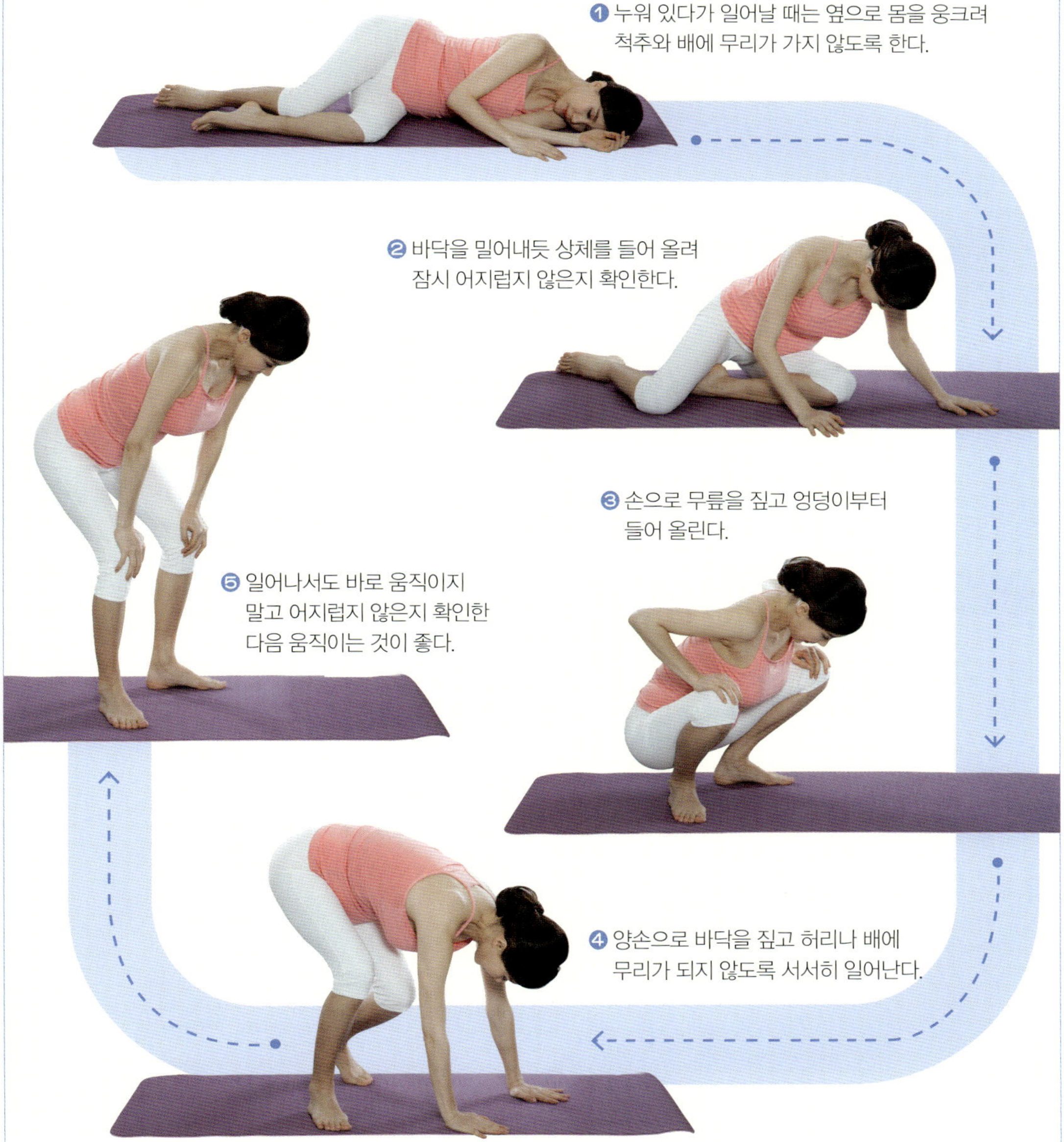

❶ 누워 있다가 일어날 때는 옆으로 몸을 웅크려 척추와 배에 무리가 가지 않도록 한다.

❷ 바닥을 밀어내듯 상체를 들어 올려 잠시 어지럽지 않은지 확인한다.

❸ 손으로 무릎을 짚고 엉덩이부터 들어 올린다.

❹ 양손으로 바닥을 짚고 허리나 배에 무리가 되지 않도록 서서히 일어난다.

❺ 일어나서도 바로 움직이지 말고 어지럽지 않은지 확인한 다음 움직이는 것이 좋다.

비만

임신 중에는 대부분 없던 식욕도 생긴다. 또 아기 몫까지 먹어야 한다는 생각으로 평소보다 많이 먹다보면 체중이 필요 이상으로 늘게 된다. 하지만 임신 기간 중 체중이 너무 많이 늘면 오히려 태아나 엄마에게 좋지 않은 영향을 미친다. 다리 뒤쪽으로 흐르는 비장 경락을 자극하면 식욕을 억제할 수 있다.

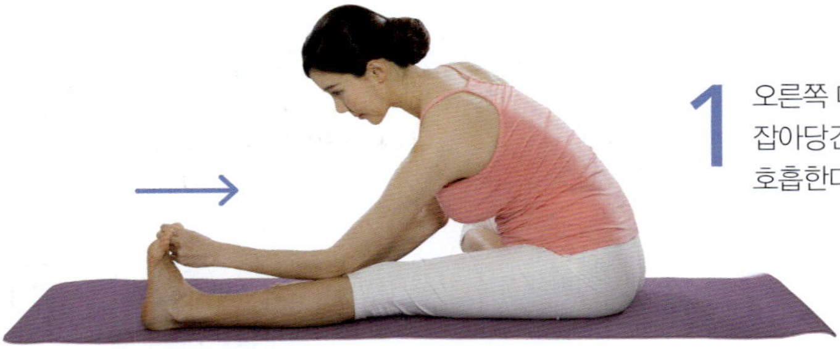

1 오른쪽 다리는 접고, 왼쪽 다리는 곧게 뻗어 엄지발가락을 잡아당긴다. 다리가 당기는 느낌이 들면 자세를 유지하고 호흡한다. 반대쪽도 같은 방법으로 한다.

2 가능하다면 양쪽 다리를 앞으로 뻗어 검지와 중지로 엄지발가락을 잡고 같은 방법으로 온몸의 뒷부분을 늘린다.

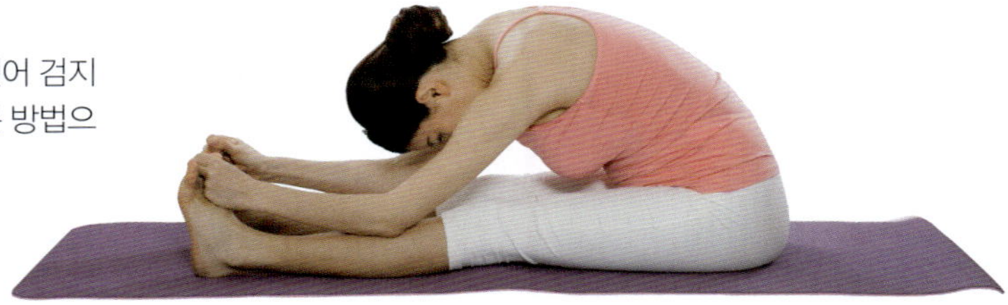

plus yoga

고관절의 뻐근함을 완화하는 동작

체중이 늘면 자연스럽게 허리와 골반이 눌리게 된다. 그 때문에 몸을 받치고 있는 고관절에 무리가 가 뻐근한 증상이 올 수 있다. 조금만 걸어도 고관절이 뻐근하다면 관절을 충분히 이완시키고 휴식을 취하는 것이 좋다.

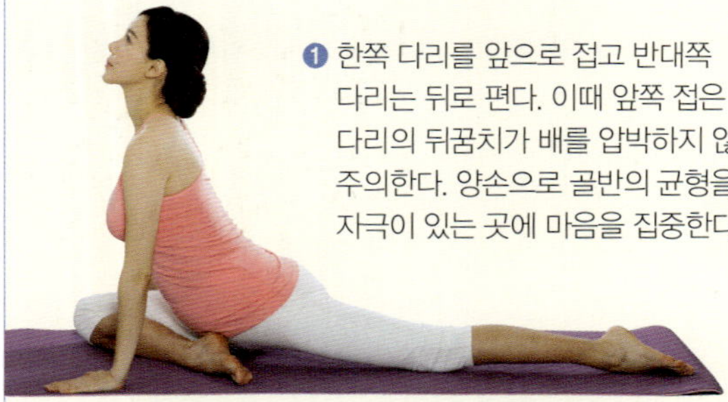

❶ 한쪽 다리를 앞으로 접고 반대쪽 다리는 뒤로 편다. 이때 앞쪽 접은 다리의 뒤꿈치가 배를 압박하지 않도록 주의한다. 양손으로 골반의 균형을 잡고 자극이 있는 곳에 마음을 집중한다.

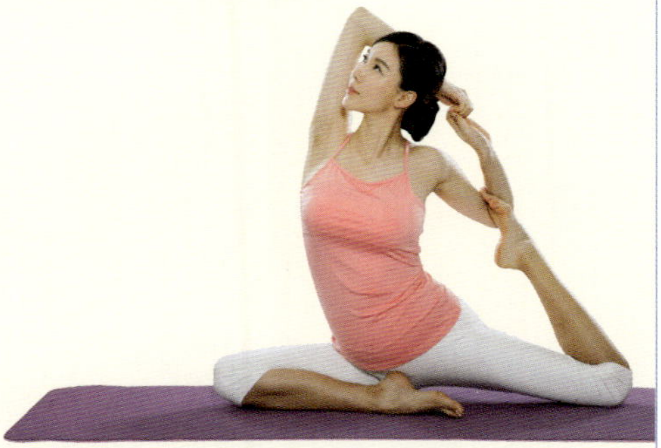

Point

허리에 무리가 가지 않도록 상체를 지나치게 세우지 않는다.

❷ 1번 동작에 무리가 없다면 머리 뒤에서 손을 맞잡아 깍지를 끼고 뒤로 뻗었던 다리를 구부려 올려 팔꿈치로 받친다.

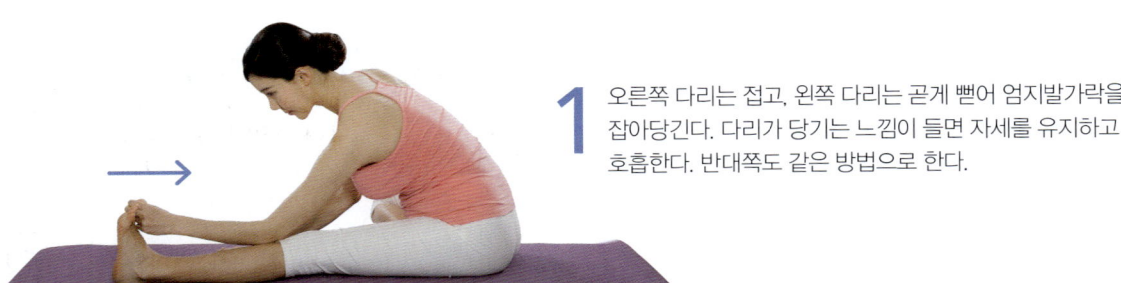

갈비뼈 통증

임신 후기로 갈수록 자궁도 커지고 태아도 무럭무럭 자라 엄마 뱃속 공간을 꽉 채우게 된다. 그 때문에 방광이 눌리는 것은 물론 갈비뼈까지 통증이 생길 수 있다. 이때는 상체를 늘여 공간을 확보하는 것이 도움이 된다. 자세를 바꾸어가면서 태아와 엄마가 불편하지 않은 쪽을 찾는 것도 좋다.

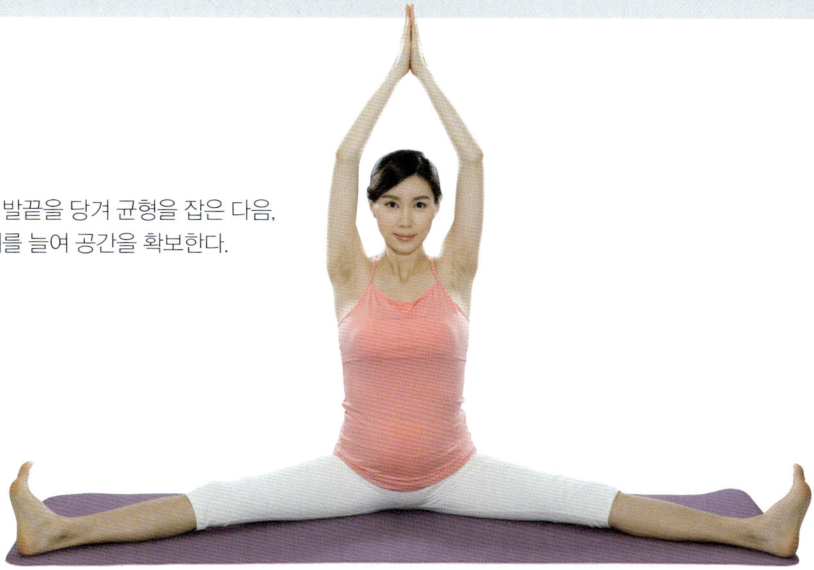

1 양옆으로 다리를 펴고 앉아 발끝을 당겨 균형을 잡은 다음, 양손을 머리 위로 올려 상체를 늘여 공간을 확보한다.

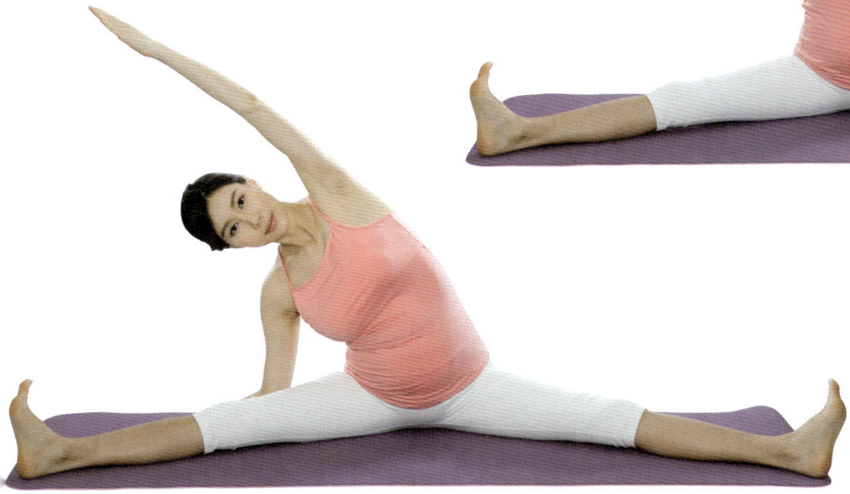

2 한 손은 바닥을 짚고 반대쪽 손은 옆으로 쭉 뻗어 옆구리를 늘린다. 반대쪽도 같은 방법으로 한다.

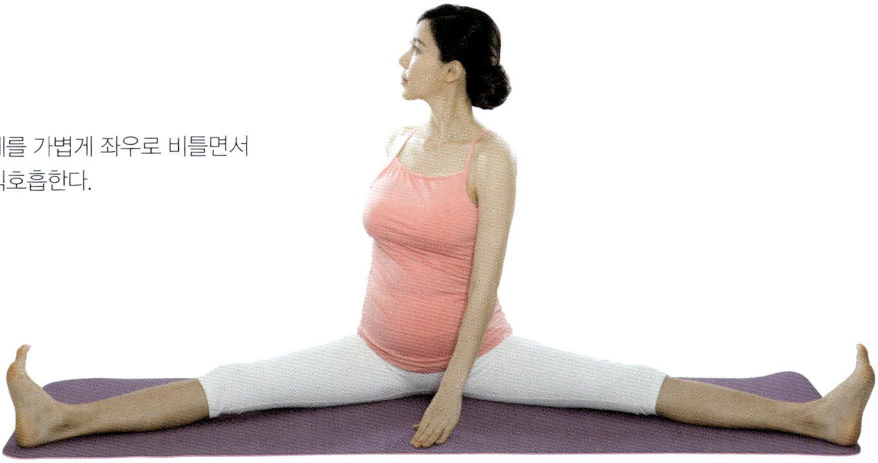

3 상체를 가볍게 좌우로 비틀면서 복식호흡한다.

등 통증

배가 점점 커지면 자연스럽게 허리가 앞으로 밀리고 등이 휘어지게 된다. 이런 자세가 지속되면 등에 피로가 쌓이고 목이 무거워져 결국에는 통증으로 이어진다. 이 경우 척추를 정렬하고 등의 피로를 풀어주는 동작이 필요하다. 무엇보다 바르게 앉거나 서는 자세를 연습하고 바른 자세를 유지하는 것이 좋다.

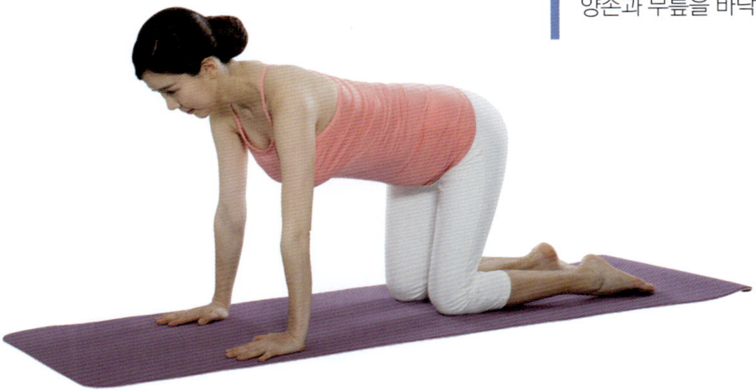

1 양손과 무릎을 바닥에 대고 엎드려 네발 자세를 취한다.

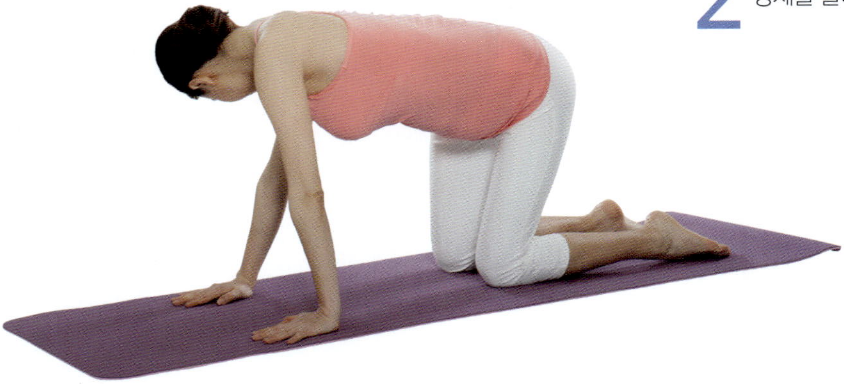

2 상체를 돌려 발바닥을 쳐다본다.

3

상체를 돌린 상태로 등을 둥글게 말아 고양이 자세를 취한다. 등 근육을 한쪽씩 풀어주는 동작이다.

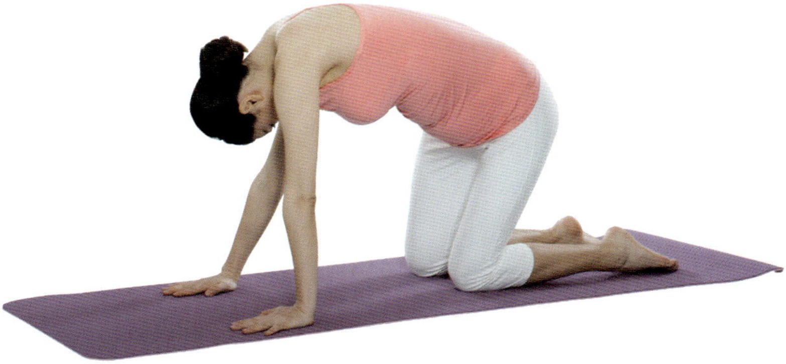

4

반대쪽도 같은 방법으로 해 척추와 등을 풀어준다.

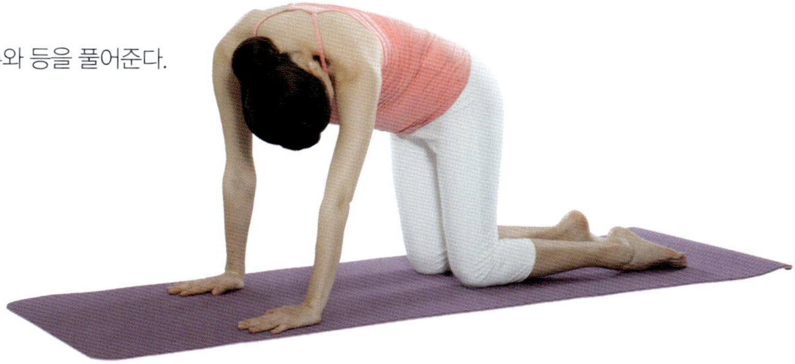

plus yoga

등 통증에 효과적인 마사지

발바닥이 오장육부의 축소판으로 내장 기능과 연관이 있다면, 손등은 신체의 축소판으로 척추를 중심으로 한 지압점이 분포되어 있다. 등의 통증이 심할 때 손등을 마사지하면 혈액 순환에 도움이 된다.

- 손등을 맞대고 따뜻해질 때까지 비빈다.

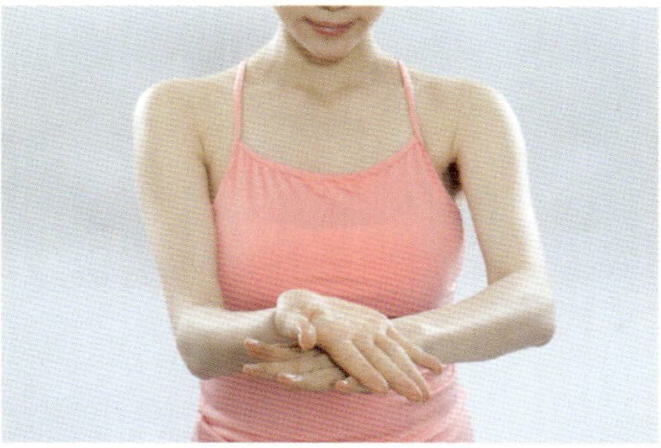

부종

임신 후기로 가면서 부종이 더 심하게 나타난다. 자궁이 커지면서 골반의 모양이 변해 대정맥이 눌리기 때문이다. 이는 혈관과 대정맥의 순환이 원활하지 못해 생기는 일시적인 증상으로 출산 후 자연스럽게 사라진다. 몸이 점점 붓는 느낌이 든다면 혈액순환을 위해 순환 운동을 하는 것이 좋다.

1 편하게 누워서 손발을 위로 올려 가볍게 툭툭 턴다.

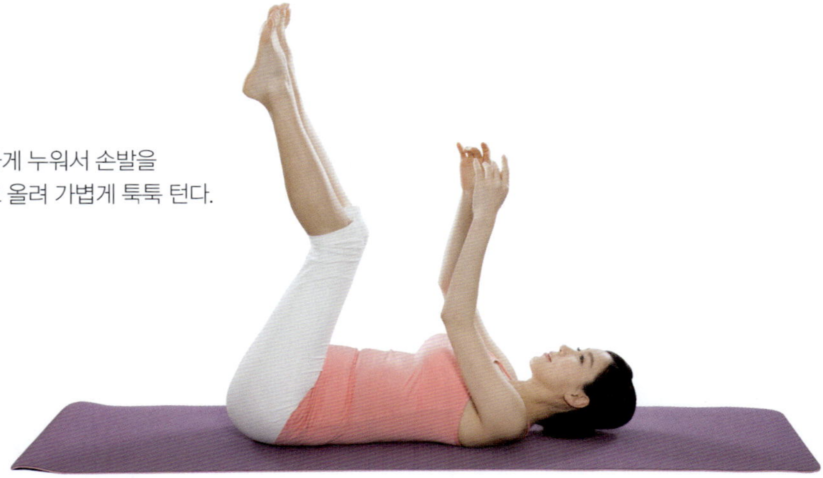

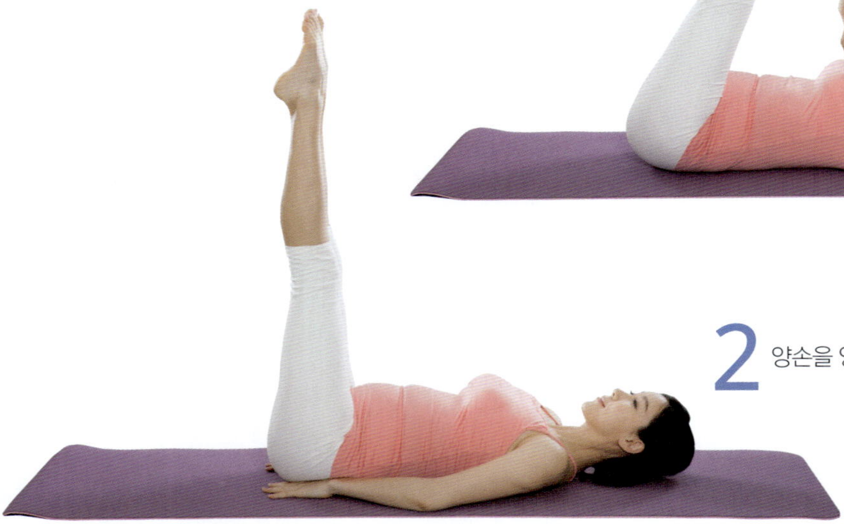

2 양손을 엉덩이 밑에 받치고 두 다리를 위로 뻗는다.

3 발끝을 몸 쪽으로 당겼다가 미는 동작을 반복해 혈액순환이 잘 되게 한다.

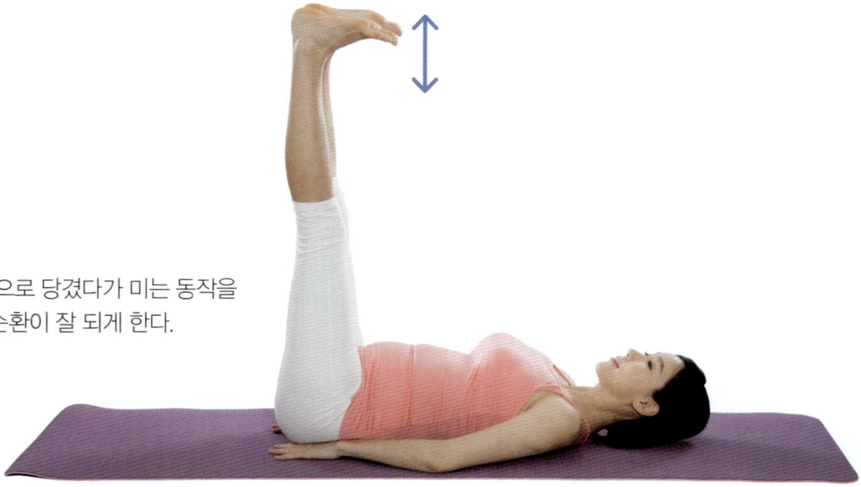

소화불량

임신 중기가 되면 배가 점점 불러오면서 위장이 압박을 받아 밀리기 때문에 조금만 먹어도 소화가 잘 안 되고 불편해진다. 소화불량의 증상이 있을 때는 식사량을 조금 줄여 위가 너무 차지 않도록 하고, 소화가 잘 되는 음식을 먹는다. 또한 걷거나 상체를 많이 움직여 소화를 돕는 것도 도움이 된다.

1 편하게 앉아서 양팔을 옆으로 뻗는다. 이때 손가락까지 쭉 펴는 느낌으로 뻗는다.

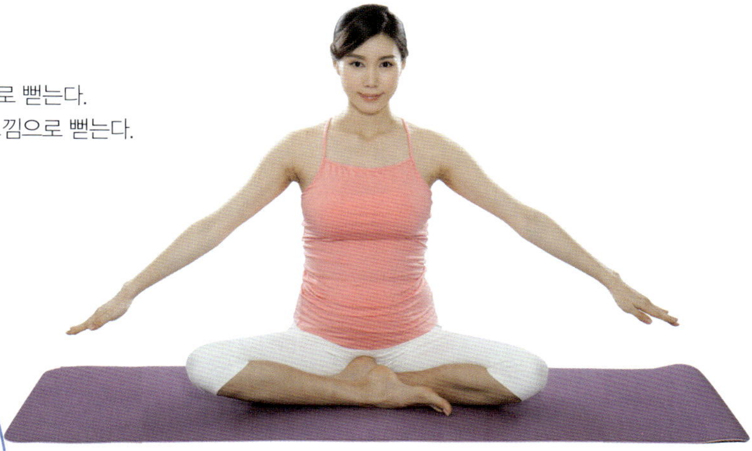

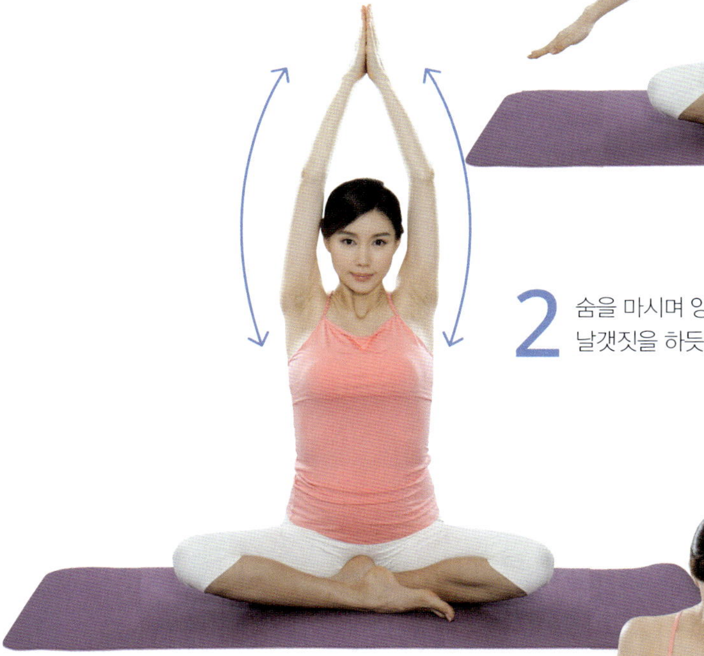

2 숨을 마시며 양손을 위로 올려 합장한다. 위아래로 날갯짓을 하듯 천천히 10회 이상 반복한다.

3 팔꿈치 바깥쪽 곡지혈을 엄지손가락으로 지그시 누르면 소화에 도움이 된다.

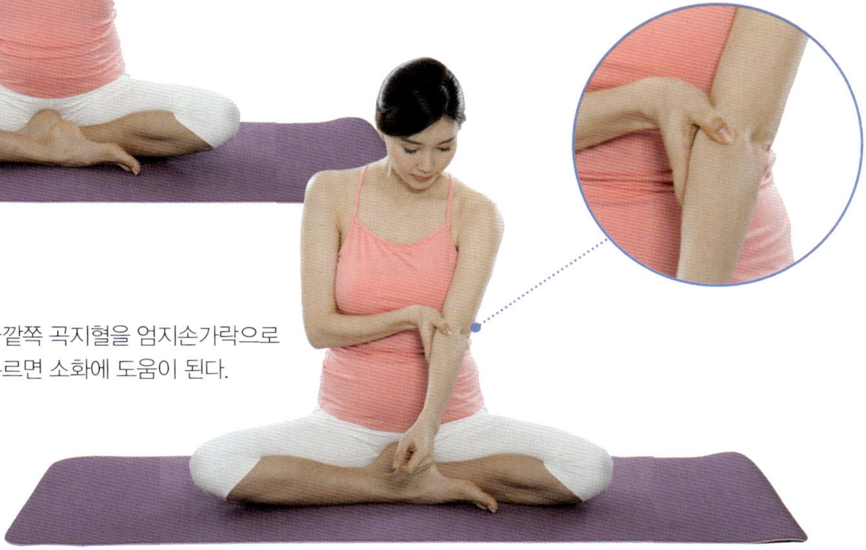

변비

변비는 임신 중 가장 흔하고 고통스러운 증상 중 하나이다. 임신 중·후기로 갈수록 자궁이 커지면서 혈류의 흐름이 더뎌지고 대장이 압박되기 때문에 장운동이 느려진다. 복부를 크게 움직이면서 복식호흡을 하는 동작은 장운동이 활발해지도록 도와주는 가장 효과적인 운동법이다.

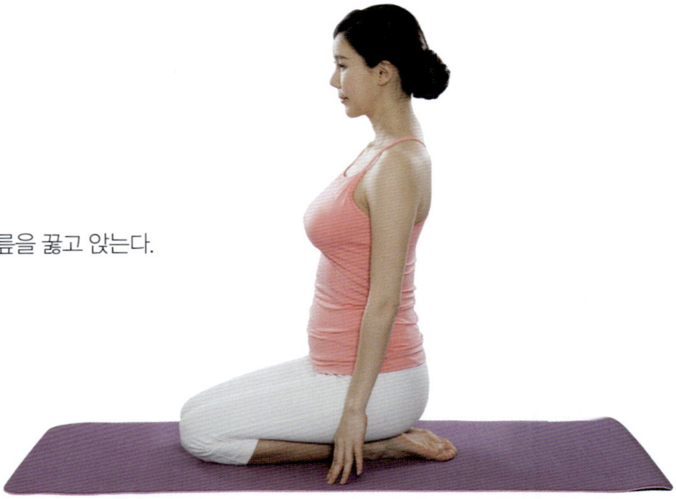

1 무릎을 꿇고 앉는다.

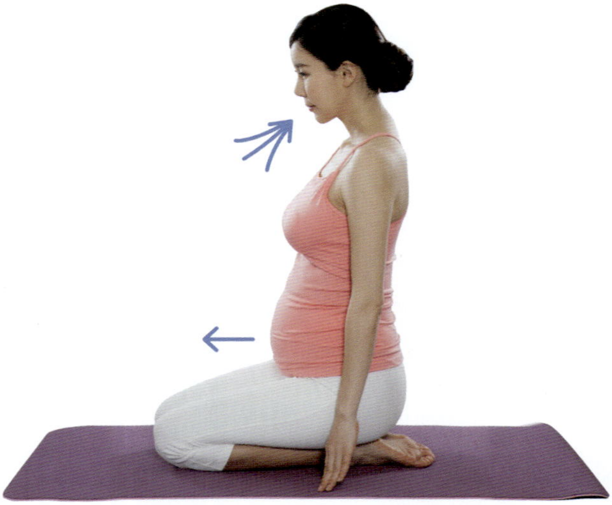

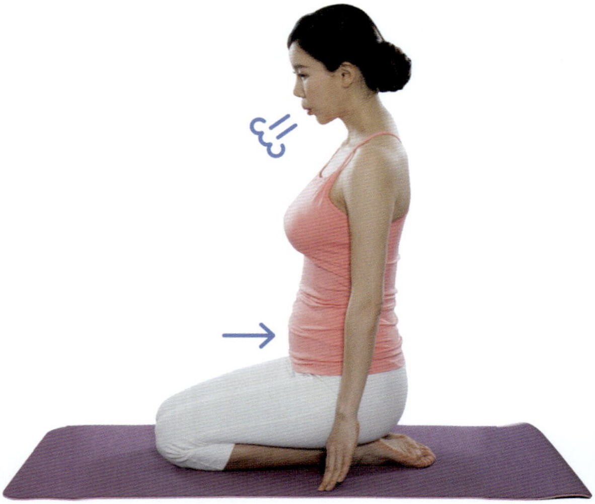

2 배에 힘을 빼고 숨을 들이마실 때 배가 볼록하게 나오게 한다.

3 입으로 후 하고 숨을 내쉬면서 배를 수축시킨다.

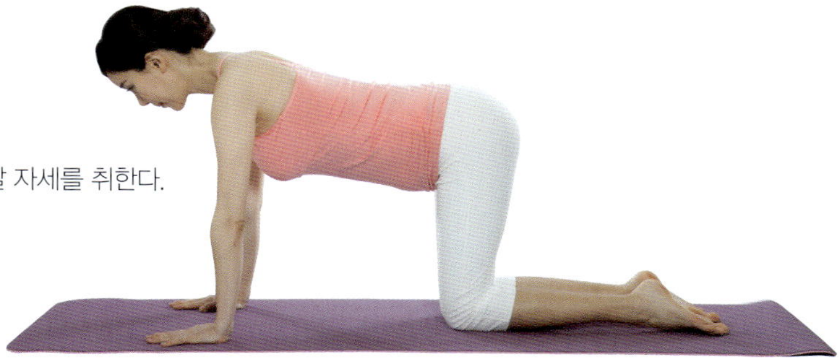

4 양손과 무릎을 바닥에 대고 엎드려 네발 자세를 취한다.

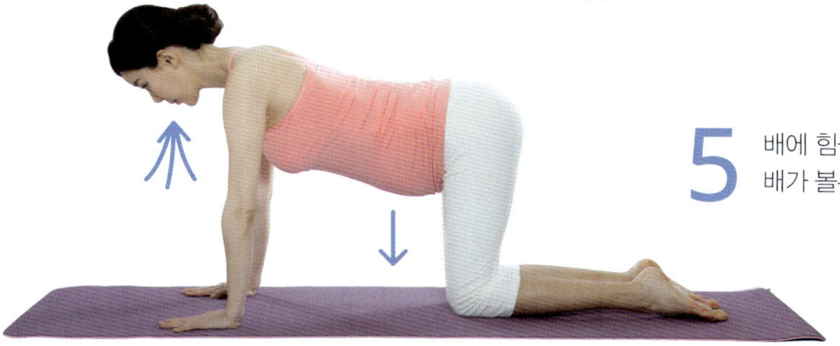

5 배에 힘을 빼고 숨을 들이마실 때 배가 볼록하게 나오게 복식호흡을 한다.

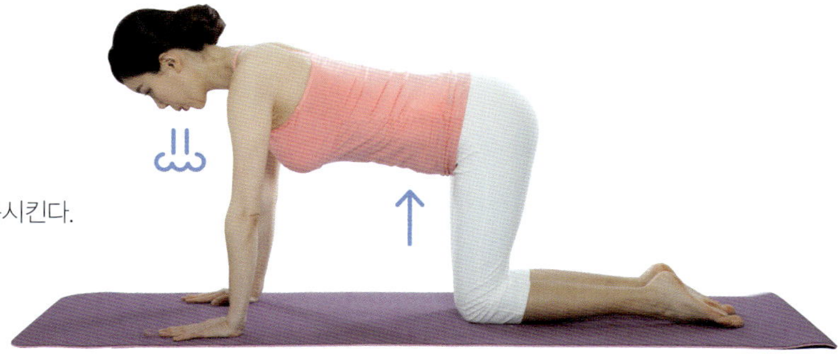

6 입으로 숨을 내쉬면서 배를 수축시킨다.

plus yoga

Step-up 응용 동작

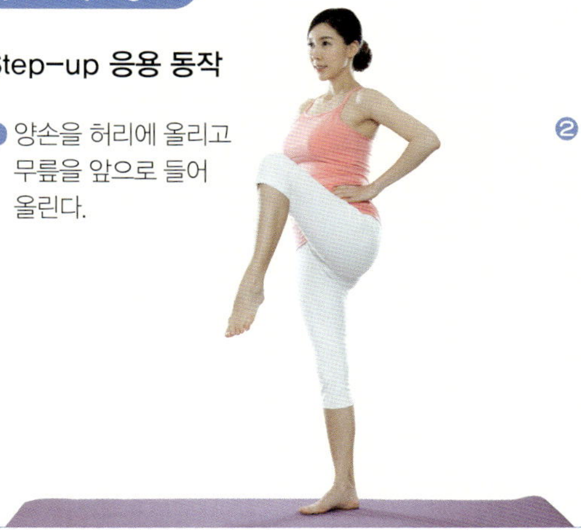

❶ 양손을 허리에 올리고 무릎을 앞으로 들어 올린다.

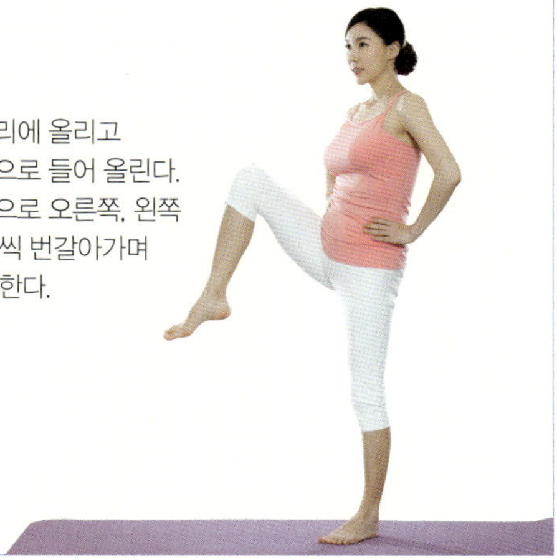

❷ 양손을 허리에 올리고 무릎을 옆으로 들어 올린다. 같은 방법으로 오른쪽, 왼쪽 각각 10회씩 번갈아가며 20회 반복한다.

치질

임신 중에는 일시적으로 치질이 생길 수 있다. 의사에게 상담하는 것이 좋지만, 심하지 않다면 식이요법과 내장을 편하게 하는 동작만으로도 증상을 완화할 수 있다. 이 동작은 장을 자극하여 불필요한 가스를 배출하고 처져 있는 장을 편안하게 한다. 따뜻한 물로 좌욕을 하는 것도 치질 예방에 좋다.

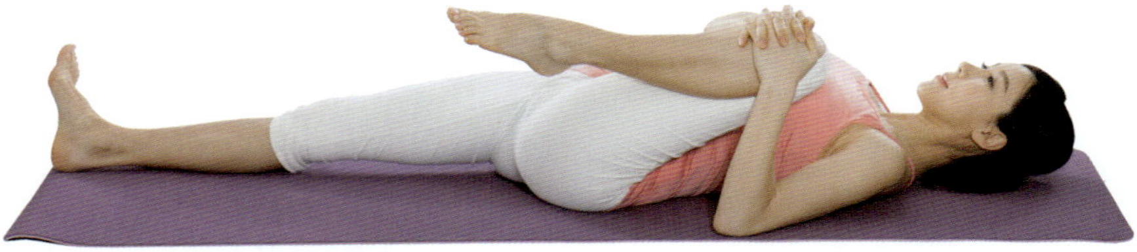

1 바르게 누워서 한쪽 무릎을 끌어당긴다. 편안하게 복식호흡을 하며 30초 이상 자세를 유지한다.

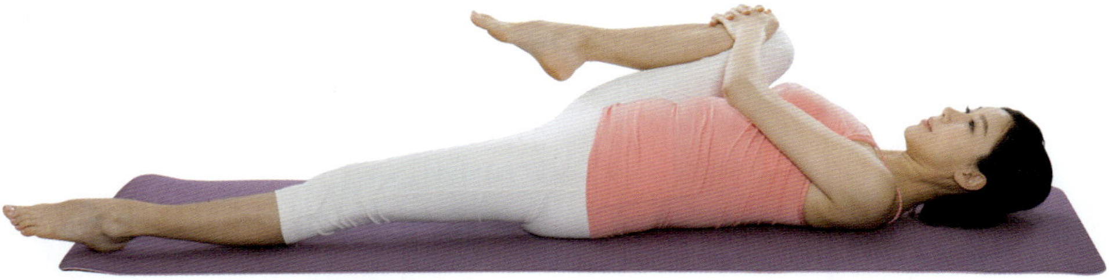

2 같은 방법으로 반대쪽 무릎을 끌어당겨 자세를 유지한다.

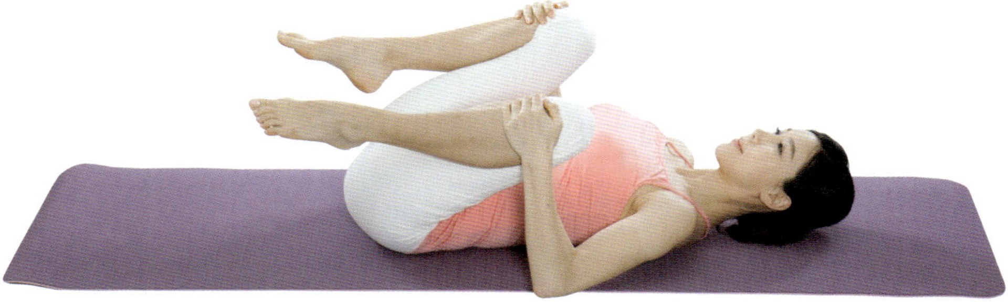

3 양쪽 무릎을 잡아 끌어당기고 편안하게 복식호흡을 한다.

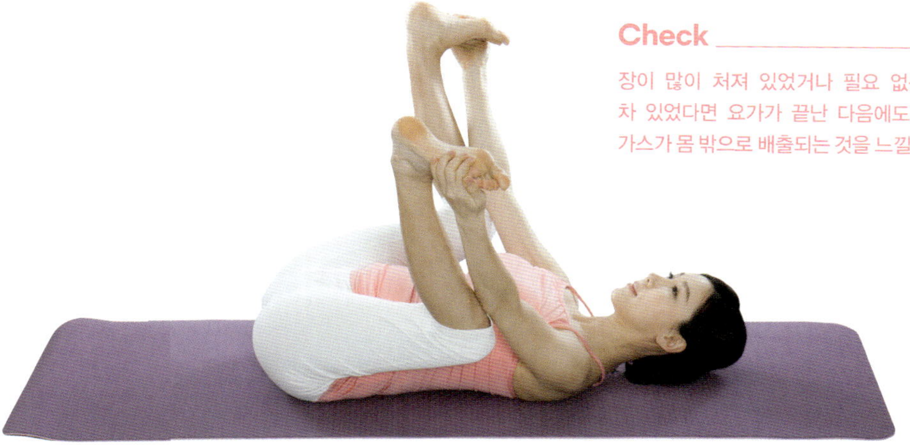

Check

장이 많이 처져 있었거나 필요 없는 가스가 차 있었다면 요가가 끝난 다음에도 계속해서 가스가 몸 밖으로 배출되는 것을 느낄 수 있다.

4 양손으로 발바닥을 잡고 무릎을 바닥 쪽으로 누르면서 편안하게 호흡한다.

두통

두통은 호르몬 변화로 생기며, 체력이 떨어지면 더 쉽게 나타난다. 두통을 참는 것은 태아에게 좋지 않다. 두통이 심할 경우 임신중독증의 위험이 있으므로 반드시 주치의와 상담한다. 약을 먹지 않고도 참을 만한 두통이라면 머리 쪽으로 열이 올라가는 것을 막는 마사지나 혈액순환을 돕는 요가 동작으로 증상을 완화할 수 있다.

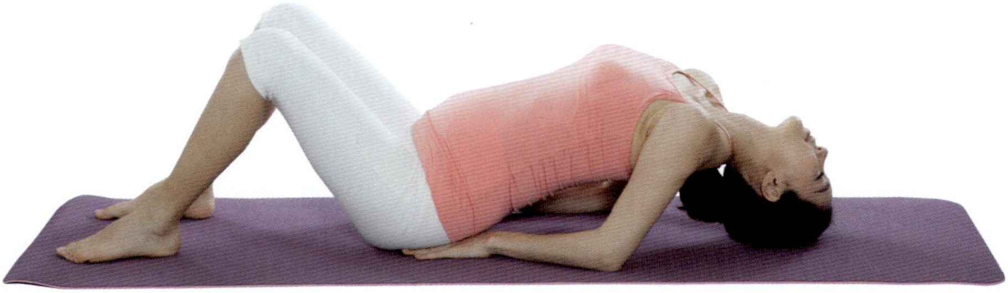

1 양손을 엉덩이 밑에 두고 무릎을 세워 누운 다음, 팔꿈치를 지지대 삼아 상체를 들어 올리며 정수리 부분이 바닥에 살짝 닿게 한다. 그대로 30초간 자세를 유지하고 휴식을 취한다.

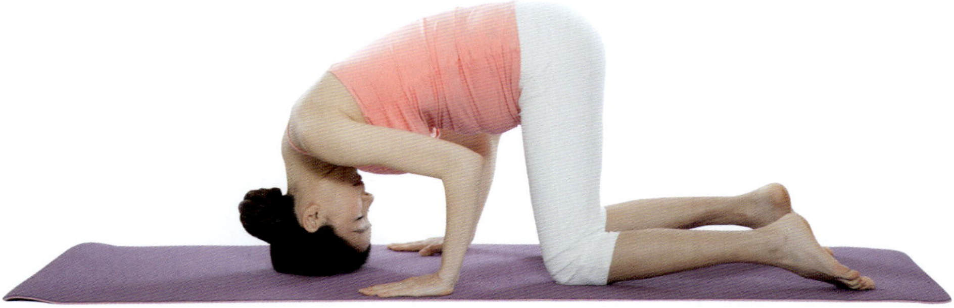

2 무릎을 꿇고 앉아 정수리를 바닥에 댄다. 위에서 보아 머리와 양 무릎이 삼각형을 이루게 한다.

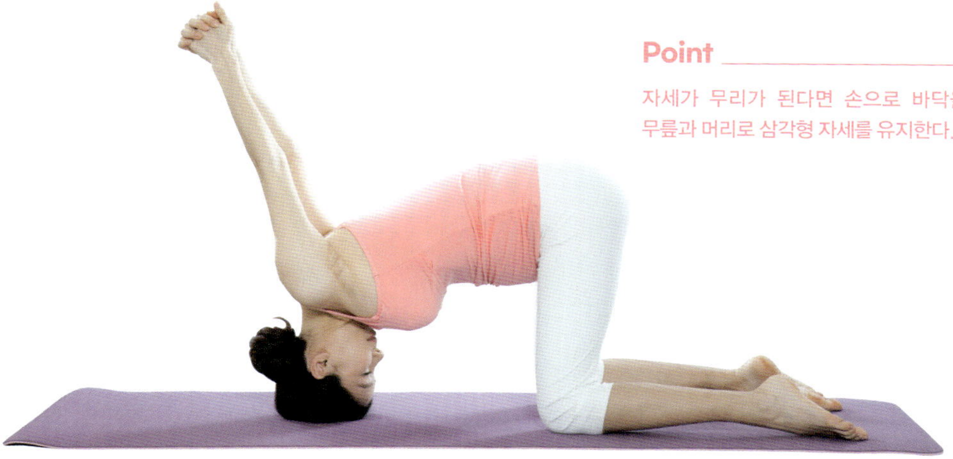

Point

자세가 무리가 된다면 손으로 바닥을 짚고 무릎과 머리로 삼각형 자세를 유지한다.

3 균형이 잡히면 양손을 뒤로 깍지 끼고 자세를 유지한다.

plus yoga

건망증에 효과적인 운동

임신 중에는 호르몬의 변화로 건망증이 생기기도 한다. 하지만 일시적인 증상이므로 스트레스 받을 필요는 없다. 말초신경을 자극하는 운동이 도움이 된다.

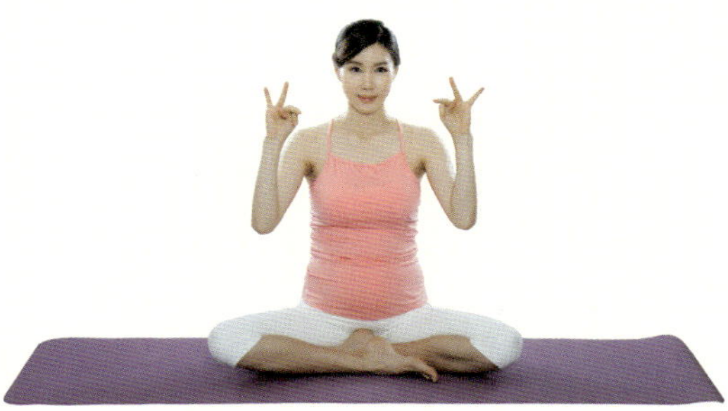

① 손가락을 차례로 움직이면서 말초신경을 자극한다.

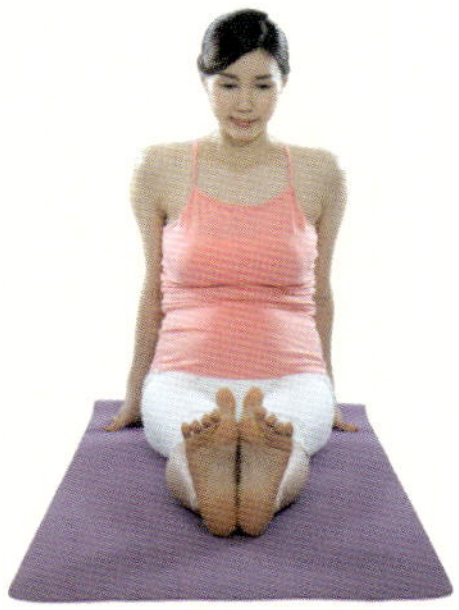

② 발가락도 자유롭게 움직여질 때까지 연습한다.

역아(둔위)

역아는 제자리로 돌아가는 경우가 많아, 임신 30주에는 15%지만, 임신 38주에는 7%, 분만 시에는 3~4% 정도로 줄어든다. 역아를 돌리는 데 요가가 도움이 된다. 역아 체조로 태아의 자세를 바꾸는 데 성공한 경우가 많다. 단, 너무 무리하면 위험할 수 있으므로 태동과 자신의 몸 상태에 집중하면서 동작을 하는 것이 중요하다.

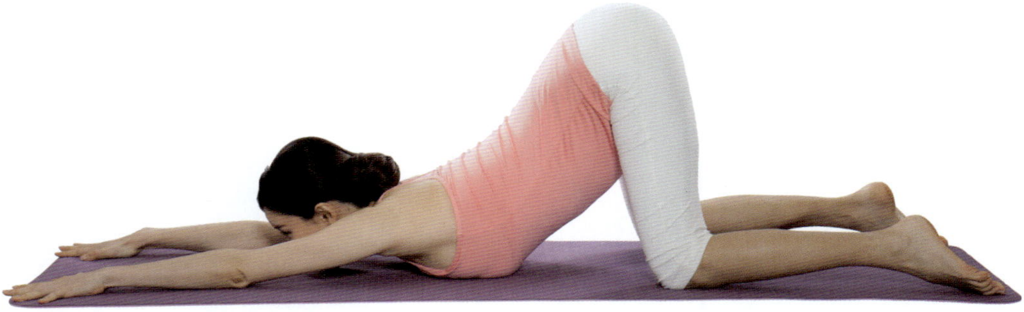

1 무릎을 바닥에 대고 팔을 뻗어 엎드린 다음, 턱과 가슴이 바닥에 닿게 고양이 자세를 취한다. 이때 배가 많이 당기면 가슴 밑에 쿠션을 놓고 한다.

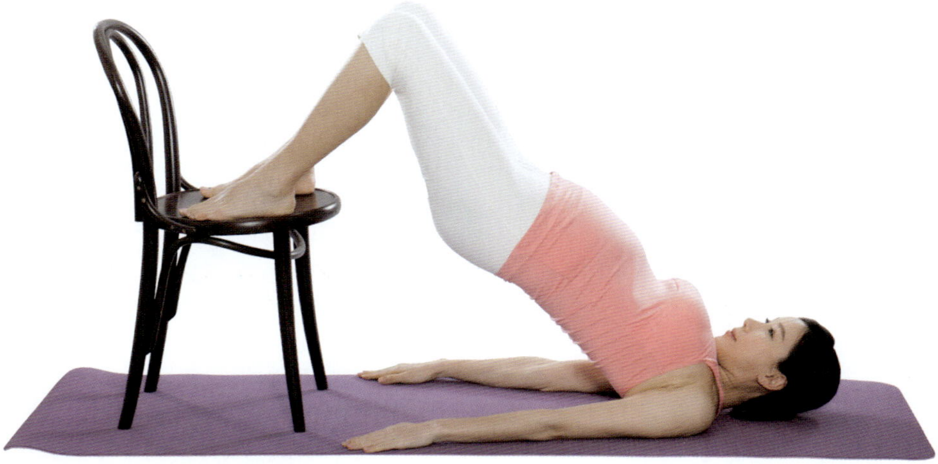

2 누워서 발을 의자나 소파 위에 올린다. 팔로 바닥을 짚고 팔을 지지대 삼아 엉덩이를 들어 올린다.

Point

배가 많이 당기면 무리하게 하지 않는다. 음식물이 완전히 소화된 후에 하는 것이 좋으며, 장시간 하지 않도록 한다. 동작보다는 태아의 움직임에 더 집중하고, 태동이 느껴지면 바로 동작을 멈추고 휴식을 취한다.

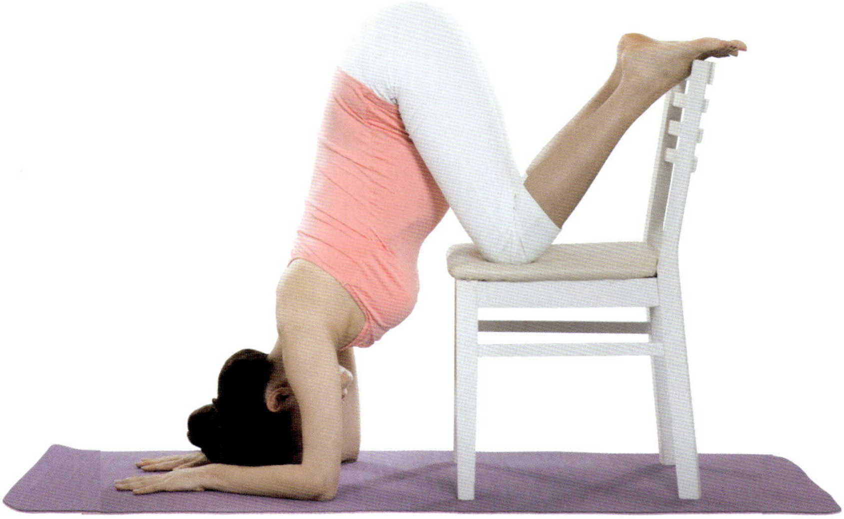

3 의자나 소파 위에 무릎을 꿇고 앉아 물구나무서기를 하듯 양손을 바닥으로 내려 짚은 다음, 팔꿈치를 천천히 한쪽씩 구부려 상체가 아래로 향하게 한다.

불면증

임신 후기로 접어들면 출산에 대한 걱정과 불안으로 불면증을 호소하는 임신부가 많다. 무엇보다 마음을 편하게 갖는 것이 중요하다. 또 머리를 아래로 향하게 하는 동작들로 혈액순환을 도우면 머리가 맑아지고 불면증도 완화할 수 있다. 활동량을 늘리는 것도 불면증에서 벗어나는 방법 중 하나이다.

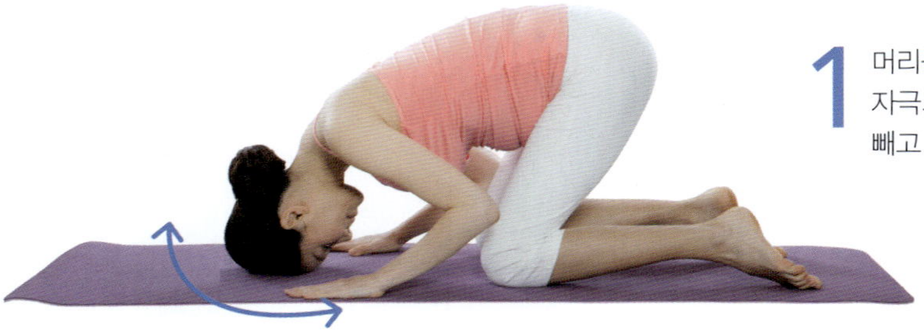

1 머리를 바닥에 대고 이마부터 정수리까지 전체가 자극되도록 천천히 굴린다. 이때 얼굴 근육에 힘을 빼고 호흡을 천천히 하며 동작을 반복한다.

2 고개를 아주 천천히 들어 올려 바른 자세로 앉은 다음, 손끝으로 머리를 누르면서 마사지한다.

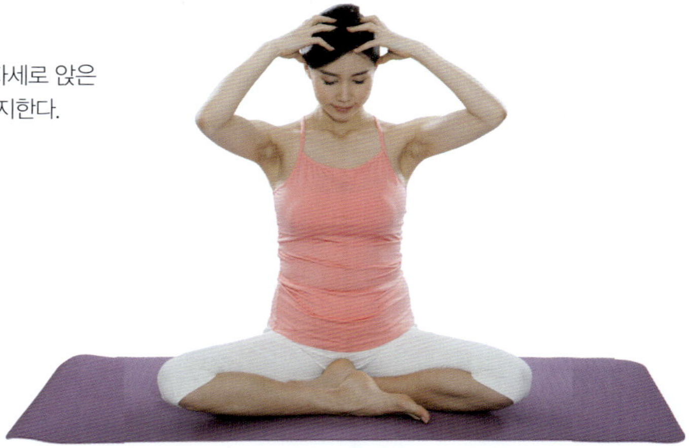

Point

이 동작을 잠들기 직전에 하면 혈액 순환이 좋아지고 머리가 맑아져 오히려 잠이 더 안 올 수 있다. 낮에 동작을 하고 잠들기 전에는 누워서 할 수 있는 가벼운 스트레칭으로 숙면을 유도하는 것이 좋다.

plus yoga

코피에 효과적인 마사지

임신 중에는 호르몬 변화로 코피나 잇몸 출혈을 경험하기도 한다. 매일 코피가 나거나 잇몸출혈이 심하면 의사와 상의해야 하지만, 증상이 심하지 않을 경우에는 혈관 주변을 마사지해 완화할 수 있다. 또한 압력이 높아지는 자세를 되도록 피한다.

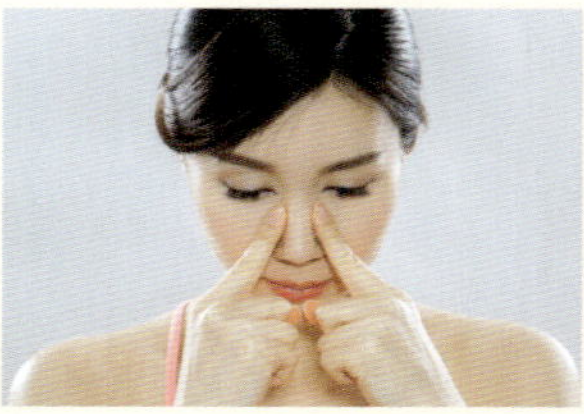

❶ 콧대 주변을 가볍게 마사지하여 혈액순환이 잘 되게 한다.

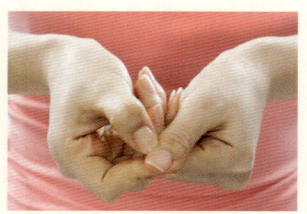

❷ 엄지손톱의 안쪽 모서리 부분을 손톱으로 지그시 누른다.

진통

진통이 오면 호흡을 의식적으로 길게 하는 것이 매우 중요하다. 가장 편안한 자세를 취한 다음 진통으로 정신을 뺏기지 않고 호흡을 조절할 수 있도록 한다. 가진통이 올 때도 마찬가지다. 누워 있는 자세보다 호흡이 편한 자세를 취하고 배를 움직이며 깊은 호흡을 하는 것이 좋다.

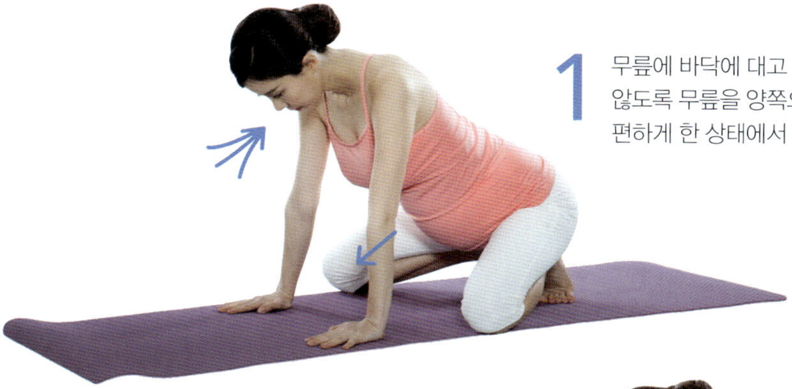

1 무릎에 바닥에 대고 앉은 다음 발끝을 세워 모은다. 배가 눌리지 않도록 무릎을 양쪽으로 벌리고 손으로 바닥을 짚어 자세를 편하게 한 상태에서 숨을 들이마시며 배가 나오게 한다.

Point

코로 숨을 3초 이상 길게 들이마시고 숨을 잠시 멈추었다가 입으로 6초 이상 길게 내쉰다. 진통을 완화할 수 있다.

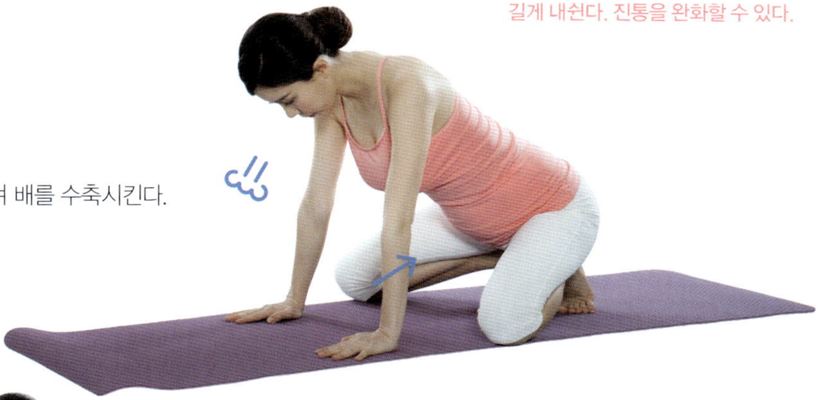

2 숨을 내쉬며 배를 수축시킨다.

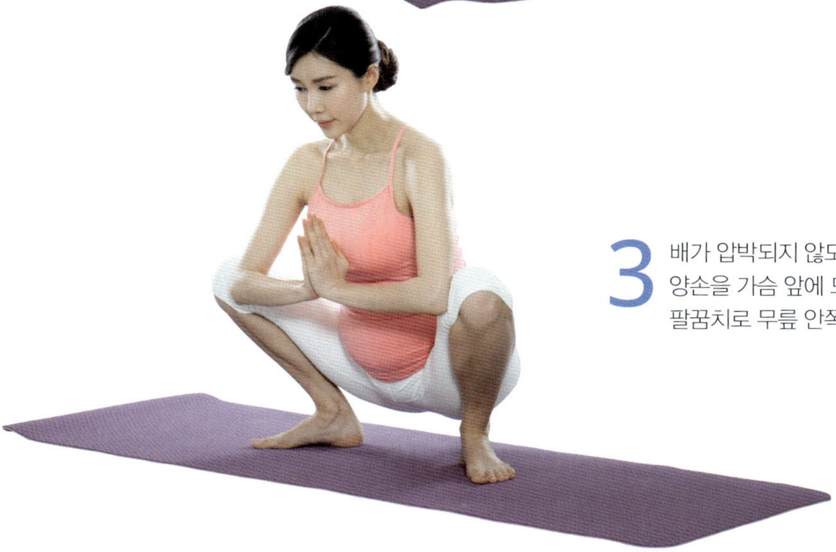

3 배가 압박되지 않도록 양발을 벌려 쪼그리고 앉아서 양손을 가슴 앞에 모아 합장한다. 자세가 안정되면 팔꿈치로 무릎 안쪽을 밀어 골반을 이완시킨다.

시기에 맞춰 잘 먹어야 태아도 엄마도 건강해요

임신 중 체중 & 식단 관리

임신 초기 체중 & 식단 관리

임신 초기에는 입덧 때문에 오히려 체중이 줄기도 한다. 하지만 대부분의 임신부들은 자궁의 혈액량이 늘어나기 때문에 1~2kg 정도 늘어난다.

이 시기에는 아직 태아의 체중 변화가 크지 않으므로 칼로리 위주보다는 영양을 골고루 섭취할 수 있도록 식단을 짜는 것이 좋다. 특히 초기에는 입덧 때문에 식사를 잘 하지 못하는 불편함이 있을 수 있으니 조금씩 자주 먹는 습관을 들인다.

• 추천 음식

임신 2개월 이 시기에는 평소에 먹지 않았던 음식이 먹고 싶거나 평소 좋아했던 음식이 싫어지는 등 식습관의 변화가 생긴다. 입맛에 맞는 음식 위주로 먹되, 칼로리가 너무 높은 음식, 너무 짜거나 매운 자극적인 음식은 피한다. 또 엽산이 풍부한 키위와 피로 해소에 좋은 과일을 규칙적으로 먹는다.

임신 3개월 입덧이 시작되는 시기이다. 입덧 때문에 잘 먹지 못해도 태아는 모체가 가지고 있는 영양분으로 충분하다. 하지만 엄마는 체력이 급격히 떨어질 수 있으므로 한 끼를 먹더라도 영양이 풍부한 음식을 먹는다. 이 시기에 좋은 음식은 샤브샤브다. 샤브샤브는 고기와 채소를 충분히 먹을 수 있고 자극적이지 않을 뿐 아니라 소화도 잘 된다. 입덧이 심하다면 레몬이나 식초를 이용한 음식을 먹는 것도 방법이다.

임신 4개월 태아의 성장에 가속이 붙기 시작하는 시기이다. 임신부에게서 많이 빠져나가는 마그네슘과 태아의 성장 발육에 좋은 칼슘 섭취를 늘리는 것이 좋다. 칼슘이 풍부한 콩 제품, 뼈째 먹는 생선, 유제품, 녹색채소 등과 해조류, 견과류, 현미 등 마그네슘이 풍부한 식품을 먹는다. 또한 칼슘의 체내 흡수를 높일 수 있도록 비타민 D를 섭취하는 것도 좋은 방법이다.

임신 중기 체중 & 식단 관리

임신 중기에는 태아가 급속도로 성장하며, 모체 역시 유방이 커지고 몸 전체에 지방이 붙어 체중이 늘기 시작한

임신하면 모체의 변화와 태아의 성장에 따라 체중이 는다. 태아뿐 아니라 태반, 양수, 모유 등 태아와 모체를 보호하기 위한 것들이 몸속에 함께 있기 때문이다. 임신 중 체중 증가는 보통 10~13kg이 이상적이지만, 개인 차이가 있기 때문에 무리하게 체중을 늘리거나 줄여서는 안 된다. 임신 전에 마른 편이었다면 13kg 정도, 살이 찐 편이었다면 7~9kg 정도 느는 것이 적당하다.

다. 체중은 1주일에 500g 이내, 한 달에 2kg 이내로 느는 것이 바람직하다. 만일 표준 체중 증가치보다 훨씬 많이 늘어난다면 양수과다증, 임신중독증, 부종 등의 영향일 수 있으므로 전문의의 검진을 받아봐야 한다.

이 시기에는 입덧이 괜찮아지면서 식욕이 생기기 때문에 자칫 비만이 되기 쉽다. 영양을 골고루 갖춘 고단백 저칼로리 식단으로 식생활을 관리한다. 또한 중기부터는 철분이 평소보다 많이 필요하므로 철분이 풍부한 음식을 먹는 것이 좋다.

• 추천 음식

임신 5개월 임신부의 관절을 보호하고 태아의 골격 형성에 좋은 칼슘과 단백질의 섭취를 늘린다. 특히 고기나 생선, 우유나 치즈 등의 식품은 엄마와 태아의 골격 보호에 도움을 준다. 태아의 성장이 활발해지기 때문에 고단백의 식사를 하되, 채소, 해조류, 버섯 등의 저칼로리 식품을 함께 먹어 영양의 균형을 맞춘다.

임신 6개월 철분제의 복용 또는 임신성 호르몬의 변화로 인해 변비가 생기기 쉬운 시기이다. 바나나, 고구마, 옥수수, 호박 등 섬유질이 풍부한 식품을 간식으로 먹는 것이 좋다. 또한 유산균의 섭취도 변비와 아토피를 예방하는 데 도움이 된다. 특히 우유나 요구르트 등 정제된 유산균은 엄마와 태아의 면역력을 키워주고 몸의 대사를 돕는다.

체중이 12kg 늘어날 경우 태아와 모체의 증가분

태아	모체
태아 3kg 태반 600~650g 양수 800g~1kg	자궁 1kg 유방 500g 혈액 1.2kg 수분 1.5kg 지방 3kg

임신 7개월 임신 중기에는 철분을 두 배 이상 섭취해야 한다. 해조류, 굴, 조개류, 시금치, 무말랭이 등 철분이 풍부한 식품을 먹는다. 양질의 단백질과 비타민 C는 철분 흡수율을 높이므로 달걀, 닭가슴살, 브로콜리, 시금치 등과 함께 먹으면 더 좋다.

임신 후기 체중 & 식단 관리

임신 후기가 되면 배가 눈에 띄게 커지고 체중도 급격하게 증가한다. 또한 출산일이 다가오면서 태아가 서서히 아래로 내려가고 위의 압박감이 줄어들어 과식을 하기 쉽다. 하지만 임신 중 비만은 임신중독증으로 이어질 수 있기 때문에 조심해야 한다. 영양이 풍부한 고단백 식품을 먹되, 찌고 데치는 등 칼로리를 줄일 수 있는 조리법으로 조리하는 것이 좋다.

• 추천 음식

임신 8개월 단백질을 충분히 섭취해 태아의 성장을 돕고 임신부의 체력을 강화한다. 닭가슴살이나 현미, 달걀 등 단백질이 풍부한 식품으로 영양을 보충한다.

임신 9개월 태아의 성장이 급속도로 이뤄지는 시기이다. 성장 발달을 도울 수 있도록 미네랄이 풍부한 식품을 먹는다. 김이나 미역, 파래 등은 인체에 필요한 미네랄이 풍부해 이 시기에 가장 좋은 식품들로 꼽힌다. 모유의 생성을 위해 비타민 K가 많이 들어 있는 시금치, 브로콜리, 케일, 부추 등의 녹색채소와 콩, 달걀 등의 단백질 식품도 먹는 것이 좋다.

임신 10개월 임신부와 태아의 면역력을 키우기 위해 비타민 C가 많이 들어 있는 채소와 과일을 많이 먹는 것이 좋다. 또한 비타민이 풍부한 귤이나 시금치, 파슬리, 브로콜리 등은 철분의 흡수를 돕기 때문에 산후 회복을 위해서도 좋은 식품이다.

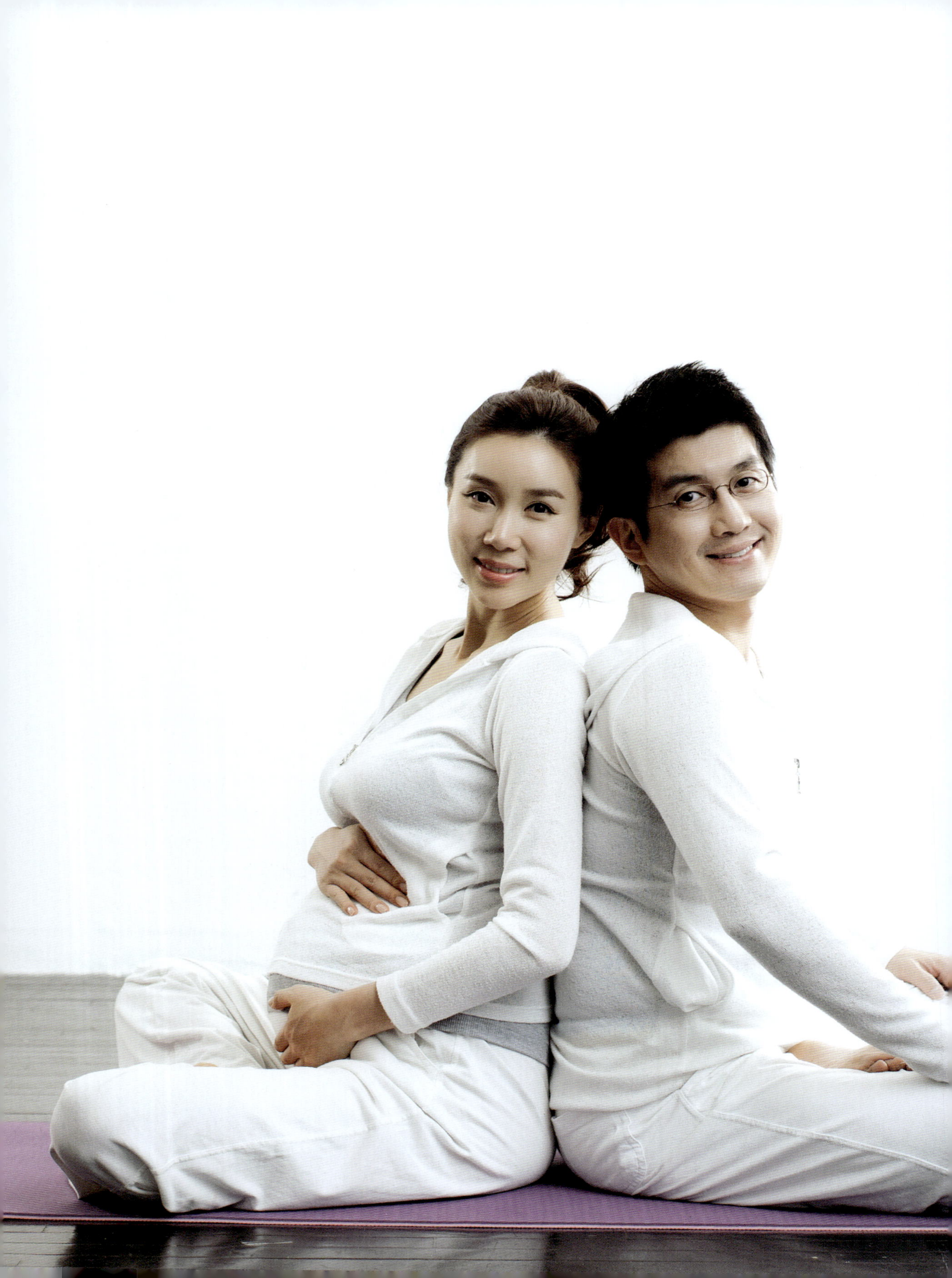

PART 3

남편과 함께하는 **커플 요가**

커플 요가는 말 그대로 둘이서 함께하는 요가입니다. 임신 중에는 신체의 균형감각과 유연성이 떨어지기 때문에 서로 든든한 지지대 역할을 해주는 커플 요가가 자세를 바르게 잡기도 좋고 효과도 높습니다. 또한 남편과 호흡을 맞추고 교감하면서 임신 중 불안한 마음이 안정되고, 이는 자연스럽게 태아와의 교감으로 이어져 태교에도 큰 도움이 됩니다. 그렇기 때문에 커플 요가는 둘이 아니라 셋이 즐거워지는 운동 방법입니다.

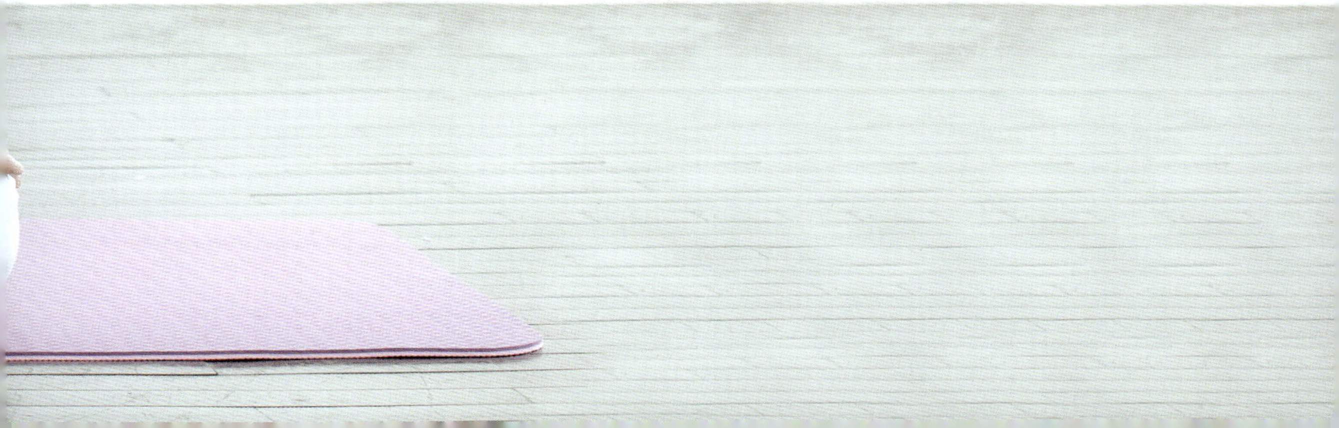

정서와 태교에 좋은 커플 요가

두 사람이 함께하는 커플 요가는 시너지 효과를 얻을 수 있다는 장점이 있다. 특히 임산부 커플 요가는 단순히 몸을 건강하게 할 뿐 아니라 임신부에게 안정감을 주기 때문에 신체적, 정서적 힐링 운동법이라 할 수 있다. 태아의 반응을 부부가 함께 느낄 수 있어 태교 효과도 크다.

엄마와 아기를 안정시킨다

부부가 때로는 서로의 눈을 바라보기도 하기도 하고 때로는 든든한 지지대가 되어주기도 하면서 함께 운동하는 커플 요가는 신체의 건강뿐 아니라 심리와 정신 건강에도 도움이 된다. 사람마다 유연성의 정도가 달라 상대방을 자연스럽게 배려하게 되고, 같은 동작을 함께 하기 때문에 교감을 나눌 수도 있다. 또 자세를 잡으면서 상대방에게 의지해야 하므로 서로에 대한 믿음이 없으면 할 수 없는 운동법이다.

커플 요가는 동작을 완성하는 것보다 부부가 함께함으로써 얻는 정신적인 효과가 더 크다. 그리고 이는 태아에게도 정서적으로 좋은 영향을 미친다.

힘은 덜 들고, 효과는 높아진다

임신 후기로 갈수록 몸이 무거워지고 배가 커지면서 평소에 쉽게 하던 동작들이 힘들어지거나 불편해진다. 이때 부부가 함께 움직이면 혼자 할 때보다 동작를 훨씬 크게 할 수 있기 때문에 힘을 적게 들이고도 무리하거나 근육이 뭉친 부분을 효과적으로 풀어줄 수 있다.

임산부 커플 요가는 상대와의 호흡과 교감 그리고 존중하는 마음이 중요하다. 장난스럽게 하거나 상대방에게 상처 주는 말을 하면서 진행한다면 효과를 기대하기 어렵다. 서로에게 몸을 맡기고 편안하게 의지하면서 동작을 해야 커플 요가의 효과를 높일 수 있다.

음양의 조화를 이룬다

요가는 좌우, 앞뒤, 상하의 균형을 잡아 신체와 마음의 중심을 찾는 데 의미가 있다. 음양의 조화를 이뤄 기운이 흐르게 하기 때문에 남녀, 특히 부부가 함께하면 좋다. 음양의 조화는 물론 사랑의 에너지까지 더해져, 함께하는 것만으로도 큰 효과를 볼 수 있다.

아빠의 사랑을 전해준다

임신 4개월만 지나도 태아의 감각기관이 발달하기 시작한다. 그렇기 때문에 많은 예비 부모들이 뱃속 아기에게 좋은 환경을 만들어 주고 좋은 에너지를 전달하기 위해 태교를 한다. 태교는 교육의 시작이고, 이 시기에 시작하는 커플 요가는 아빠들이 할 수 있는 가장 좋은 태교이다.

커플 요가의 목표는 동작을 서로 도와 요가의 효과를 높이는 데 있다. 하지만 그보다 더 중요한 효과는 스킨십을 하면서 배려, 공감, 의지, 믿음이라는 감정을 주고받을 수 있다는 것이다. 이 과정에서 몸은 물론 심리적인 안정감과 평온함을 느끼게 되고, 그 감정이 태아에게 그대로 전달되어 엄마 아빠의 행복감을 함께 느끼게 된다. 그리고 이러한 기분 좋은 자극은 태아의 정서를 안정시키고 두뇌발달을 돕는다.

이렇게 교감하면 좋아요

태담 & 태동 놀이

태담 태교는 뱃속의 아기에게 말을 걸어 소통을 시작하는 것이다. 처음에는 쑥스럽고 어색하지만, 시간이 지나 태동이 시작되면 태담 태교가 자연스러워지고 엄마 아빠의 목소리에 태아도 태동으로 반응을 하게 된다.

태담 놀이

태담 놀이는 일상생활에서 틈틈이 할 수 있다. 아침저녁으로 태아에게 인사를 하거나 "○○야 잘 잤니?", "오늘도 날씨가 무척 좋아. 오늘은 엄마랑 뭐할까?" 등 생활에서 일어나는 일들이나 계획을 태아에게 말로 들려주는 것이다.

구체적이고 아름다운 이야기를 직접 만들거나 동시를 외워서 이야기하듯 읊어주는 것도 좋다. 태담을 하고 싶은데 무슨 말을 해야 할지 떠오르지 않는다면 동화책을 녹음해 들려주거나 아기와 나눌 이야기를 적어 매일 들려주는 것도 좋은 방법이다. 태아는 엄마의 목소리에 익숙해지면서 안정감을 갖게 된다. 다음은 태담의 예다.

아빠 : 아가야, 오늘도 잘 지냈지?

엄마 : 엄마는 우리 아가가 생겨서 오늘도 무척 행복해.

아빠 : 아빠도 행복해. 우리 아가가 있어서 더 든든하고 힘이 난다.

엄마 : 무럭무럭 자라서 ○월 ○일에 만나자.

아빠 : 아가야 고마워. 사랑한다.

태동 놀이

태담을 하면서 태아와 가장 쉽게 소통할 수 있는 놀이가 태동 놀이이다. 태담에 익숙해진 태아는 이제 엄마 아빠의 목소리를 알아듣고 가끔씩 반응을 하게 된다. 이렇게 태동을 할 때마다 태아에게 말을 걸어 놀이를 시작해보자. "우리 ○○이 오늘은 기분이 아주 좋구나. 엄마 뱃속에서 신나게 움직이네" 하고 말을 걸고 태아의 반응을 기다려본다. 아기가 태동으로 반응을 할 것이다. 그러면 태동이 온 반대쪽을 손으로 톡톡 두드리면서 태아를 불러본다. "○○야, 오늘은 엄마랑 신나는 음악을 들어볼까?"라고 물어보거나 이름을 부르고 반응을 기다려본다. 엄마가 두드린 방향으로 다시 태동이 옮겨 올 것이다. 물론 처음부터 반응이 정확히 오지는 않는다. 하지만 태동 놀이를 반복해서 하다보면 점점 더 태아와 소통이 되는 신기하고도 소중한 경험을 하게 될 것이다.

어깨 관절 운동

어깨 관절을 풀어주는 동작으로, 팔의 각도나 회전 범위가 혼자 할 때보다 훨씬 커지기 때문에 온몸의 혈액순환에 도움이 된다.

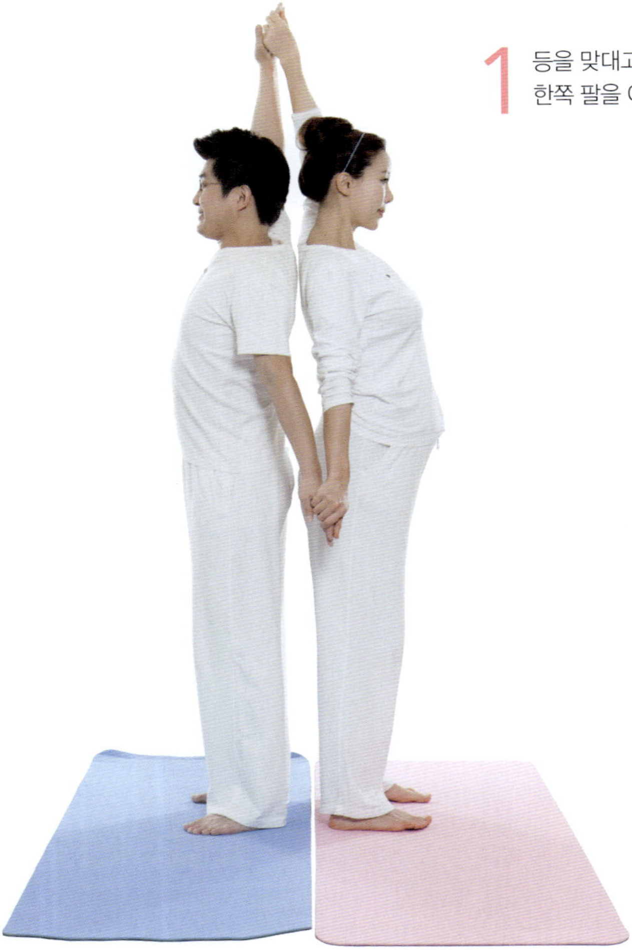

1 등을 맞대고 서서 양손을 잡은 다음, 한쪽 팔을 어깨 위까지 높이 올린다.

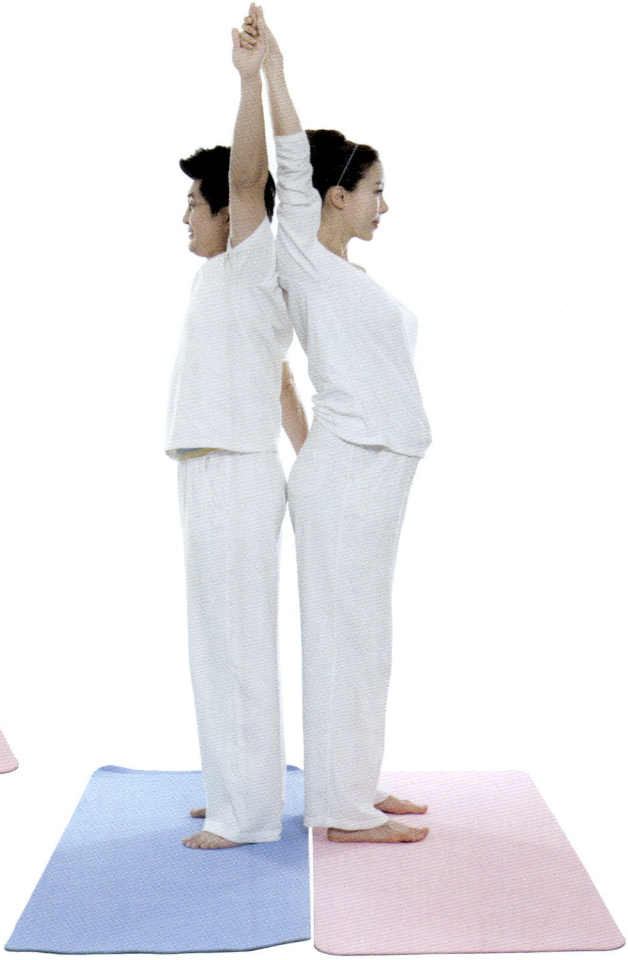

2 팔을 어깨 위까지 올라가도록 높이 올리면서 위아래로 번갈아 움직인다.

Check

키 차이가 많이 나는 부부는 키가 큰 사람이 보폭을 넓혀 작은 사람에게 맞춘다.

서서 옆구리 늘리기

움직임이 크기 때문에 온몸의 피로 해소에 효과적이며, 소화기능과 간기능을 자극해 소화불량 등 불편한 증상을 완화한다. 부부가 함께 움직이면서 더 큰 자극을 느낄 수 있다.

1 등을 맞대고 서서 팔을 엇갈리게 잡는다. 자세가 안정되면 양팔을 쭉 뻗고 함께 숨을 들이마신다.

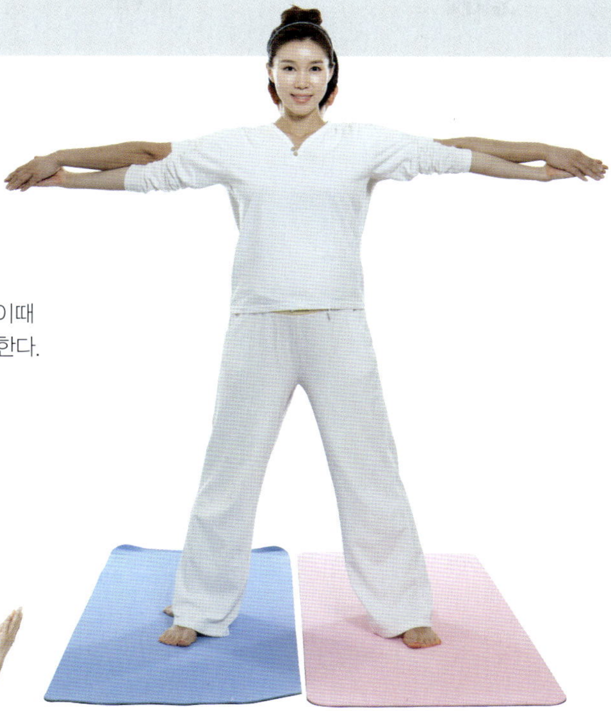

2 그대로 한쪽으로 팔을 내려 반대쪽 옆구리를 늘린다. 이때 내린 손으로 다리를 짚어 허리에 무리가 가지 않도록 한다.

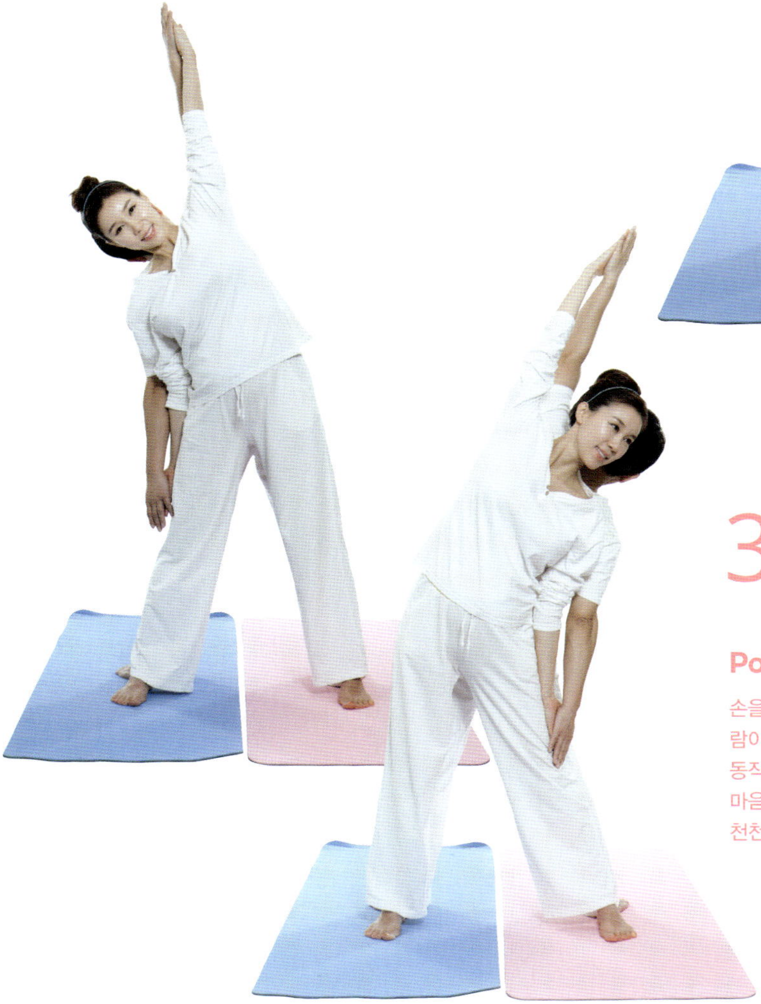

3 반대쪽도 같은 방법으로 스트레칭한다.

Point

손을 잡는 것보다 팔을 엇갈리게 하여 키가 작은 사람이 키가 큰 사람의 손목 정도에 손바닥을 올리고 동작을 하는 것이 더 효과적이다. 상대방을 배려하는 마음으로 유연성이 부족한 사람에게 맞추어 조금씩 천천히 진행한다.

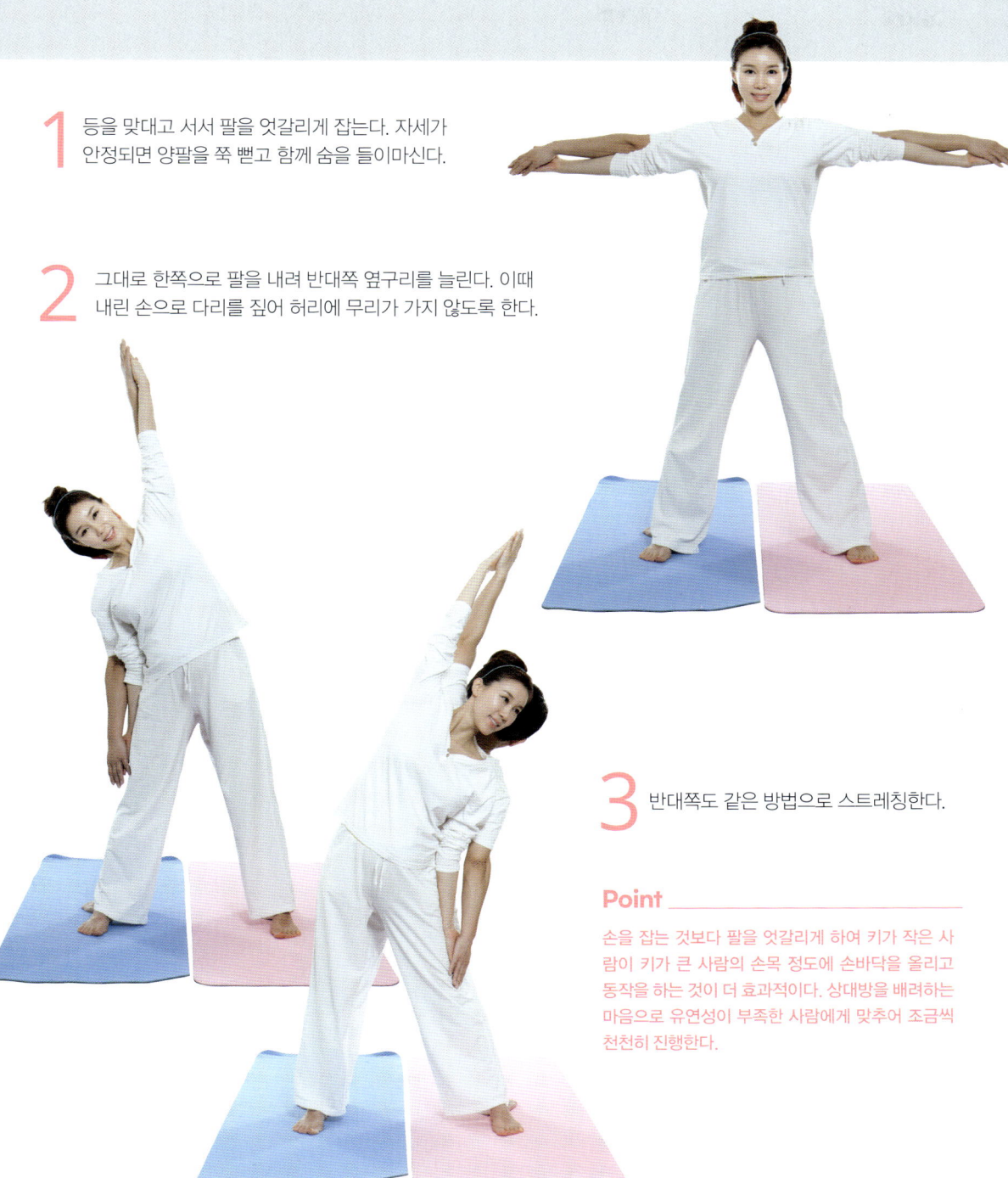

서서 비틀기

균형감각과 배의 힘을 기르는 데 효과적이다. 또한 동작을 통해 척추와 골반의 틀어진 부분을 발견할 수 있으며, 반복해 움직임으로써 좌우의 균형을 잡을 수 있다.

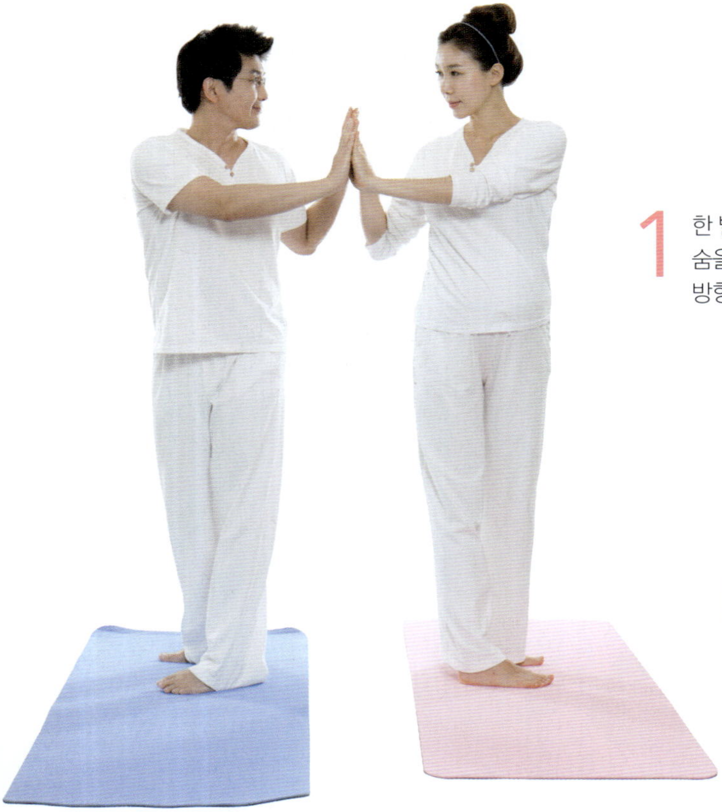

1 한 발자국 정도 간격을 두어 등지고 선다 각자 앞을 보고 숨을 크게 들이마신 후, 내쉬면서 마주 보일 만큼 같은 방향으로 상체를 비틀어 손바닥을 맞댄다.

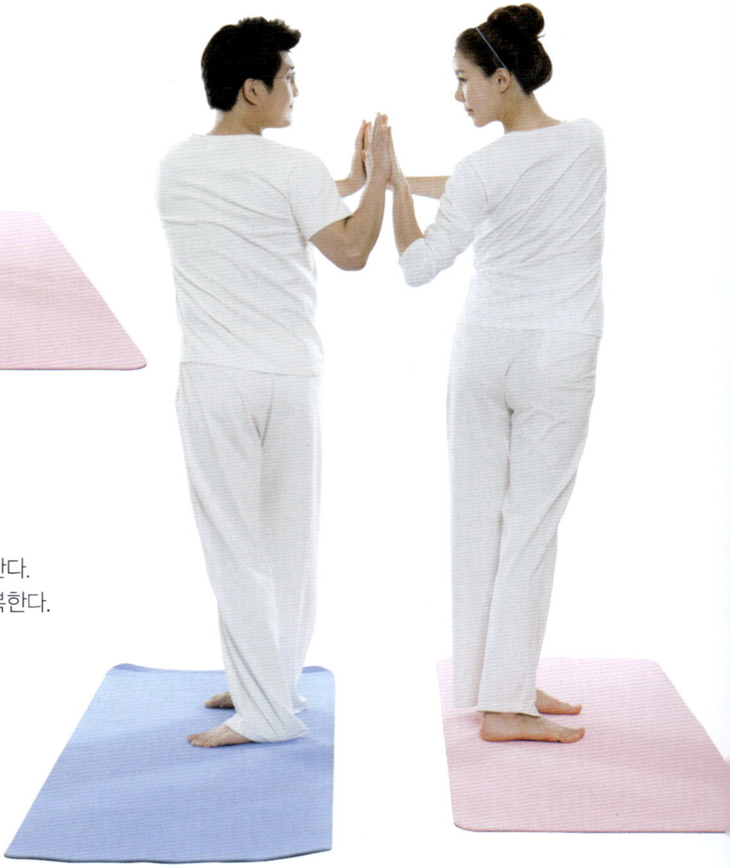

2 반대쪽도 같은 방법으로 한다. 번갈아가며 여러 차례 반복한다.

팔 근력 운동

이두근과 삼두근의 운동을 함께 할 수 있고, 손목의 근육을 강화하는 동작이다. 출산 후 약해지기 쉬운 손목 관절을 보호할 수 있다.

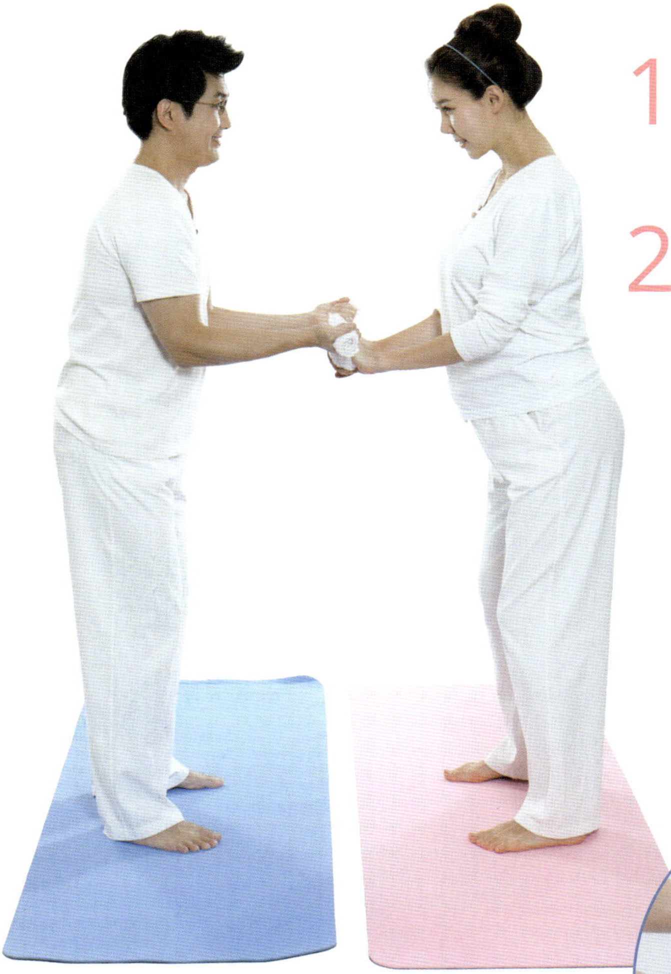

1 타월을 말거나 스포츠 밴드를 준비한다. 서로 마주보고 서서 타월을 잡는다.

2 한 사람은 손바닥이 위로, 한 사람은 손등이 위로 가도록 타월을 잡고, 동시에 각자의 방향으로 힘을 서서히 준다. 타월을 반대로 잡고 같은 방법으로 한다.

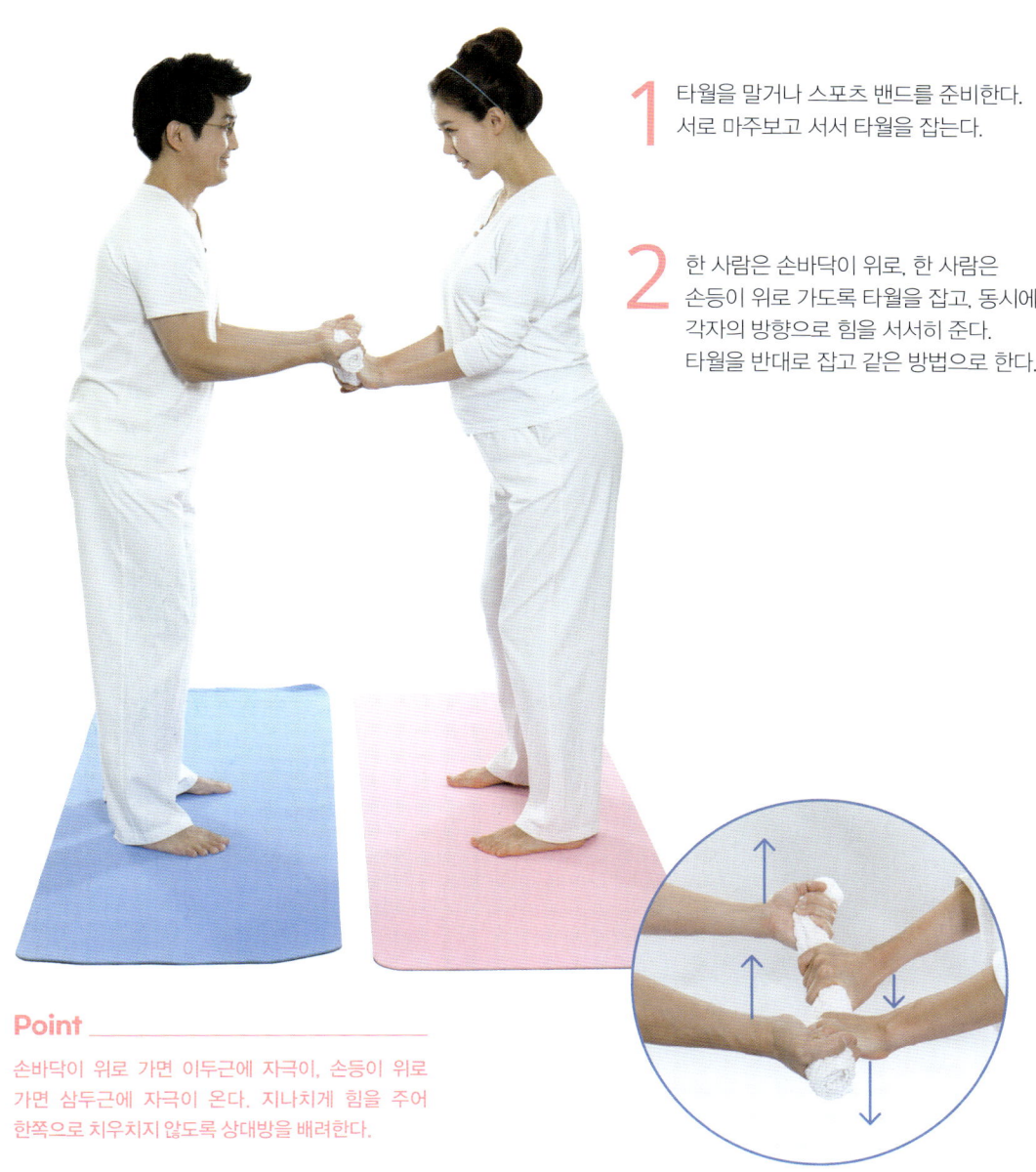

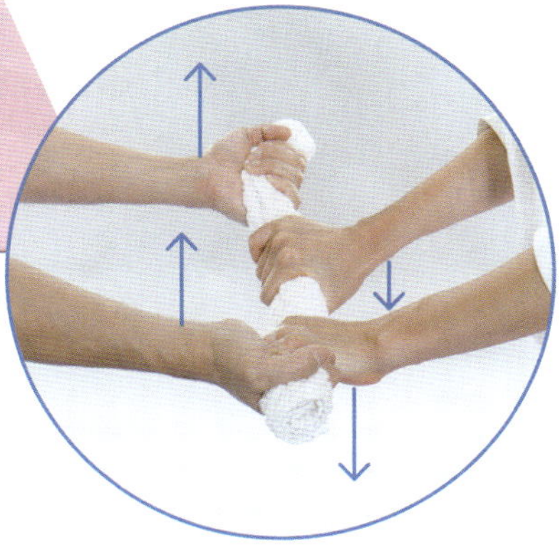

Point

손바닥이 위로 가면 이두근에 자극이, 손등이 위로 가면 삼두근에 자극이 온다. 지나치게 힘을 주어 한쪽으로 치우치지 않도록 상대방을 배려한다.

나무 자세

임신부의 균형감각은 본인도 모르는 사이 눈에 띄게 줄어든다. 나무 자세는 몸의 균형을 맞추고 균형감각을 익히는 데 효과적이다. 처음에는 상대방의 도움을 받아 하고, 몸이 적응되면 함께 한다.

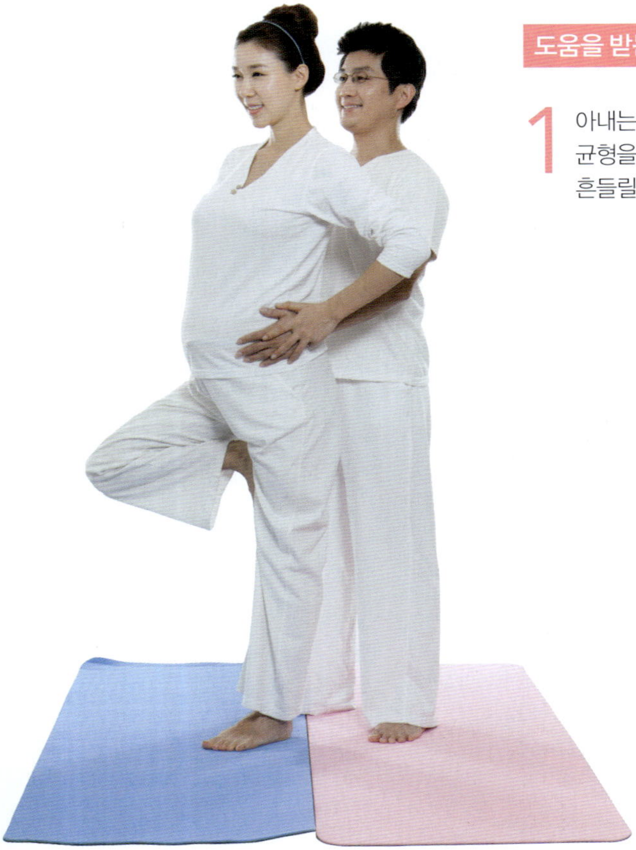

도움을 받는 나무 자세

1 아내는 한쪽 발을 들어 반대쪽 다리에 대고 선다. 남편은 아내가 균형을 잡을 수 있도록 뒤에서 도와둔다. 이때 꽉 잡지 말고 흔들릴 때 넘어지지 않도록 의지만 되어준다.

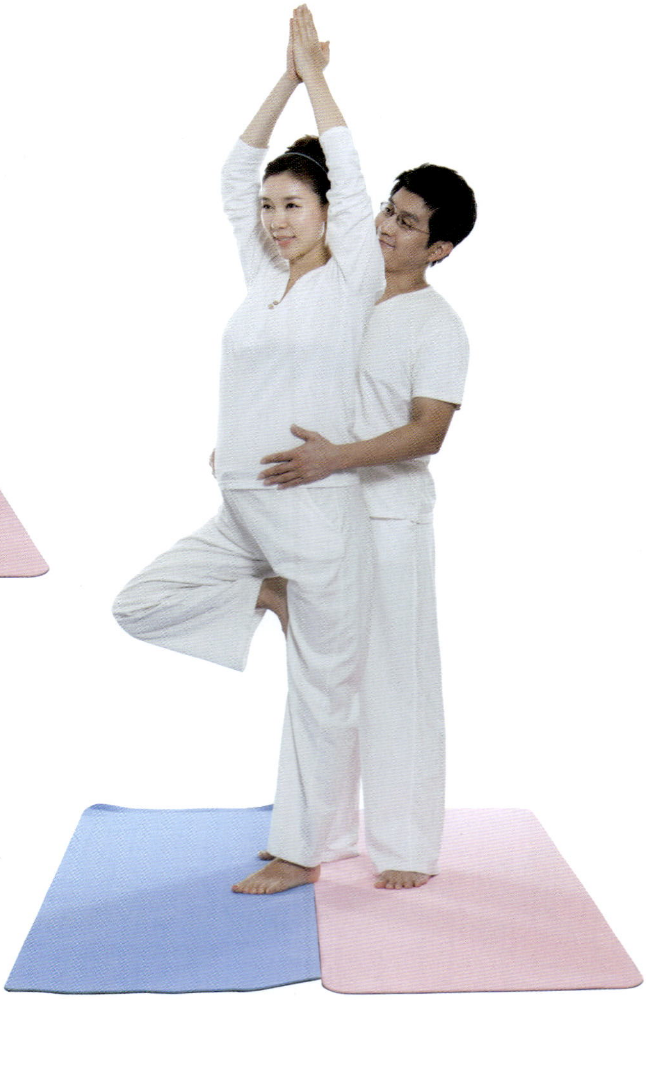

2 균형이 잘 잡히면 양손을 모아 위로 올린다. 발을 바꾸어 같은 방법으로 한다.

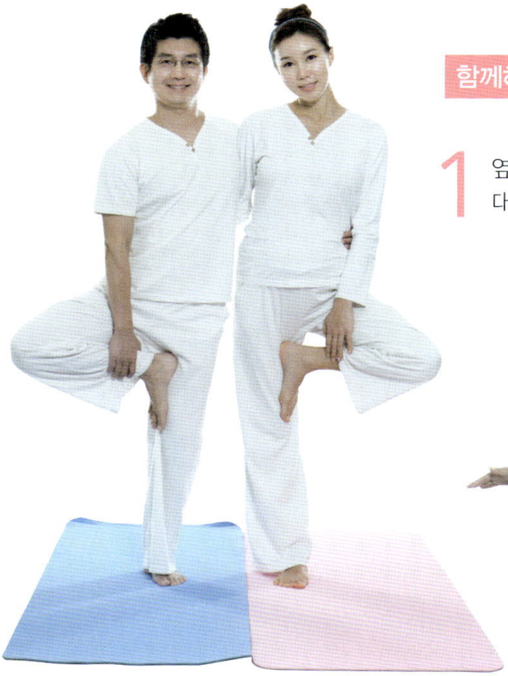

함께하는 나무 자세

1 옆으로 나란히 서서 바깥쪽 발을 들어 반대쪽 다리에 대고 발목을 잡는다. 서로 의지해 균형을 잡는다.

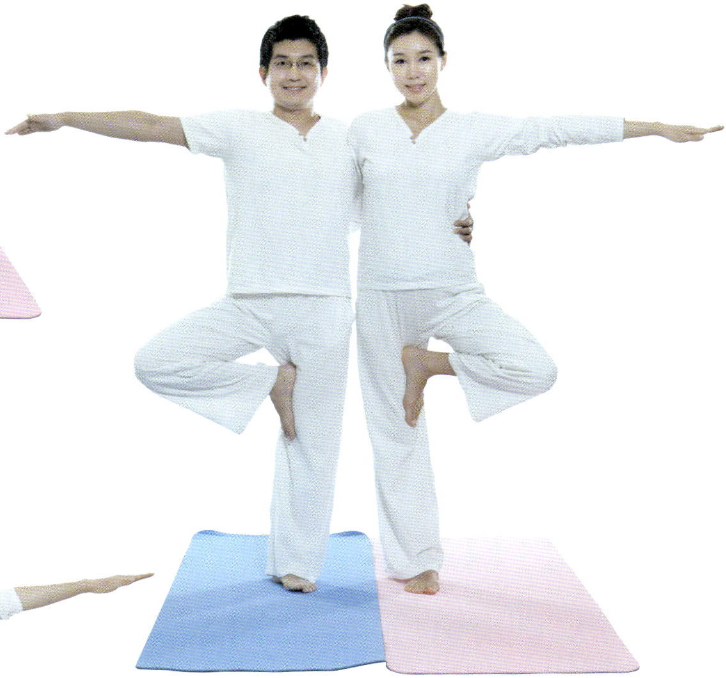

2 서로 지지한 상태로 바깥쪽 팔을 뻗어 균형을 잡는다.

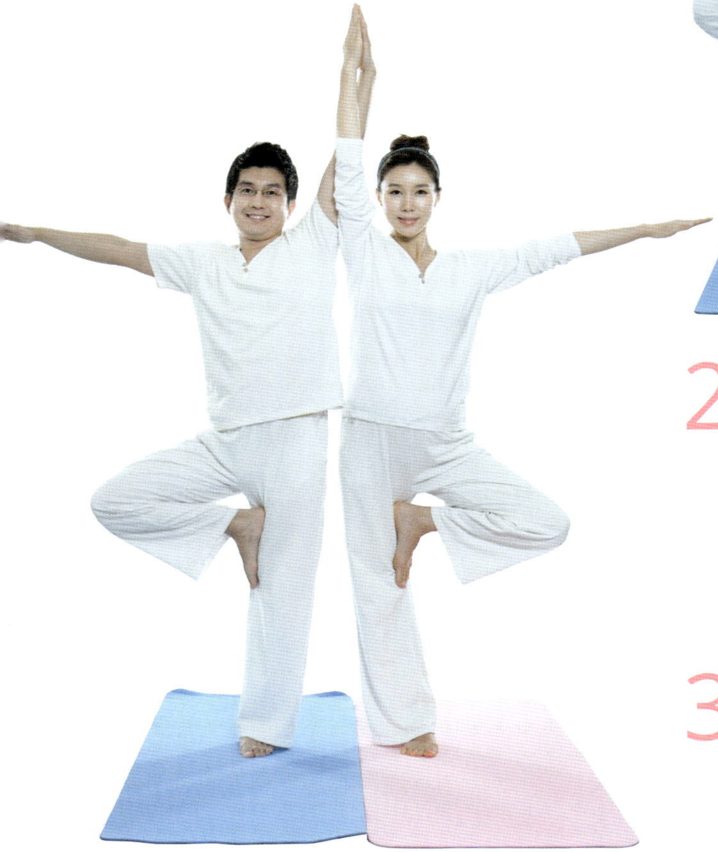

3 균형이 잘 잡히면 안쪽 팔을 위로 올린다. 서로 자리를 바꿔 같은 방법으로 한다.

전신 늘리기

온몸의 뒷부분을 강하게 이완시키는 동작으로 혈액순환을 돕기 때문에 피로 해소에 좋다. 배와 척추를 강화하고 신체의 균형을 잡아준다.

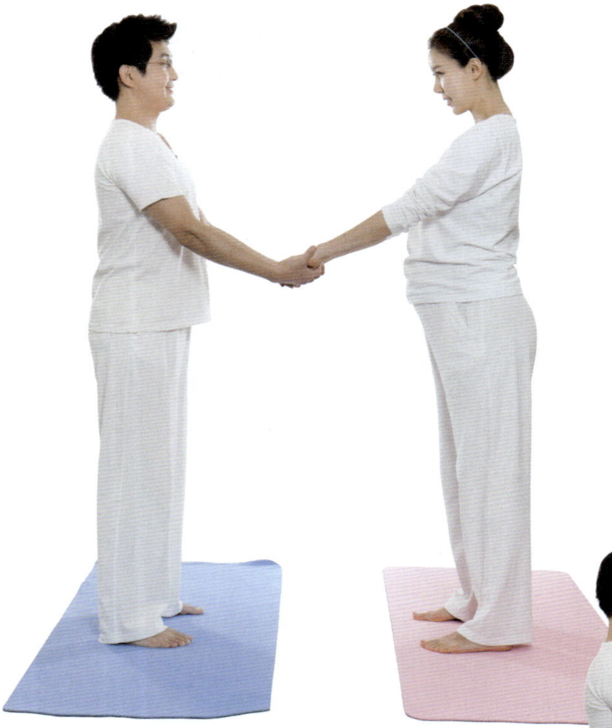

도움을 받아 전신 늘리기

1 마주 보고 서서 잡아주는 사람은 손바닥이 위로 가게 하고, 동작을 하는 사람은 상대방의 손이나 손목을 잡는다.

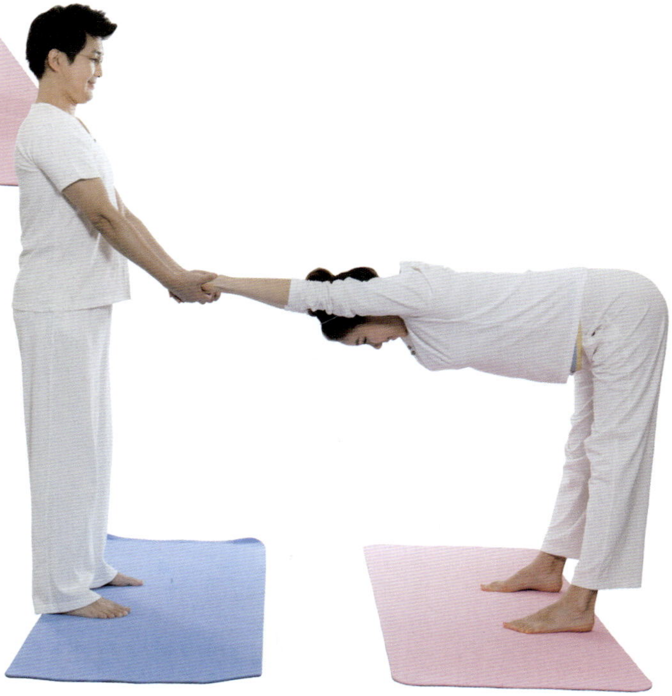

2 동작을 하는 사람이 한 발씩 뒤로 물러나며 다리 뒤쪽이 최대한 당길 때까지 상체를 숙인다. 역할을 바꿔 같은 방법으로 한다.

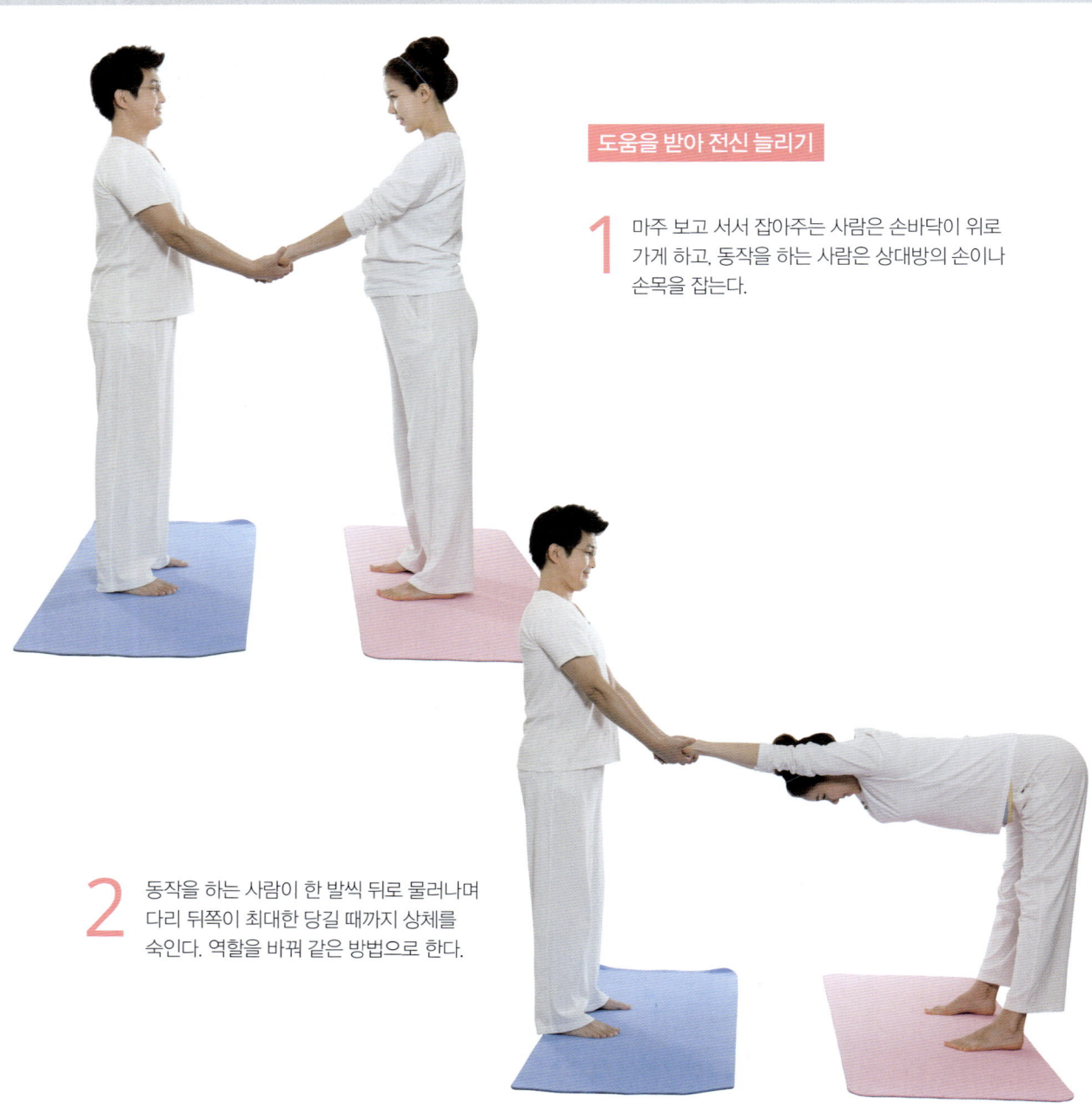

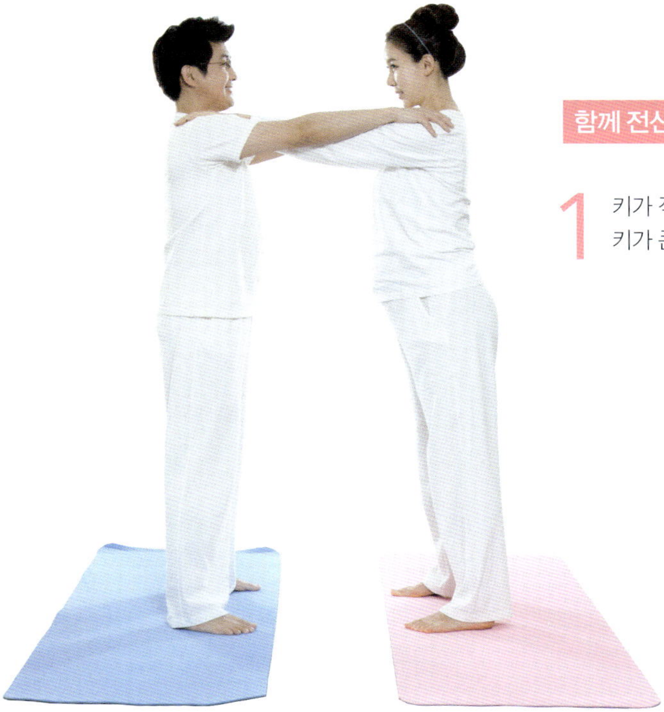

함께 전신 늘리기

1 키가 작은 사람이 먼저 상대방의 어깨에 팔을 올리고,
키가 큰 사람이 상대방 어깨의 바깥쪽으로 팔을 올린다.

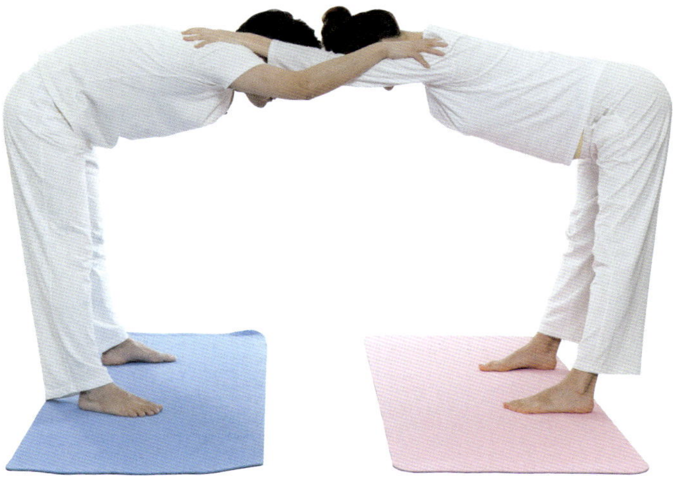

2 한 발씩 뒤로 물러나며 함께 상체를 숙인다. 배와 허리에 힘을 주어 자세를 유지한다.

서서 상체 이완시키기

허리와 가슴의 뭉친 근육을 풀어준다. 자극의 강도를 조절하면서 스트레칭을 할 수 있기 때문에 근육에 무리를 주지 않으면서 온몸의 피로를 풀 수 있다.

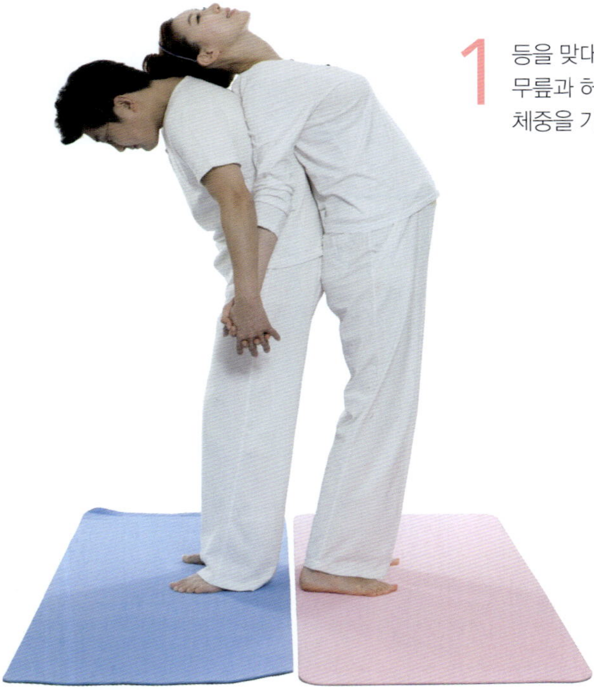

1 등을 맞대고 서서 서로 손이나 팔목을 잡는다. 한 사람은 무릎과 허리를 둥글게 말아 앞으로 숙이고, 반대쪽 사람은 체중을 가볍게 실어 편하게 기댄다.

Point

상대방을 들어 올리거나 무게가 지나치게 실리지 않도록 한다.

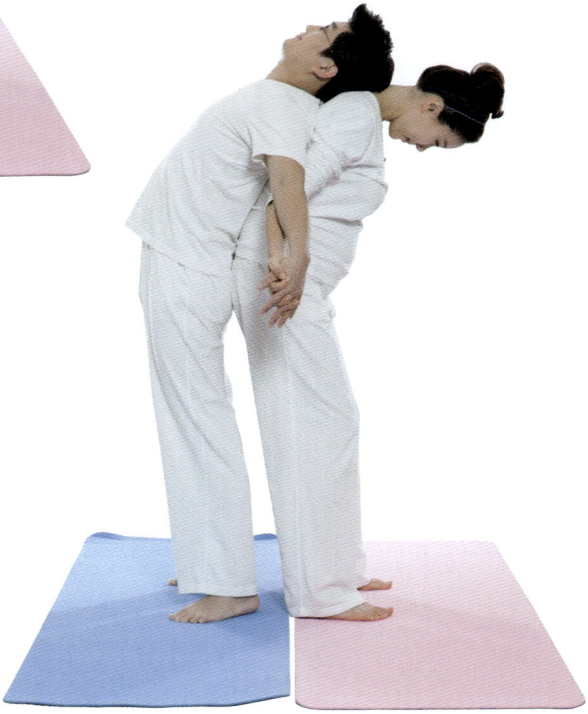

2 반대로 같은 방법으로 한다.

T자 자세

골반과 척추의 균형을 잡고 허리의 피로를 풀어준다. 한 발로 서는 동작들은 균형감각과 하체의 힘을 기르고, 하체의 근육을 균형 있게 잡아주는 효과가 있다.

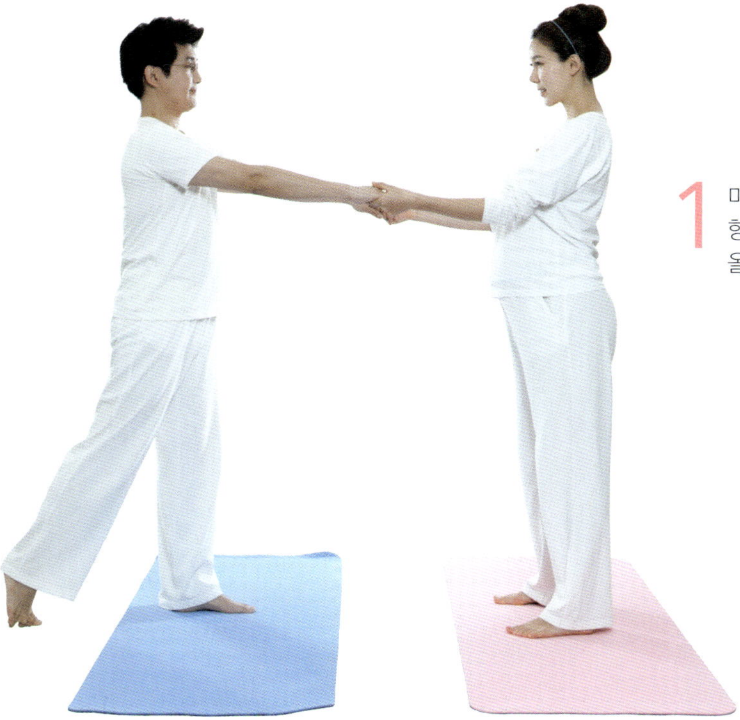

1 마주 보고 서서 잡아주는 사람은 손바닥이 위를 향하게 하고, 동작을 하는 사람은 상대방에게 손을 올리고 한 발을 뒤로 조금 뺀다.

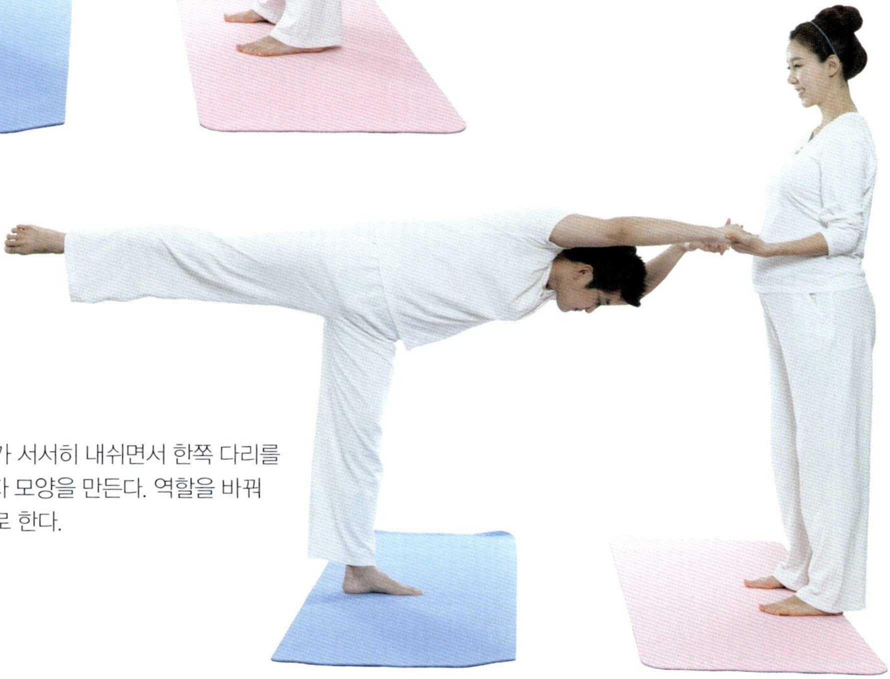

2 숨을 마셨다가 서서히 내쉬면서 한쪽 다리를 뒤로 뻗어 T자 모양을 만든다. 역할을 바꿔 같은 방법으로 한다.

다리 기혈 풀기

하체의 혈액순환을 원활하게 하여 부기를 예방하는 데 효과적이다. 근육 운동 후에는 이처럼 반드시 마사지나 스트레칭을 하여 근육을 이완시킨다.

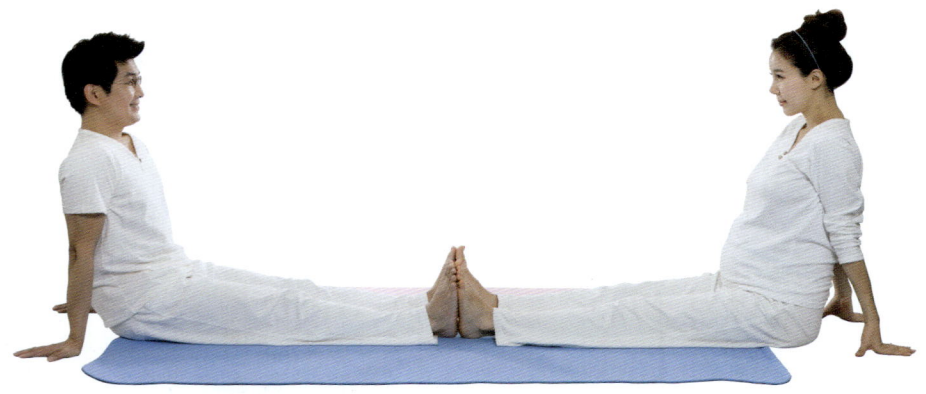

1 바닥에 앉아서 양손을 뒤로 짚고 발바닥을 마주 댄다.

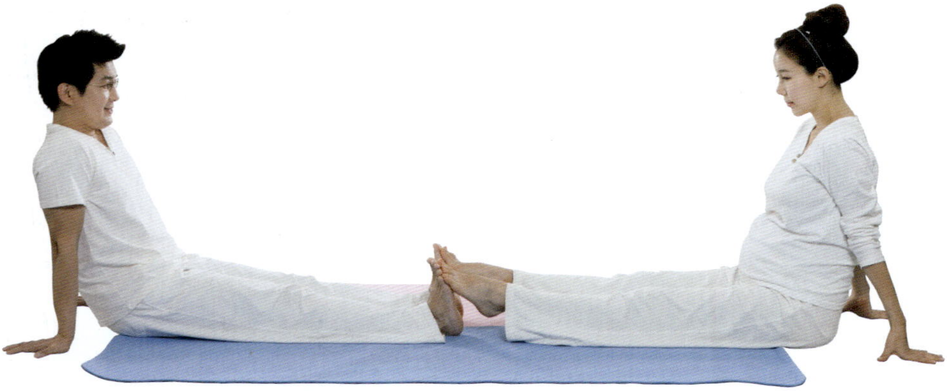

2 발끝을 밀고 당기는 동작을 10회 반복한다.

기지개 켜기

남편이 자세를 바르게 잡아줄 수 있기 때문에 혼자 하는 것보다 훨씬 더 시원하다. 강도를 조절하면서 적당히 스트레칭할 수 있어 피로 해소에 좋다.

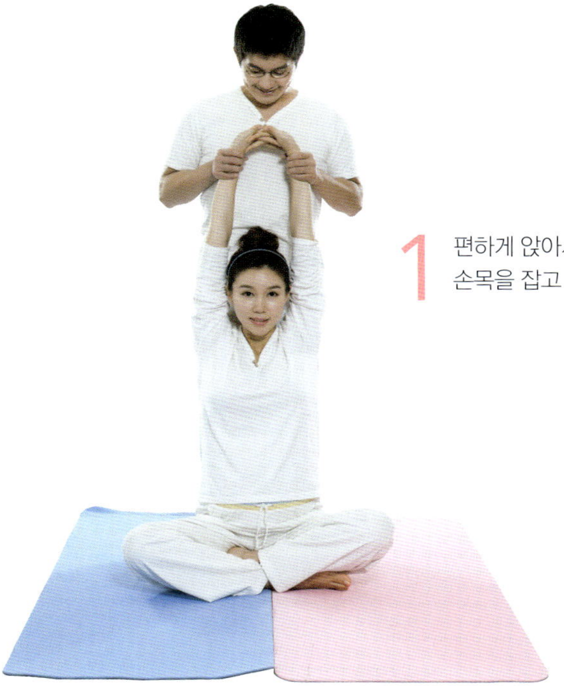

1 편하게 앉아서 양손을 위로 올려 기지개를 켠다. 남편은 뒤에서 아내의 손목을 잡고 견갑골 뒤쪽을 무릎으로 살짝 밀면서 팔을 위로 들어 올린다.

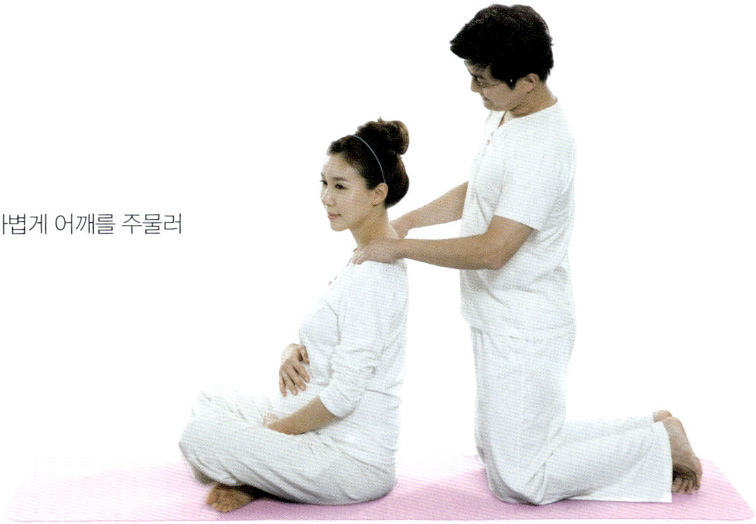

2 동작이 끝난 다음 가볍게 어깨를 주물러 근육을 풀어준다.

앉아서 상체 이완시키기

허리와 가슴의 근육을 풀어준다. 근육에 무리가 가지 않으면서 온몸의 피로 해소에 도움이 된다.

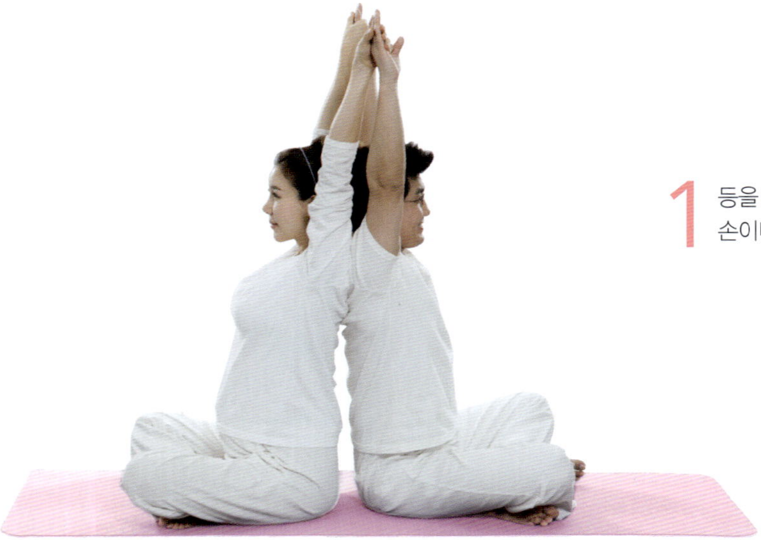

1 등을 맞대고 앉아서 팔을 위로 뻗어 서로의 손이나 손목을 잡는다.

2 한 사람씩 몸을 숙여 스트레칭한다. 앞으로 숙일 때는 허리를 굽히지 말고 고양이 자세처럼 등을 말아서 상대방의 허리가 펴지도록 도와준다. 상체를 뒤로 젖히는 사람은 체중을 가볍게 실어 편하게 기댄다.

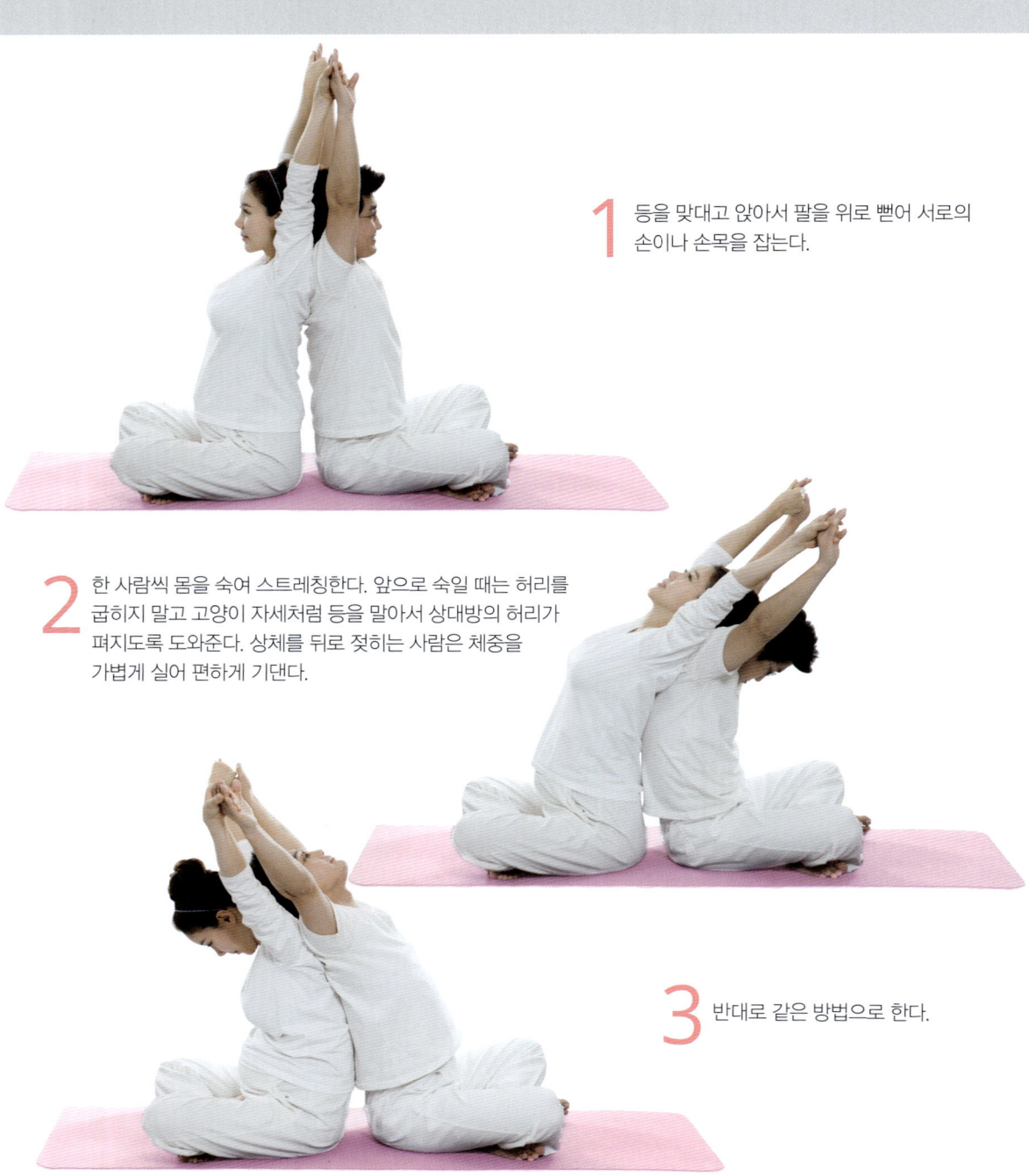

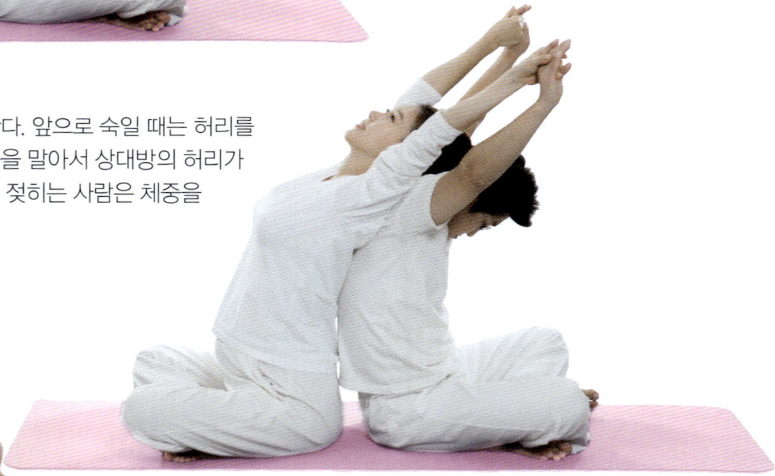

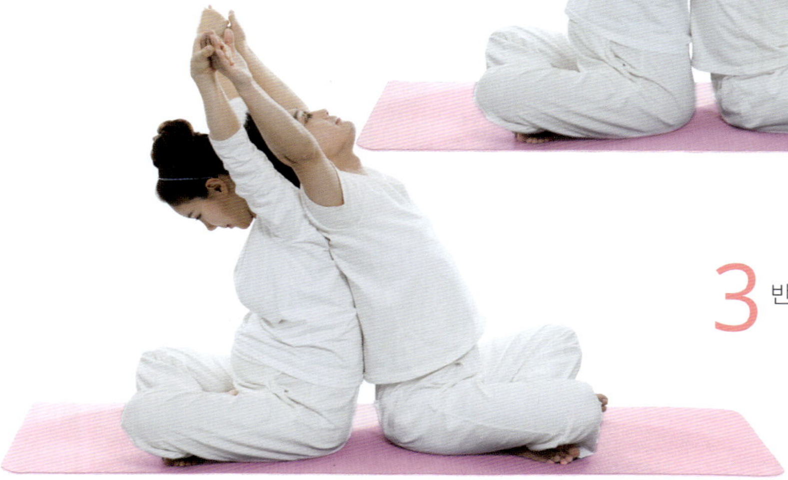

3 반대로 같은 방법으로 한다.

앉아서 옆구리 늘리기

바르게 앉는 자세를 통해 척추를 정렬하고 상체를 이완시키는 동작으로 몸의 피로를 풀어준다.

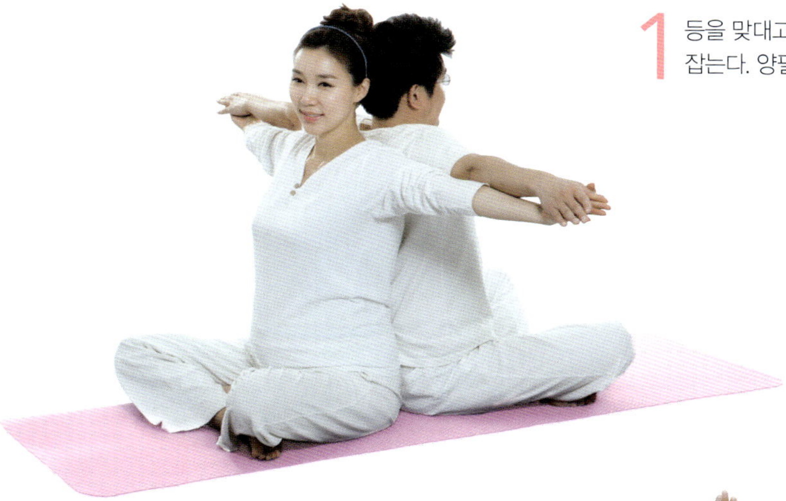

1 등을 맞대고 앉아서 팔을 엇갈리게 하여 손을 잡는다. 양팔을 쭉 뻗고 숨을 들이마신다.

2 숨을 내쉬면서 팔을 번갈아 위아래로 움직여 옆구리를 늘린다. 이때 내린 손으로 바닥을 짚어 허리에 무리가 가지 않도록 한다.

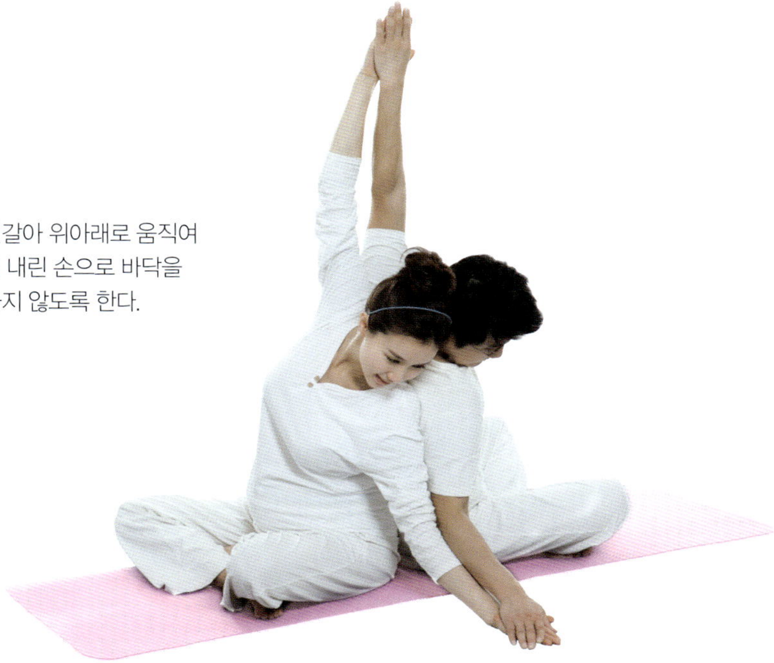

앉아서 비틀기

호흡 능력과 배의 힘을 기르는 데 효과적이다. 또한 내장 기관을 자극하기 때문에 혈액순환은 물론 장을 활성화시킬 수 있다.

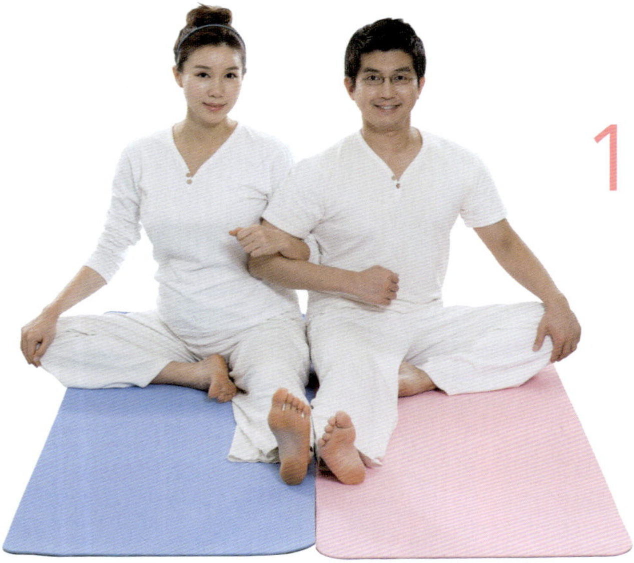

1 옆으로 나란히 앉아서 안쪽 다리를 앞으로 뻗는다. 이때 서로 팔을 걸어 사이가 멀어지지 않도록 한다.

2 손바닥이 마주 닿을 만큼 상체를 돌린 후 복식호흡을 한다. 자리를 바꿔 반대쪽도 같은 방법으로 한다.

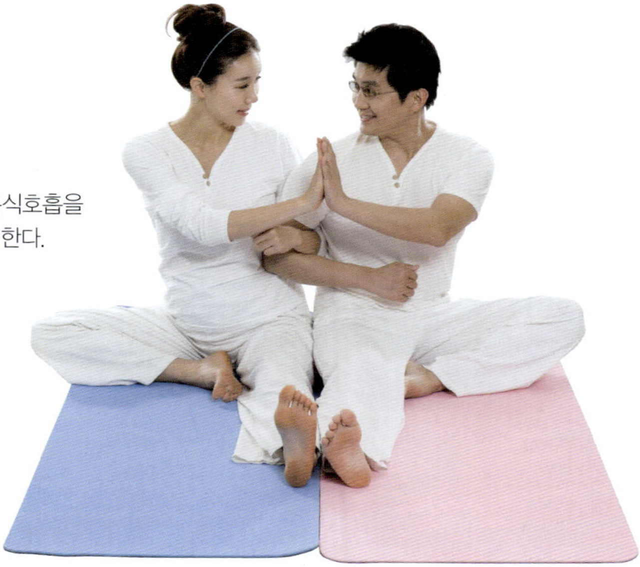

고관절 이완 운동

골반을 유연하게 하는 나비 자세는 골반의 위치를 바로잡고 생식기 주변에 혈액을 공급하여 혈액순환이 원활해지도록 돕는다. 좌골신경통이나 요통 완화에도 효과적이다.

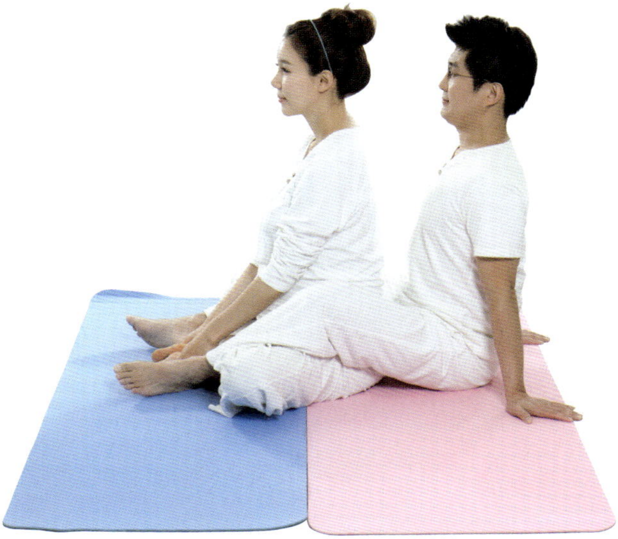

1 아내는 발바닥을 마주 대고 나비 자세로 앉는다. 남편은 아내의 뒤에 앉아 양손을 뒤로 짚고 아내의 허벅지 위로 다리를 뻗는다.

Point

남편의 다리 무게만으로도 이완에 충분한 도움이 되므로 무리하게 누르지 않도록 한다.

2 남편은 가슴을 펴며 상체를 뒤로 젖히고, 아내는 남편에게 편하게 기댄다.

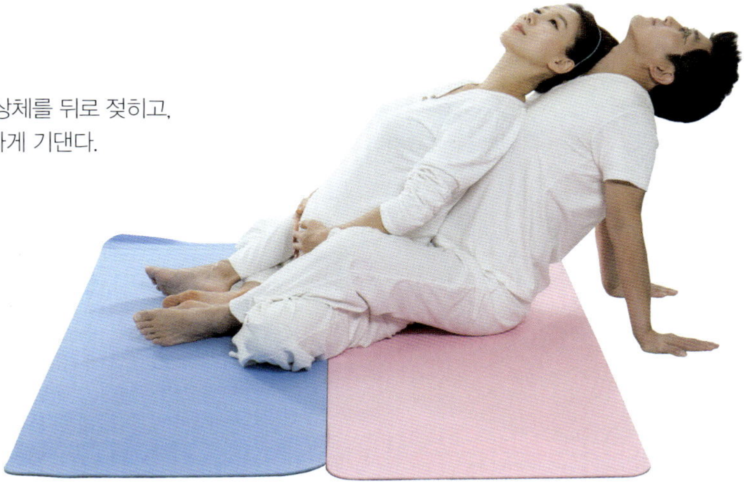

골반 풀기

고관절을 이완시키고 골반을 풀어주는 동작으로 하체의 순환을 원활하게 한다. 무리하게 하지 말고 자신의 한계에서 조금 더 자극을 주는 정도로 하는 것이 좋다.

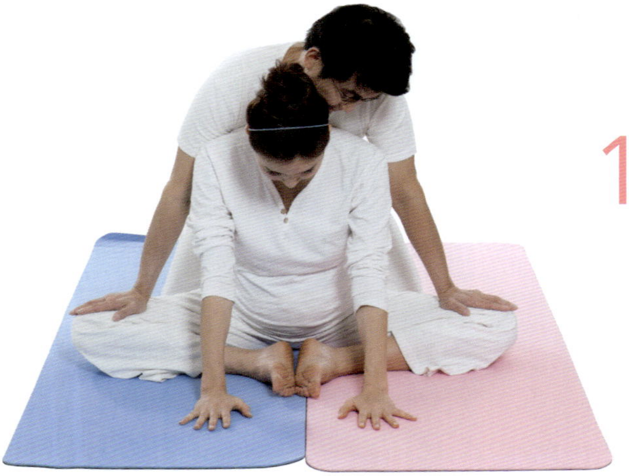

1 아내는 나비 자세로 앉아서 배가 압박되지 않을 만큼 상체를 조금 숙이고 양손으로 바닥을 짚는다.

2 남편은 양손으로 아내의 무릎 안쪽을 짚고 지그시 누른다.

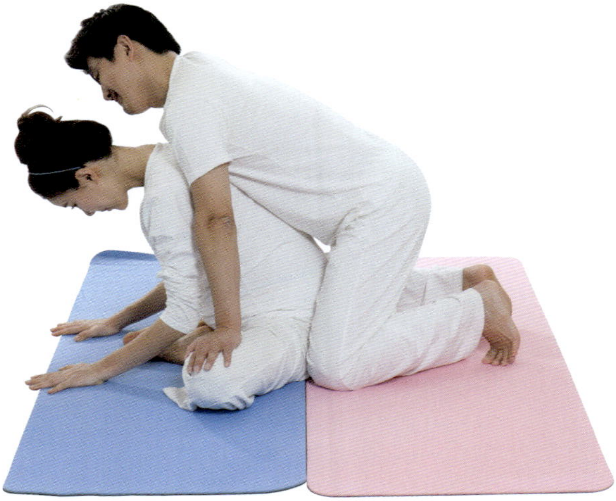

Point

다리를 무리하게 벌리지 않도록 주의한다. 자극이 조금 있는 정도가 가장 적당하다.

하체 늘리기

골반과 고관절을 자극해 다리의 혈액순환을 돕고 골반의 위치를 바로잡는다. 하체 안쪽의 모든 근육이 자극되어 다리를 곧게 가꾸어주고 유연성을 향상시킨다.

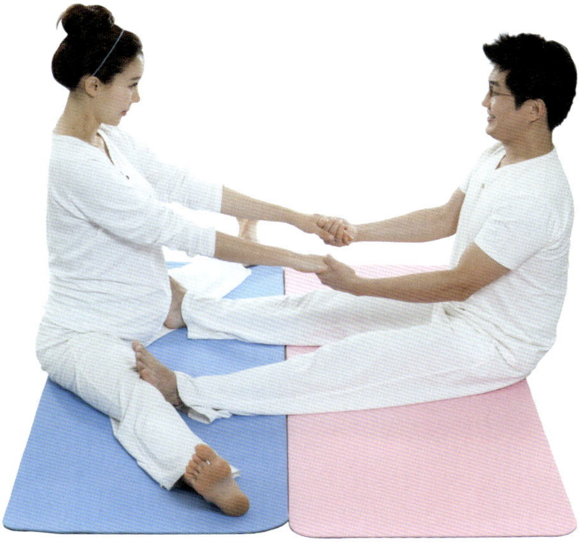

1 양손을 맞잡고 앉아서 아내는 다리를 가능한 만큼 양옆으로 벌리고, 남편은 양발로 아내의 허벅지 안쪽을 받쳐준다.

2 무릎이 구부러지지 않을 정도까지만 상체를 앞으로 숙인다. 남편도 같은 방법으로 한다.

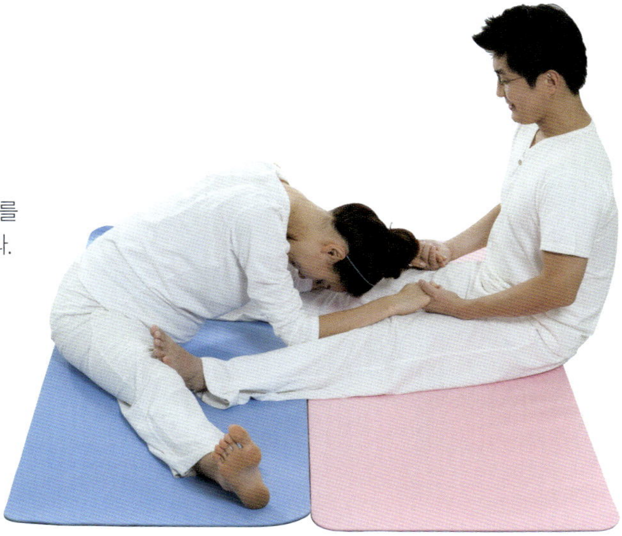

발 마사지

임신 중에는 체중이 늘어 하체에 무게가 많이 실리면서 족궁이 무너지고 발에 통증이 오기 쉽다. 발바닥은 오장육부의 축소판으로, 발바닥에 무리가 가지 않도록 발바닥 근육을 자극하는 발 마사지는 하루의 피로를 풀어주는 가장 쉬우면서 효과적인 방법이다.

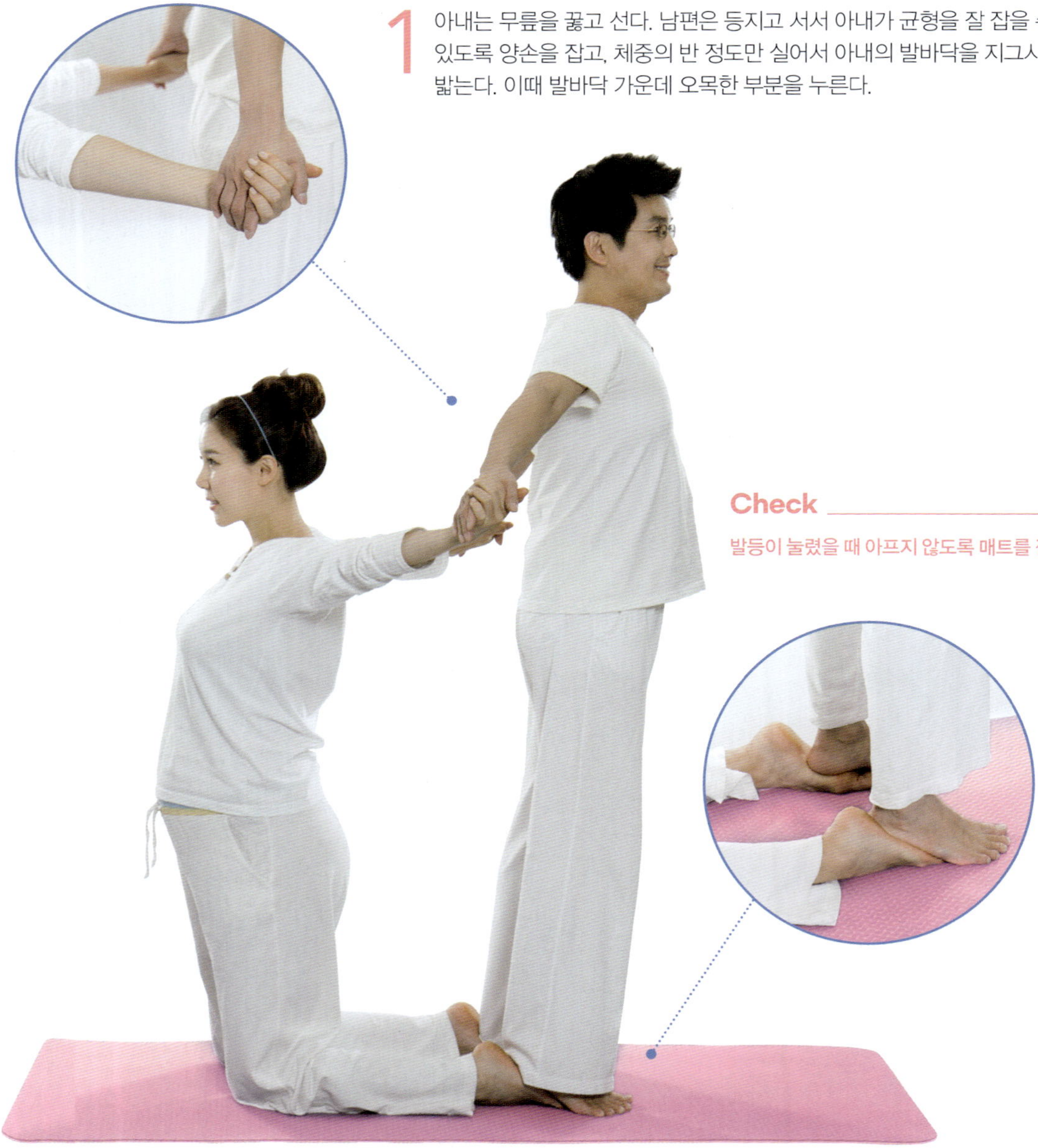

1 아내는 무릎을 꿇고 선다. 남편은 등지고 서서 아내가 균형을 잘 잡을 수 있도록 양손을 잡고, 체중의 반 정도만 실어서 아내의 발바닥을 지그시 밟는다. 이때 발바닥 가운데 오목한 부분을 누른다.

Check

발등이 눌렸을 때 아프지 않도록 매트를 깐다.

종아리 마사지

임신 후기로 갈수록 하체의 순환이 정체되면서 발은 물론 종아리까지 붓게 된다. 틈틈이 종아리 마사지를 하면 부기를 완화하고 잘 때 종아리 경련이 일어나는 것을 예방할 수 있다.

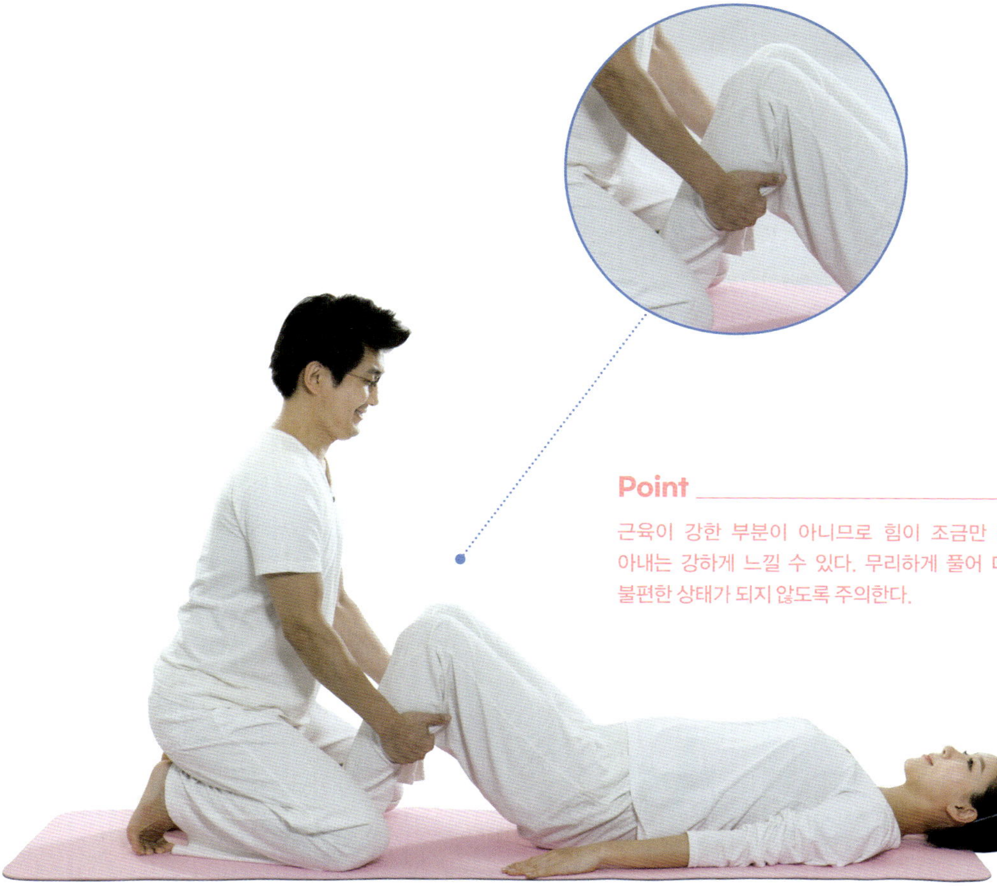

Point

근육이 강한 부분이 아니므로 힘이 조금만 들어가도 아내는 강하게 느낄 수 있다. 무리하게 풀어 다음날 더 불편한 상태가 되지 않도록 주의한다.

1 아내는 편한 자세로 무릎을 세우고 눕는다. 바로 눕기가 힘들다면 옆으로 누워 한쪽 무릎을 세워서 해도 좋다. 남편은 아내의 종아리를 너무 강하지 않게 천천히 주무른다.

골반 들기

임산부뿐 아니라 가족 모두 할 수 있는 동작으로 척추 강화에 효과적이다. 척추를 정렬하고 근육의 힘을 기를 수 있다. 동작을 할 때 골반을 높게 들어 올리지 않도록 주의한다.

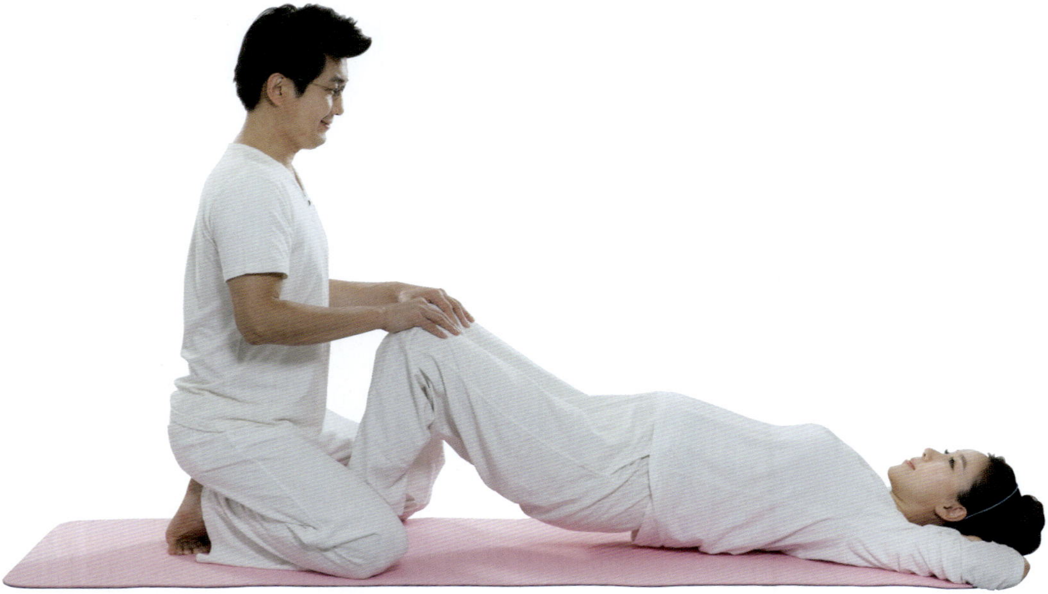

1 아내는 무릎을 세우고 누워서 양손을 머리 뒤나 바닥에 놓고 중심을 잡는다. 남편은 아내의 발 쪽에 앉아 무릎을 잡아준다. 아내가 골반을 바닥에서 5cm 정도 들어 올린다.

복부 힘 기르기

복근 운동과 함께 상체를 일으키면서 호흡이 길어지는 연습을 할 수 있어 순산에 도움이 된다. 동작을 할 때 복식호흡이 가능한 만큼만 상체를 들어 올리는 것이 좋다.

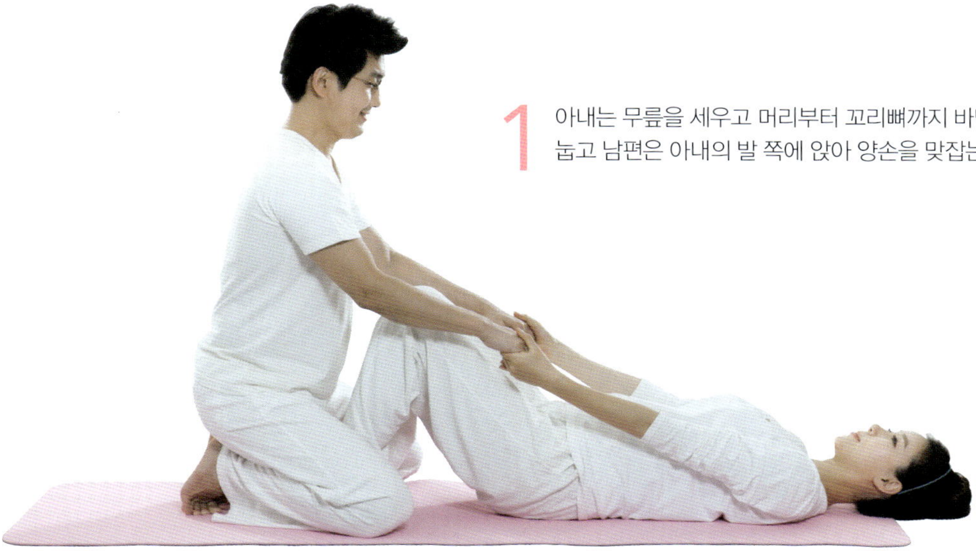

1 아내는 무릎을 세우고 머리부터 꼬리뼈까지 바닥에 닿도록 눕고 남편은 아내의 발 쪽에 앉아 양손을 맞잡는다.

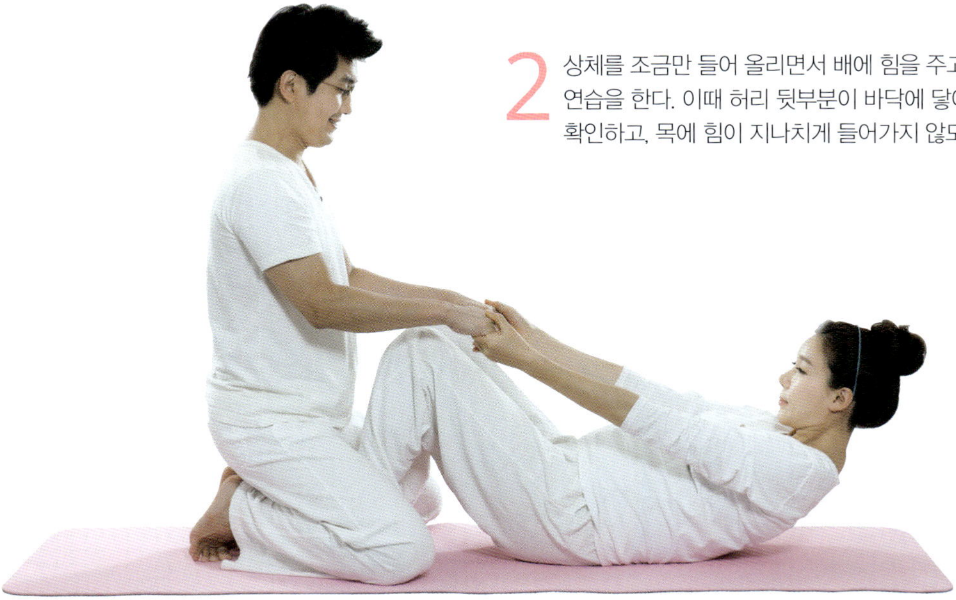

2 상체를 조금만 들어 올리면서 배에 힘을 주고 숨을 내쉬는 연습을 한다. 이때 허리 뒷부분이 바닥에 닿아 있는지 확인하고, 목에 힘이 지나치게 들어가지 않도록 주의한다.

고관절 풀기

고관절의 유연성을 길러주며 장의 움직임을 편하게 한다. 배가 압박되어 눕기 힘들다면 상체를 조금 비스듬히 세워 기댄 상태에서 동작을 하는 것도 좋다.

1 아내는 편하게 누워서 한쪽 무릎을 구부려 발을 남편의 어깨에 댄다.

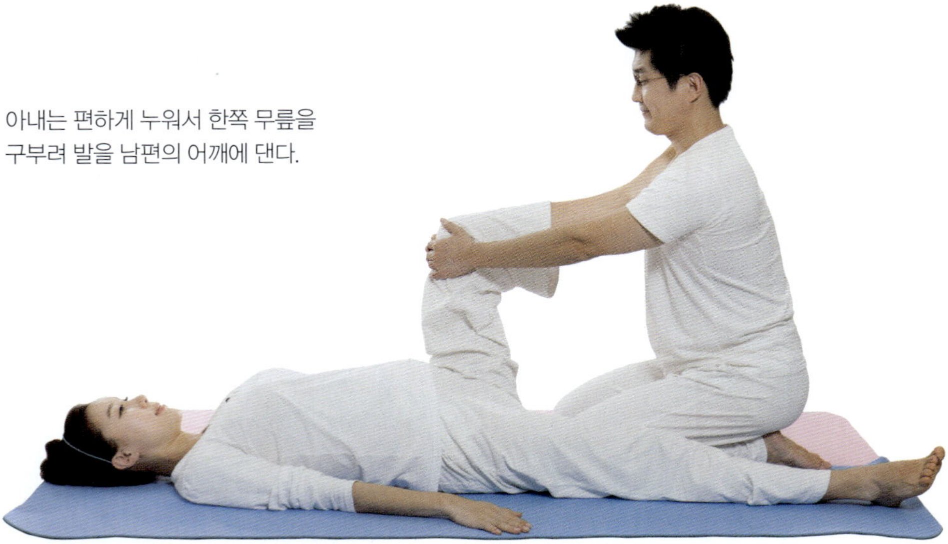

2 남편은 아내의 무릎과 허벅지를 잡고 상체로 다리를 지그시 누른다. 이때 반대쪽 다리가 들리거나 배를 압박하지 않도록 한다.

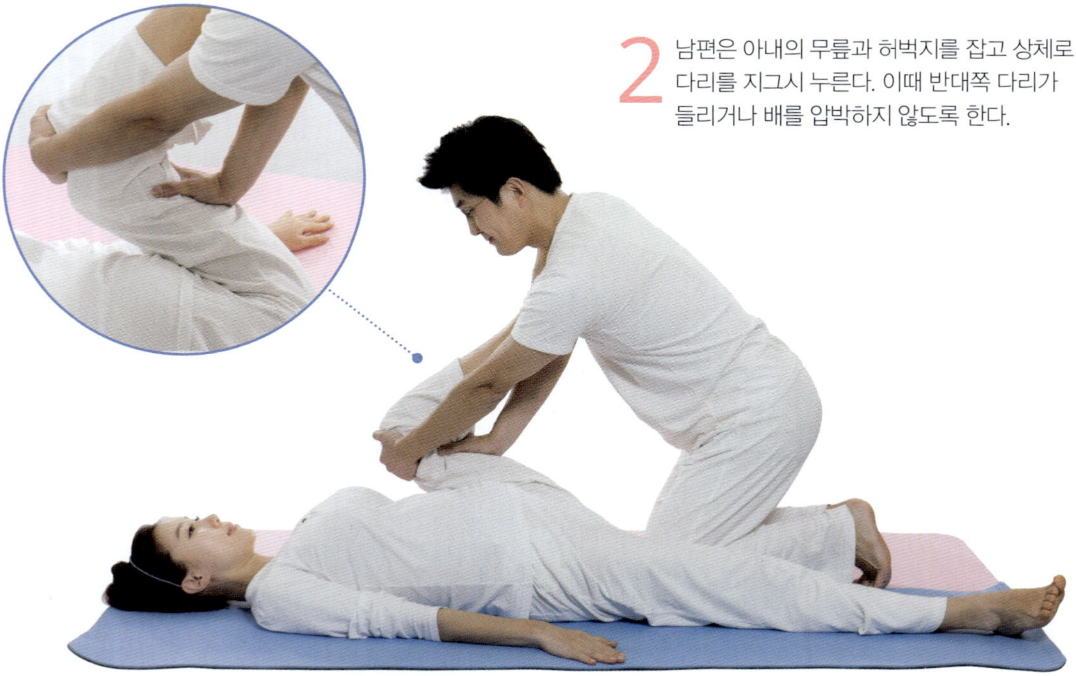

누워서 비틀기

상체를 이완시켜 유연성을 길러준다. 임신 중에는 배의 회전력이 줄어들어 근육이 많이 당길 수 있으므로 남편의 도움이 필요하다.

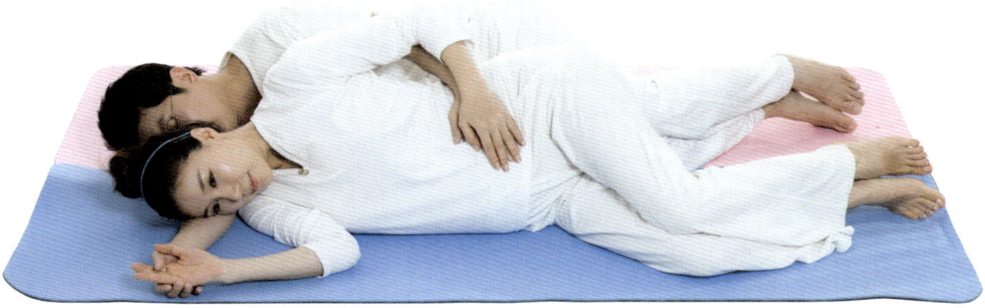

1 팔베개를 하듯 나란히 옆으로 눕는다.
이때 아내가 앞에, 남편이 뒤에 눕는다.

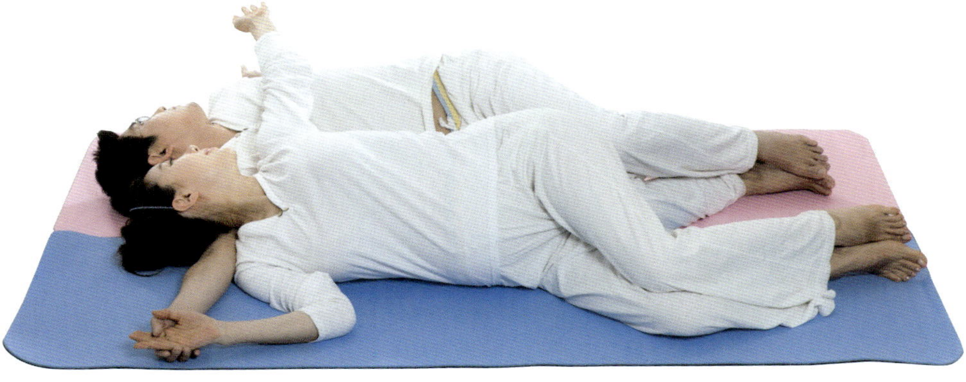

2 손을 맞잡고 위쪽 팔을 쭉 펴서 반대쪽으로 넘긴다.
반대쪽도 같은 방법으로 한다.

휴식

편하고 고요한 상태로 엄마는 물론 태아도 평온함을 느끼게 된다. 부부의 사랑과 엄마의 행복한 에너지가 태아에게 전달된다.

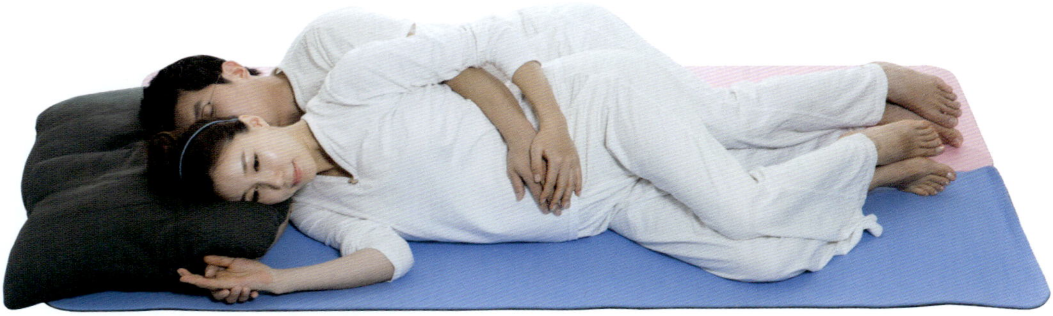

1 부부가 같은 방향으로 누워 편안하게 숨을 쉬며 호흡을 정리한다. 안정감이 들도록 남편이 뒤에서 아내를 포근히 감싸고, 호흡에 정신을 집중한다.

plus yoga

남편을 위한 마사지

• 발 마사지

❶ 남편은 바닥에 편하게 엎드린다. 아내는 남편의 골반 위쪽 딱딱한 부분에 앉아 양쪽 발을 번갈아 가며 천천히 마사지한다.

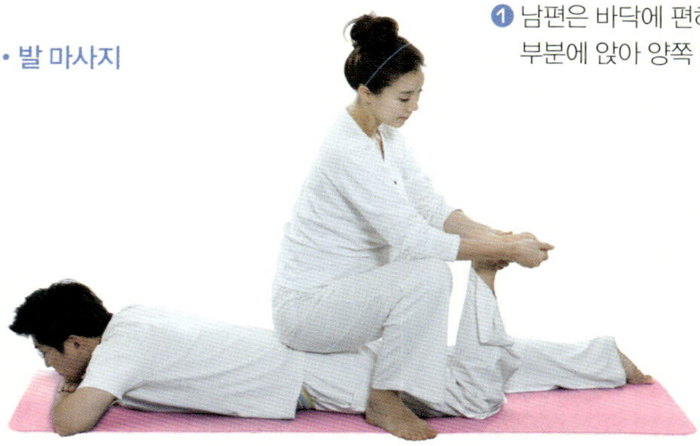

❷ 일어서서 균형을 잡을 수 있도록 벽을 짚거나 양손으로 허리를 짚고, 체중을 실어 남편의 발바닥을 지그시 밟는다.

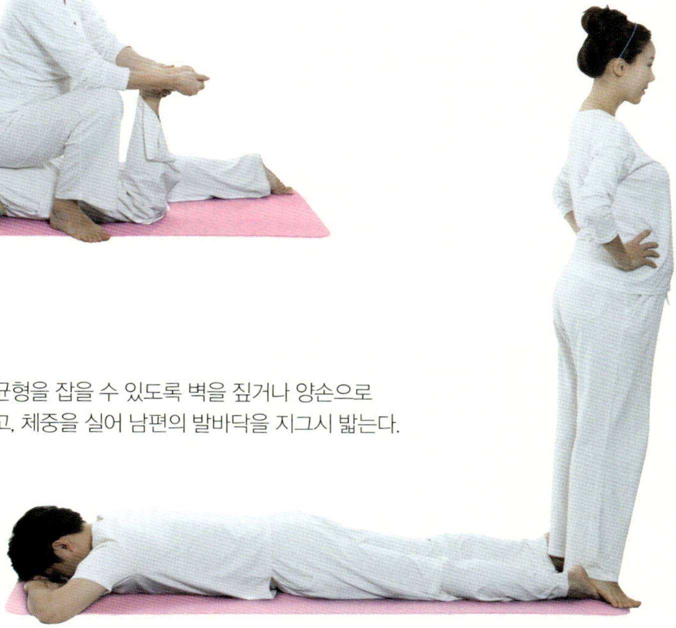

• 종아리 마사지

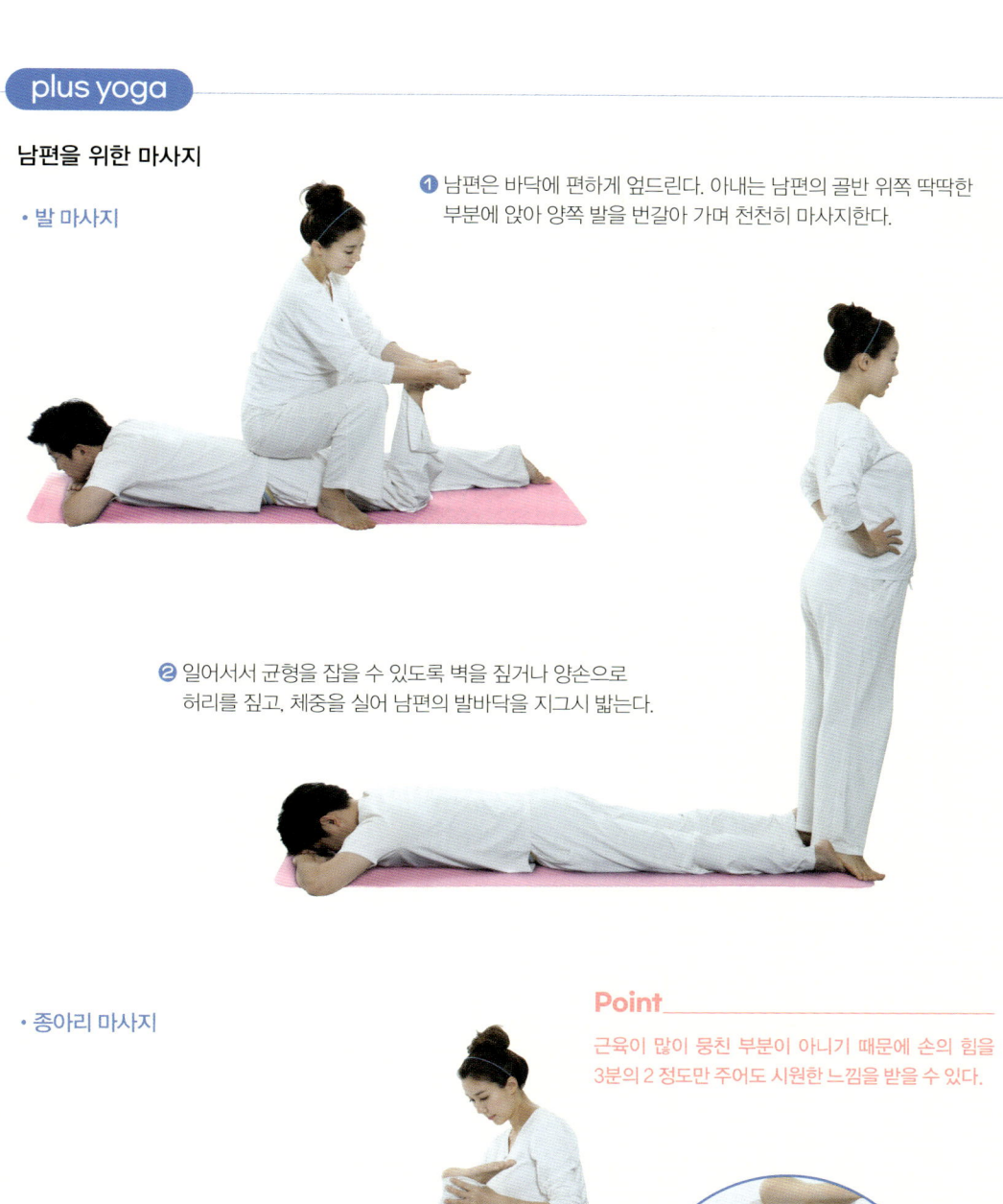

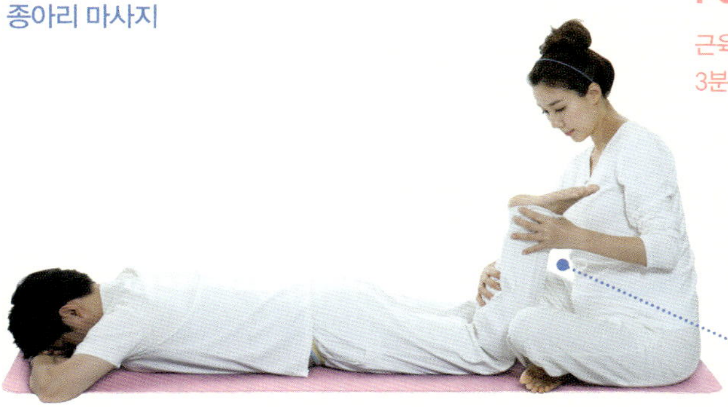

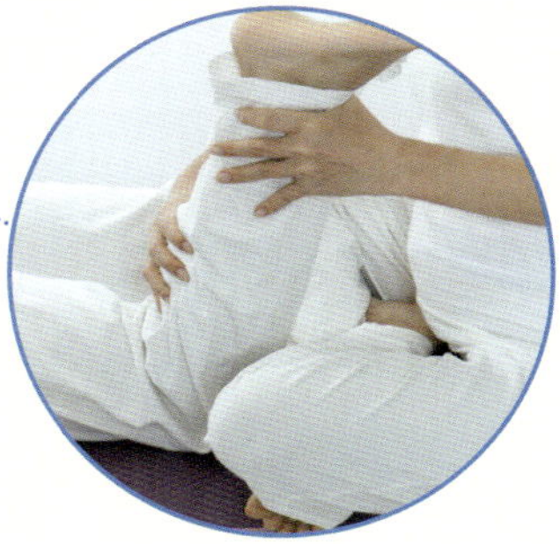

❶ 남편은 편하게 엎드린다. 아내는 남편의 무릎을 구부려 가까이 앉아서 손에 힘을 주어 종아리 풀어준다.

Point

근육이 많이 뭉친 부분이 아니기 때문에 손의 힘을 3분의 2 정도만 주어도 시원한 느낌을 받을 수 있다.

알쏭달쏭 궁금해요

임산부 요가 Q & A

Q **임신을 하고 나니 병원에서도 운동을 권하고, 주변 임신부들도 모두 운동을 하는 것 같아요. 그런데 평소에 운동을 해본 적이 없어서 뭘 어떻게 시작해야 할지 모르겠어요.**

A 평소에 운동을 하지 않았는데 임신을 했다고 해서 꼭 운동을 시작해야 할 필요는 없습니다. 하지만 임신 기간을 건강하게 보내기 위해서는 활동량이 충분한 것이 좋습니다. 주변 임신부들이 모두 한다고 해서 무리하게 몸을 움직이거나 특별한 운동을 배우지 않아도 괜찮습니다. 바르게 걷는 것만으로도 충분할 수 있습니다.

다만 임신 중에는 체형이 크게 변하고 원활한 혈액순환이 중요하기 때문에 이를 도와줄 수 있는 스트레칭이나 요가를 틈틈이 하면 좋습니다. 평소에 운동을 하지 않았다면 근육의 유연성이 다소 부족할 수 있으므로 자극이 많지 않은 동작들로 온몸을 움직이세요.

Q **임산부 요가는 언제 시작하면 좋을까요?**

A 요가는 언제든지 해도 좋지만, 움직임이 큰 임산부 요가는 태반이 안정적으로 자리 잡고 태아의 건강이 안전하다는 의사의 진단을 받은 후에 시작하는 것이 좋습니다. 일반적으로는 16주 이후에 요가를 시작합니다. 하지만 이상이 없는 건강한 임신부라면 초기라 해도 괜찮습니다. 임산부 요가의 초기 동작은 몸을 많이 움직이지 않는 안정된 동작들로 구성되어 있기 때문에 요가를 하는 것이 오히려 피로 해소에 도움이 됩니다. 또한 이 시기에는 몸이 나른하고 불편한 증상들이 많이 생길 수 있는데 요가로 몸의 순환을 도우면 이런 증상들을 해소할 수 있습니다.

16주가 지나 안정기에 들어서면 임신부의 건강과 순산을 위한 다양한 동작과 자세로 요가를 할 수 있습니다.

Q **요가를 하면 배가 당겨요.**

A 임산부 요가는 몸을 무리해서 하는 운동이 아닙니다. 특히 임신 중에는 절대 무리하면 안 됩니다. 배가 당긴다는 것은 자궁이 수축되거나 임신부의 복벽이 당기는 것일 수 있습니다. 어떤 상태이든 요가를 무리하게 진행하지 마세요. 의사와 상의하고 가급적 안정을 취하세요. 운동보다 더 중요한 것은 안정입니다.

Q 임신한 줄 모르고 핫요가 등록을 했는데 해도 괜찮을까요?

A 잠시 중단하는 것이 좋습니다. 핫요가는 일반적으로 신체의 움직임에 불편함이 없는 사람들이 극도의 한계에서 고된 수련을 하는 요가 프로그램이라고 생각하면 됩니다. 임신부는 아무리 건강하다 하더라도 움직임에 제약을 받습니다. 핫요가 동작 중에는 엎드려서 하는 동작들도 많은데, 이 동작들은 임신부가 해서는 안 되는 동작들입니다. 이 동작을 하지 않고 적당한 운동만 한다 하더라도 일반적으로 임신부의 체온이 1도 이상 올라갑니다. 지나친 체온 상승은 좋지 않습니다. 임산부 요가 프로그램으로 바꾸거나 출산 후에 다시 시작하세요.

Q 평소에 운동을 많이 했는데 임신을 하고 나니 주변에서 다들 조심하라고만 하네요. 임신 중이라고 해도 기초 체력에 자신이 있어 다양한 요가 자세를 해보고 싶은데 가능할까요?

A 임신 중에 하는 운동은 엄마만을 위한 운동이 아닙니다. 물론 임신부의 순산을 위한 운동이기도 하지만, 태아 역시 안정적으로 보호받아야 합니다. 평소에 활동적인 운동을 했거나 다양한 요가 동작이 가능했다 하더라도 이 시기에는 태아와 자신을 위해 무리하지 마세요. 임신 중에는 적당한 움직임만으로도 충분한 운동이 됩니다.

Q 임신 중 운동, 꼭 필요할까요?

A 운동을 하고 싶어도 못할 수도 있고, 운동을 무리하게 해서 오히려 아프다면 안 하는 것이 나을 수도 있습니다. 하지만 못하는 것과 안 하는 것은 분명 차이가 있습니다. 운동을 해야 한다는 생각은 있지만 몸이 자꾸 늘어지고 게을러져 미루게 된다면 시간을 정해 규칙적으로 운동하는 방법을 추천합니다. 임신 중에는 호르몬과 신체의 변화가 크기 때문에 몸에 불편한 증상이 생깁니다. 그렇다고 움직이지 않고 집에만 있다보면 컨디션은 더 나빠지고 체중은 필요 이상으로 늘어나기 쉽습니다. 몸이 나른하고 움직이기 귀찮더라도 산책이나 간단한 스트레칭 등 하루 동안 할 수 있는 만큼 목표를 정해두고 실천하는 것이 건강한 임신 기간을 보내는 비결입니다. 기초 체력과 근력을 쌓아둔다면 출산 후 몸을 되돌리는 시간도 훨씬 단축될 수 있습니다.

Q 임산부 요가를 하면 너무 힘든데 선생님이 엄살이라며 열심히 좀 하라고 하네요.

A 임산부 요가를 지도하는 강사가 임신과 출산의 경험이 있는지 확인해보세요. 간혹 임신 경험이 없는 강사들도 임산부 요가를 지도하는데, 이 경우 이론적인 프로그램은 지도할 수 있어도 직접 느껴보지 못했기 때문에 임신부의 마음을 헤아리지 못하거나 엄살로 오해할 수 있습니다. 가능한 한 출산 경험이 있는 지도자와 상의하는 것이 좋습니다. 또한 요가 동작을 했을 때 호흡이 가쁘거나 부정맥, 어지러움, 구토, 오한, 출혈 등의 증상이 있으면 즉시 운동을 멈추고 의사와 상의하세요. 물론 근육이나 관절에 무리를 주어서도 안 됩니다.

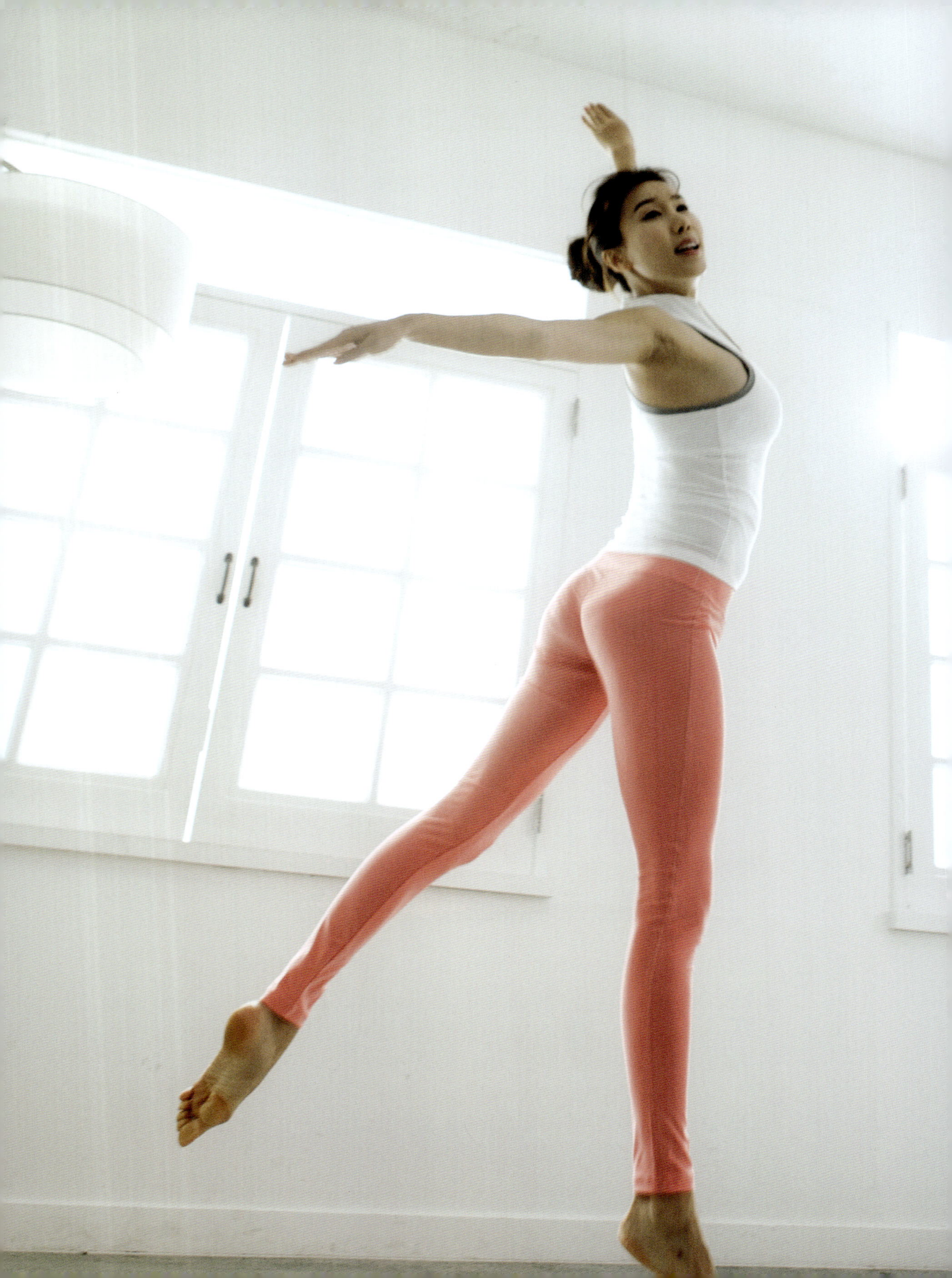

PART 4

건강하고 날씬하게 **단계별 산후 요가**

산후 조리 기간은 출산이라는 큰일을 치른 산모에게 아주 중요한 시간입니다. 하지만 갓 태어나 엄마만 바라보고 있는 아기를 옆에 두고 자신의 몸을 챙기기란 쉬운 일이 아니에요. 이 시기의 건강 관리는 자신의 평생 건강을 좌우한다고 말할 수 있을 정도로 중요하기 때문에 틈틈이 운동을 해야 합니다. 언제 어디서나 할 수 있는 요가는 산후 건강 관리는 물론 산전 몸매로 되돌리기에 가장 적합한 운동이라 할 수 있습니다.

회복을 돕고 몸매를 되찾는 방법

출산 후에 단계별로 하는 산후 요가는 몸과 마음의 균형을 회복하면서 몸에 부담을 주지 않고 할 수 있어 산모에게 가장 적당한 운동이라고 할 수 있다. 이 시기의 건강 관리는 몸에 두고두고 영향을 미치게 된다. 자신의 평생 건강을 위해 조금씩 시간을 내어 동작을 따라 해보자. 몸도 마음도 개운해지는 것을 느낄 수 있을 것이다.

몸이 회복되는 시간이 필요하다

출산 후 많은 산모들이 '아기와 양수가 몸에서 빠져나갔는데도 배는 그대로 있고 체중도 줄지 않아 충격을 받았다'고 말한다. 그리고 이는 체중과 몸매에 대한 스트레스로 다가온다. 하지만 너무 조급하게 생각할 필요는 없다.

몸이 회복되는 데는 시간이 필요하다. 엄마의 몸과 태아를 보호하기 위해 쌓여 있던 물질들과 늘어난 체중은 몸이 회복되는 과정에서 서서히 빠져나간다.

그동안 쪘던 살이 한 번에 빠지기를 바라는 말자. 출산 후부터 체중에 대해 지나치게 걱정하거나 예전의 몸매에 집착하지 말자. 우선 체력을 서서히 회복하고 조금씩 단계를 높여가는 요가 동작을 하면서 내 몸의 소리에 귀를 기울인다.

출산 후 6개월 안에 살을 빼야 한다?

'출산 후 6개월 안에 살을 빼지 않으면 더 이상 빼기 힘들다'는 말이 있다. 이는 잘못된 속설이다. 우리 몸에 분포되어 있는 지방 입자 수는 청소년기 이전에 이미 정해졌다. 임신 중 살이 찌고 체중이 불어나는 것은 지방의 개수가 늘어나는 것이 아니라 몸을 보호하기 위해 지방 세포가 커지는 것이다. 대부분 근육이 회복되고 불필요한 수분이 빠져 나가면서 체중도 서서히 돌아오지만, 그 작용이 6개월 안에 일어나지 않았다 하더라도 다이어트의 시기를 놓쳐버린 것은 결코 아니다.

물론 맘껏 먹어도 나중에 살이 저절로 다 빠진다는 뜻은 아니다. 하지만 아직 몸도 제대로 회복되지 않았는데 당장 다이어트를 하지 않으면 안 된다는 불안감으로 몸에 무리를 줄 필요는 없다는 것이다. 출산 후 수개월 혹은 1년 동안은 체중에 집중하기보다 몸의 상태를 회복시키는 데 신경 쓰는 것이 더 중요하다. 근육의 회복을 돕고 틀어진 곳을 바로잡아 몸의 균형을 맞추는 것이 가장 우선 해야 할 일이다.

3~4주 후부터 운동한다

출산 후 언제부터 운동할 수 있을까? 자연스러운 동작은 출산하고 나서 3~4주 후면 가능하다. 빠르게 회복되었다 하더라고 출산 후 3~4주 정도는 출산으로 인해 흐트러졌던 몸의 균형과 리듬을 되찾을 수 있도록 충분히 쉬면서 몸을 보호해야 한다.

또 제왕절개를 했거나 특수한 경우에는 한 달이 지나도 운동은커녕 움직이기조차 힘들 수 있다. 어느 정도 평균은 있지만, 사람마다 출산 방법이 다르고 회복 속도도 다르기 때문에 정해진 때는 없다. 조급해하지 말고 자신의 신체 리듬에 맞추어 단계별로 운동을 하는 것이 가장 좋은 방법이다.

이렇게 하세요

단계별 운동 포인트

1단계 | 순환 운동

너무 누워만 있으면 오히려 회복력이 느려지고 컨디션이 나빠질 수 있다. 출산 후 절개 부위가 회복되었다면 산후 1단계 요가를 시작한다.

회복의 첫 번째 운동은 바르게 앉는 자세이다. 바른 자세는 출산 후에도 가장 기본이며 가장 좋은 운동이다. 이 시기는 모든 동작이 가능하다 해도 몸이 완전히 회복되었다고 할 수 없다. 무리해서 하기보다 서서히, 그리고 조금씩 나아지는 자신의 몸에 집중하면서 동작을 따라 하는 것이 효과적이다.

2단계 | 균형 운동

오로가 다 빠져나간 후 체력이 회복되고 움직이는 데 어려움이 없어지면 2단계 산후 요가를 시작한다. 산후 50일 정도가 되면 신체의 리듬이 어느 정도 돌아오기 때문에 이때 시작하는 것이 좋다. 하지만 아직 무리한 동작을 하거나 관절에 부담을 주는 행동은 피하는 것이 좋다.

자신의 컨디션을 잘 살피면서 자세를 잡고, 운동 시간을 점차 늘려가는 방법으로 자신의 몸에 맞는 산후 요가 방법을 선택한다.

3단계 | 근육 운동

몸의 컨디션이 완전히 회복되고 2단계 운동에 익숙해졌다면 3단계 산후 요가를 시작한다. 이 단계의 동작들은 근육에 자극을 주어 근력을 회복시키고 체력을 향상시킨다.

또한 골반을 위로 드는 동작들은 출산 후 생식기 기능의 회복을 도와주고 주변 근육에 탄력을 준다. 3단계 산후 요가 역시 너무 무리해서 하는 것보다 횟수를 적게 시작해서 몸이 적응되면 점차 횟수를 늘리는 것이 더 효과적이다.

4단계 | 회복 운동

온몸의 순환과 체력 회복을 돕는 1, 2, 3단계 요가 동작들로 몸이 완전히 회복되었다면, 4단계 산후 요가로 출산 전의 몸매를 되찾자. 임신과 출산을 겪으면서 벌어진 흉곽과 골반은 어느 정도 회복이 되지만 임신 전처럼 완벽하게 제자리로 돌아오지는 않는다. 또한 체형의 변화로 인해 통증과 무기력함이 올 수도 있다.

그렇기 때문에 이 시기에는 예전의 몸매로 되돌리는 전신 균형 운동이 필요하다. 관절과 근육을 바로잡으면 불균형에서 오는 몸의 통증도 완화할 수 있다.

1단계

가벼운 순환 운동

수술 부위나 회음부가 회복되어 아프거나 당기지 않고 바르게 앉을 수 있다면 1단계 산후 요가를 시작한다. 한 번에 모든 동작을 따라 하려고 하지 말고 조금씩 시도하면서 바른 자세를 익히고, 요가를 통해 안정적이고 여유로운 마음이 생길 수 있게 한다.

바르게 앉기

출산 후 틀어진 골반 근육과 몸의 균형을 바로잡는 가장 기본적인 동작이다.

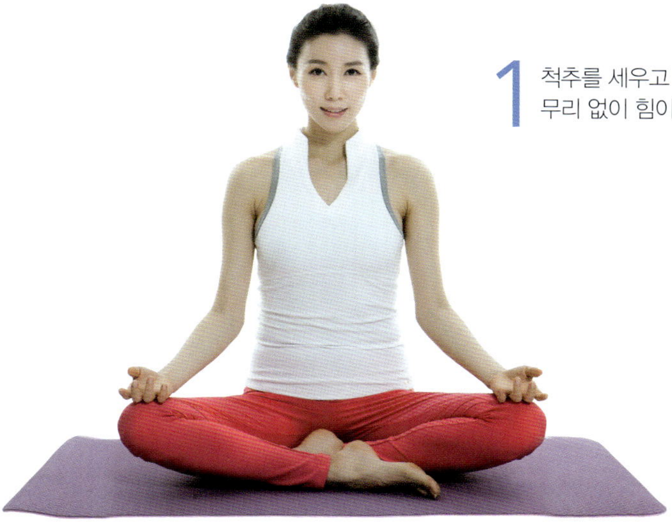

1 척추를 세우고 반가부좌로 앉는다. 회음부나 배에 무리 없이 힘이 들어가는지 확인한다.

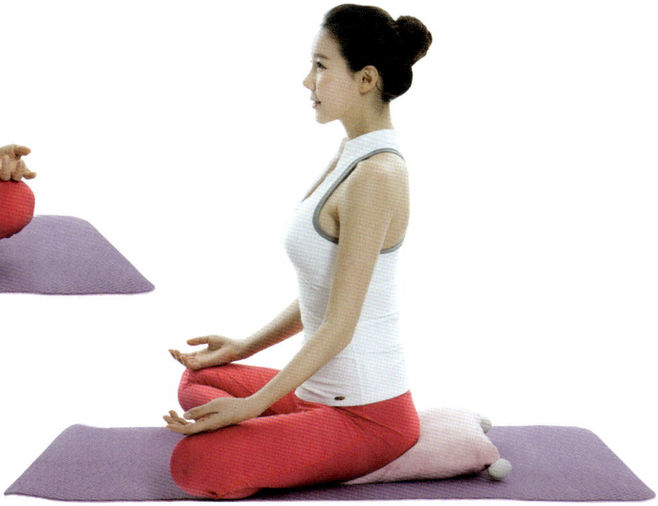

Check

수술 부위가 당기지 않더라도 앉는 자세가 힘들다면 방석을 깔고 앉는다. 다리보다 엉덩이가 올라가게 하면 편하고 바르게 앉을 수 있다.

plus yoga

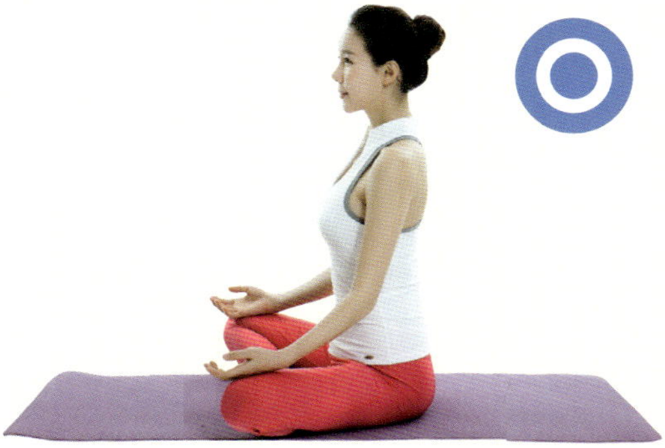

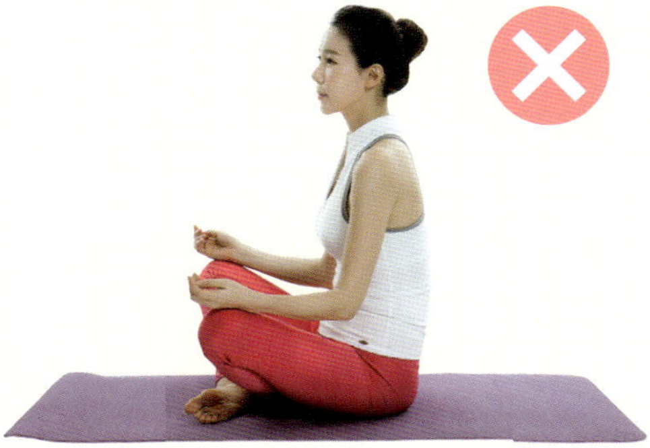

목 풀기

목을 크게 움직여 목 주변의 근육을 푸는 동작이다. 임신과 출산으로 정체되었던 근육의 움직임과 혈액순환을 도와 피로를 풀어준다.

1 양손을 머리 뒤에 놓고 머리를 앞으로 숙여 목 뒤쪽의 승모근 전체를 자극한다.

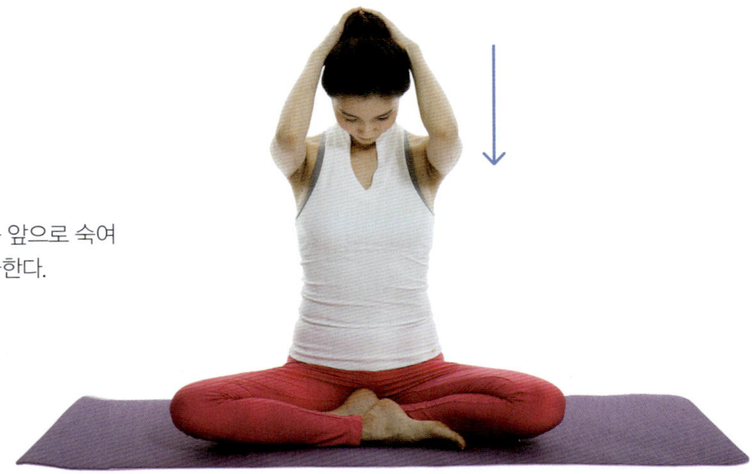

2 한 손으로 반대쪽 귀를 감싸듯이 잡고 옆으로 지그시 당긴다. 반대쪽도 같은 방법으로 한다.

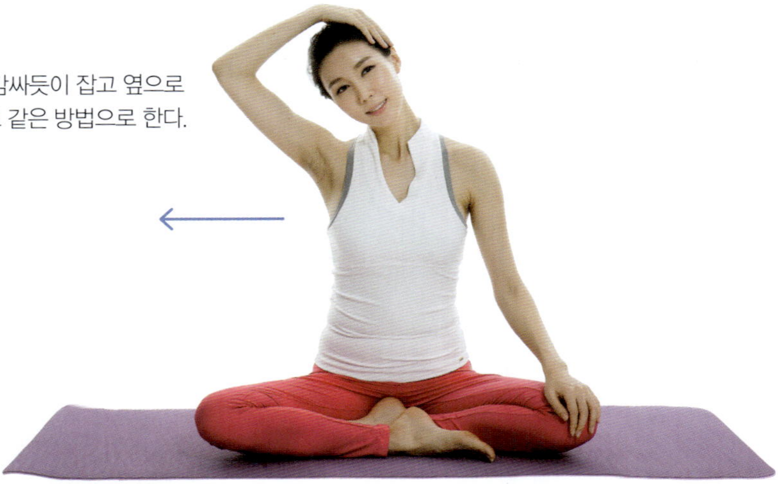

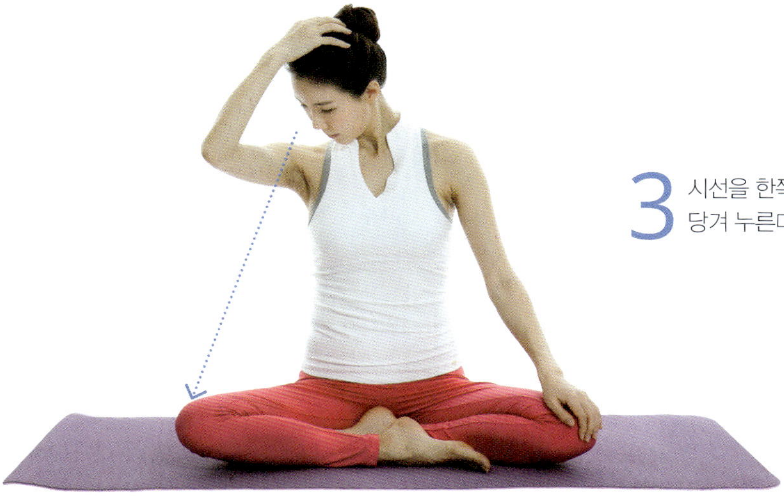

3 시선을 한쪽 무릎에 두고 머리를 그 방향으로 당겨 누른다. 반대쪽도 같은 방법으로 한다.

4 목 뒤쪽과 좌우의 근육을 골고루 풀었다면 원을 그리듯 목을 돌린다. 이때 목이 지나치게 꺾이지 않도록 주의한다.

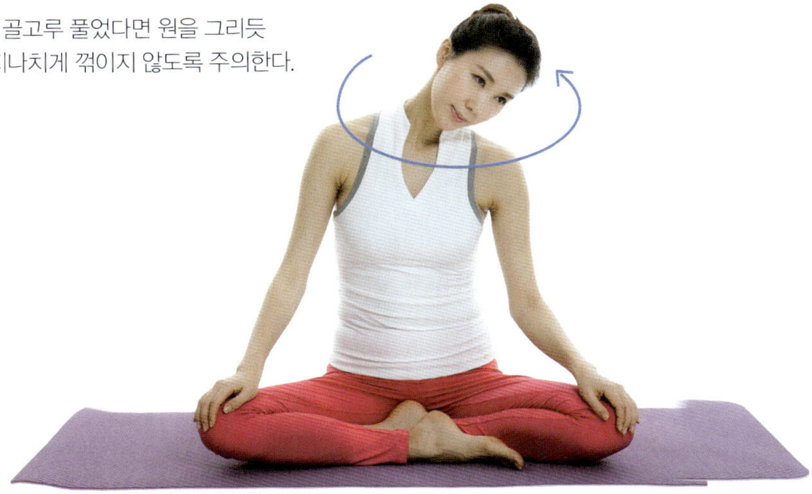

어깨 돌리기

출산 후 산모들이 가장 많이 호소하는 통증이 어깨 통증이다. 어깨를 튼튼이 움직이고 움직임의 범위를 넓혀 근육을 부드럽게 유지해야 만성 통증을 예방할 수 있다.

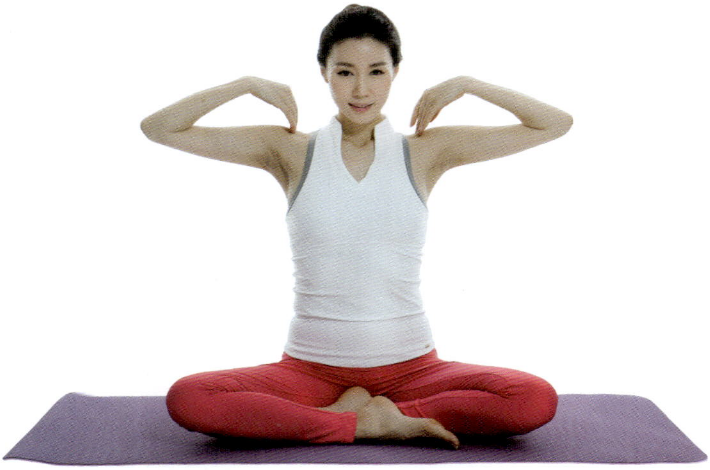

1 양 손끝을 어깨 위에 올린다.

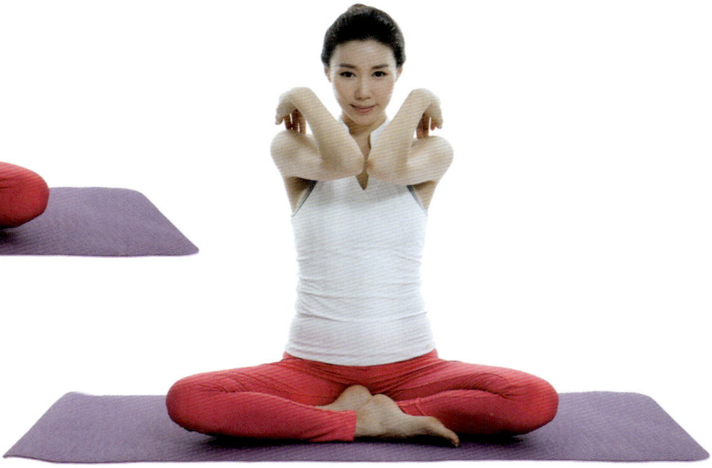

2 팔꿈치를 앞으로 모으고 숨을 내쉰다.

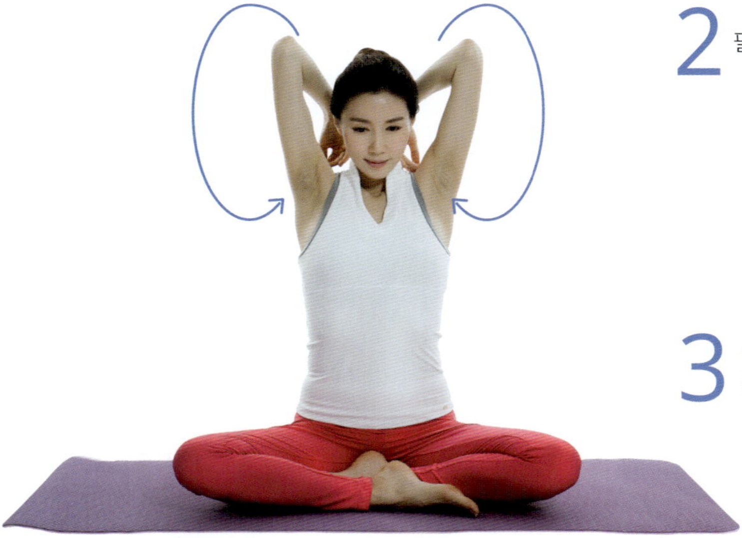

3 숨을 들이마시며 팔꿈치를 들어 올려 큰 원을 그리듯이 어깨를 푼다.

팔꿈치 당기기

팔뚝은 출산 후 살이 가장 많이 붙는 부분 중 한 곳이다. 틈틈이 스트레칭을 해 팔의 혈액순환과 근육 이완을 도와야 매끄러운 팔 라인을 유지할 수 있다.

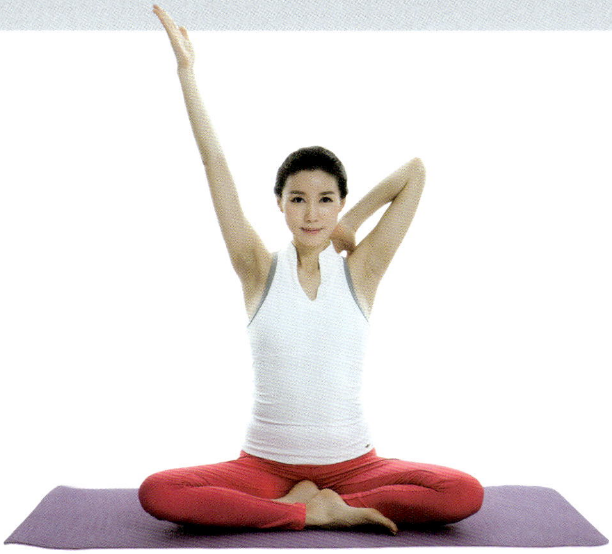

1 왼팔은 위로 올려 접고 오른손은 위로 뻗는다.

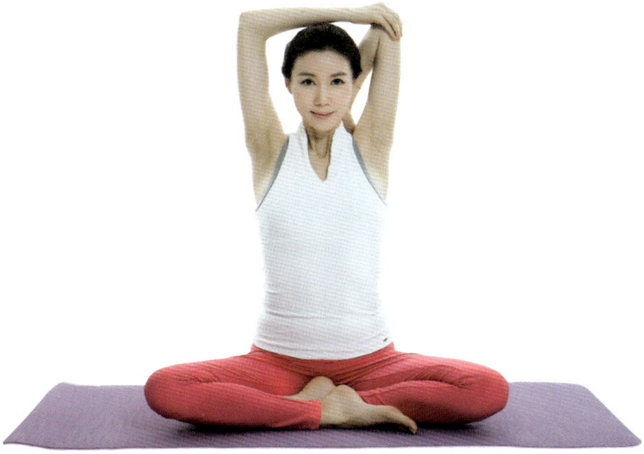

2 오른손으로 왼쪽 팔꿈치를 잡는다.

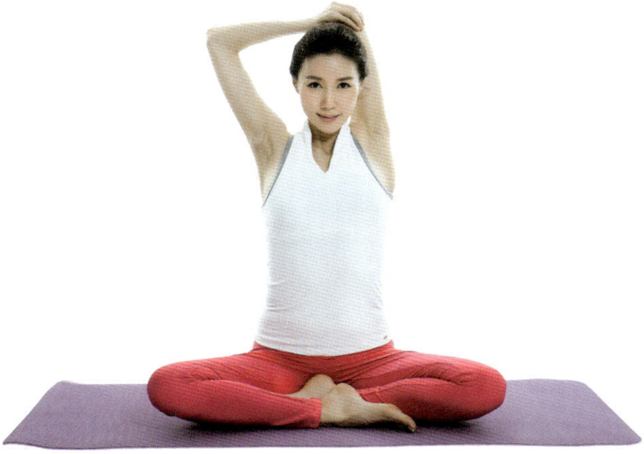

3 팔꿈치를 서서히 몸 쪽으로 당기면서 팔 뒤쪽이 풀리는 느낌에 집중한다. 순환이 잘 되도록 숨을 길게 내쉰다.

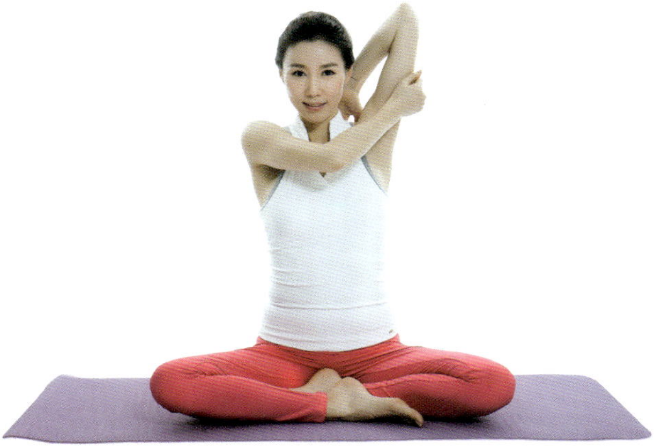

4 오른손을 가볍게 주먹 쥐어 왼팔과 겨드랑이, 림프절까지 톡톡 두드려 순환 마사지를 한다. 반대쪽도 같은 방법으로 한다.

발끝 자극하기

하체의 근육을 자극하며 무릎 주변의 근육을 강화하고 다리 라인을 아름답게 가꿔준다. 출산 후 정체된 하체의 혈액순환에도 도움을 준다.

1 두 다리를 앞으로 쭉 뻗고 바르게 앉아 양손을 뒤로 짚는다.

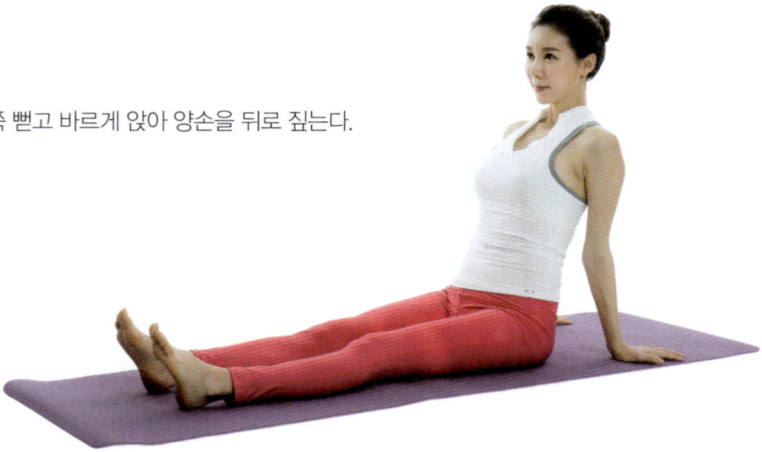

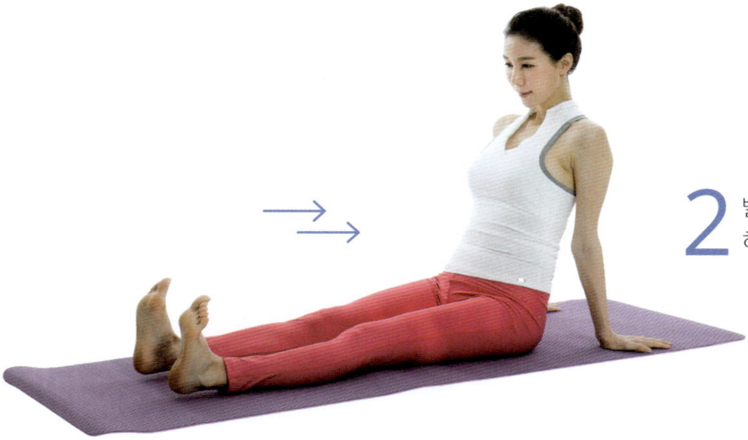

2 발끝을 심장 쪽으로 당겨 종아리와 허벅지 뒤쪽을 자극한다.

3 발끝을 앞으로 쭉 뻗는다.

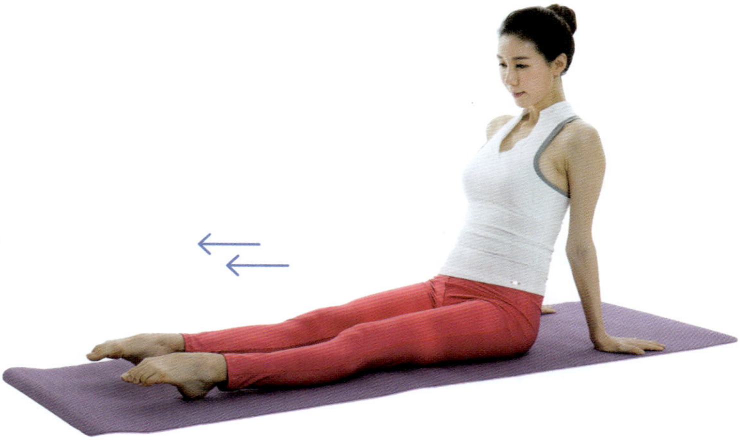

4 발을 세우고 발가락에 힘을 주어 오므린다.

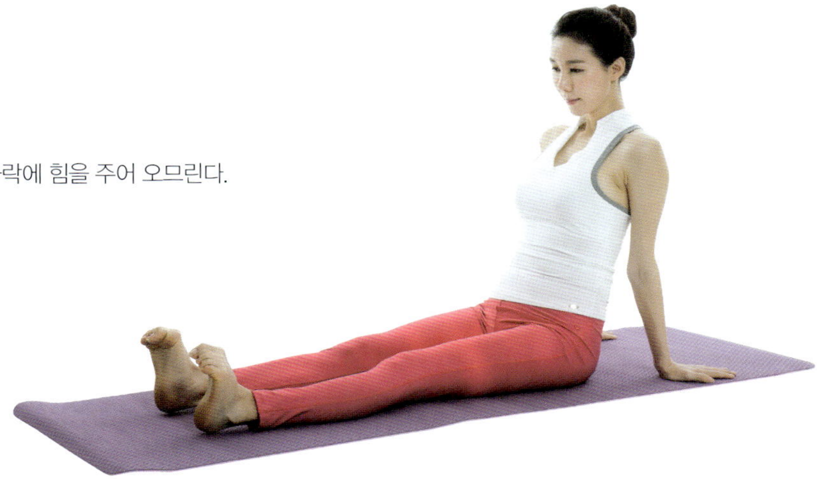

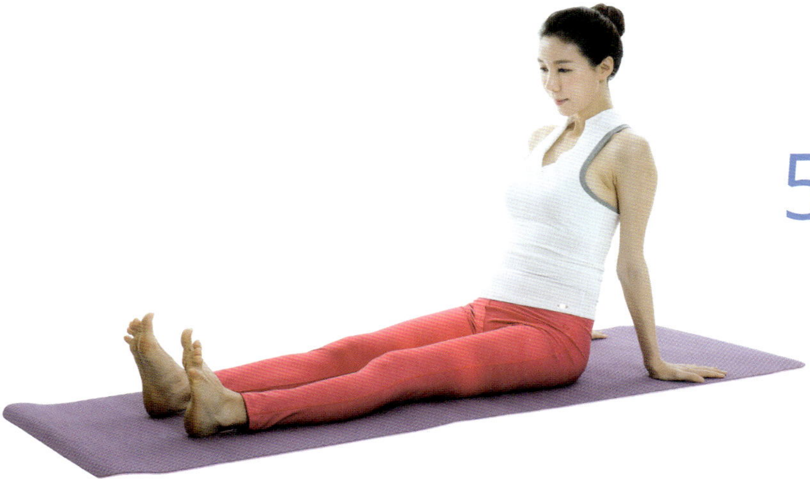

5 발가락을 모두 쫙 펼친다.

6 엄지발가락과 나머지 네 발가락이 교차되도록 움직인다.

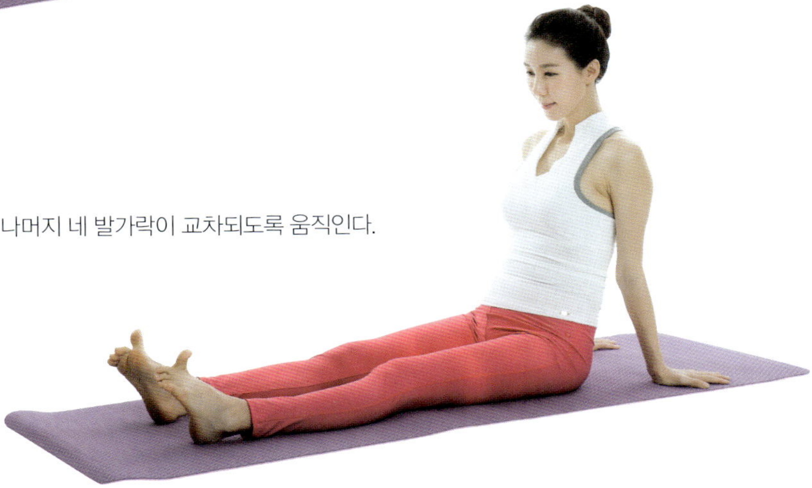

옆구리 늘리기

간 경락과 위장 경락을 자극하여 피로 해소를 돕는다. 처음부터 상체를 무리하게 숙이기보다 서서히 자극이 오도록 천천히 단계별로 자세를 취한다.

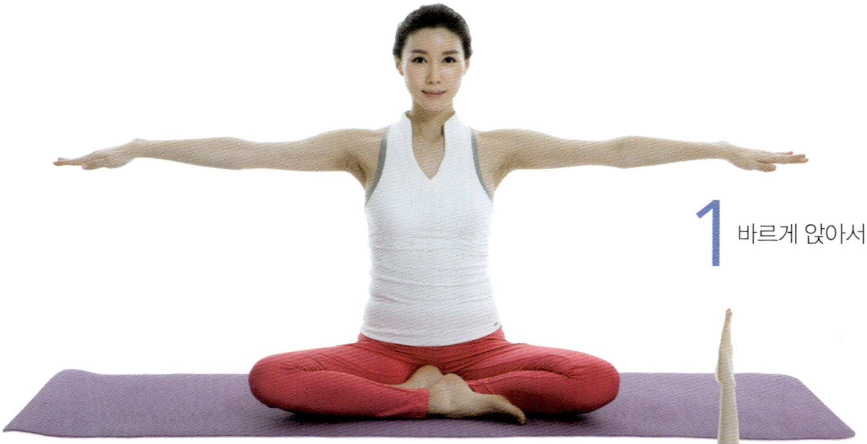

1 바르게 앉아서 양팔을 양옆으로 뻗는다.

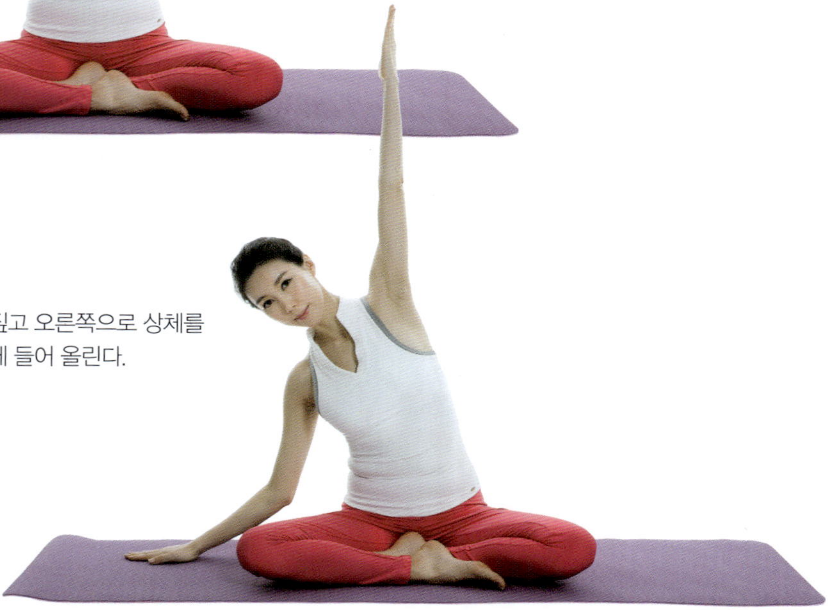

2 오른손으로 바닥을 짚고 오른쪽으로 상체를 숙이면서 왼팔을 높게 들어 올린다.

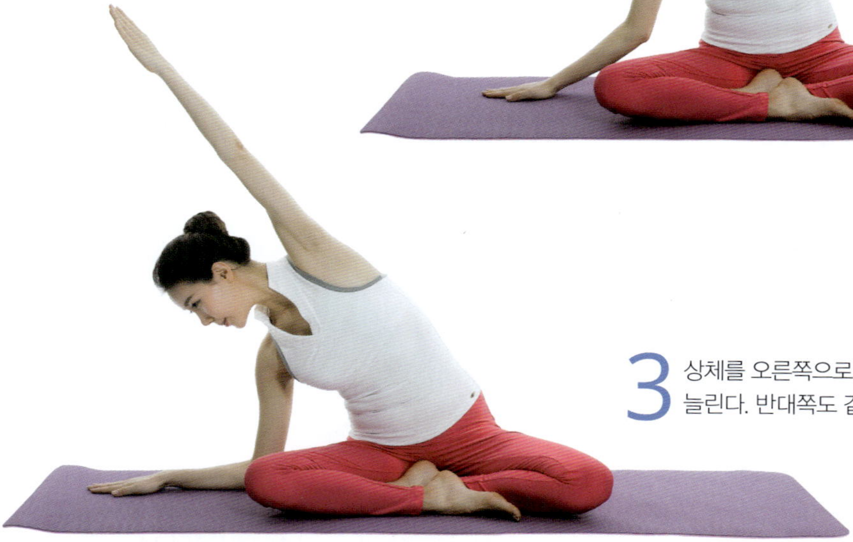

3 상체를 오른쪽으로 완전히 숙여 왼쪽 옆구리를 늘린다. 반대쪽도 같은 방법으로 한다.

다리 늘리기

다리 뒤쪽은 물론 몸 전체를 자극해 피로 해소를 돕는 쉽고도 효과적인 방법이다. 호흡이 편해지면 상체를 조금씩 더 숙이면서 단계를 높여간다.

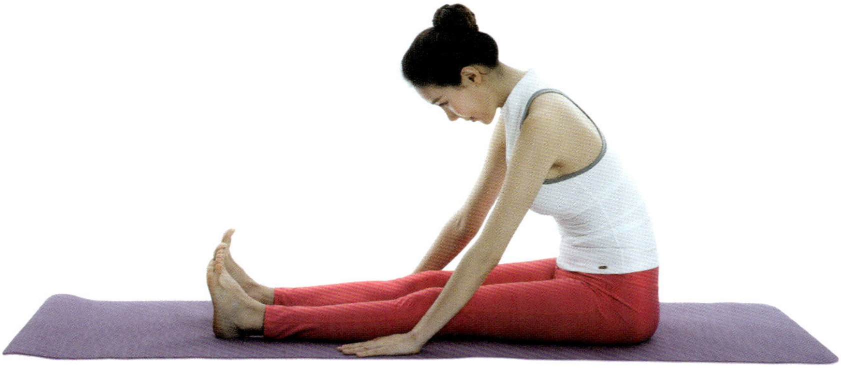

1 다리를 뻗고 양손을 앞으로 짚은 다음 무릎 뒤쪽이 되도록 바닥에 붙게 앉는다. 상체를 앞으로 숙여 온몸의 뒷부분이 당겨지게 한다.

균형 잡기

출산 후 틀어진 골반을 바로잡고 그동안 힘이 가지 않았던 골반 근육에 탄력을 준다. 배의 힘을 길러주기 때문에 배 주변의 근육도 탄력 있게 회복시킨다.

1 무릎을 세우고 앉아서 양손으로 무릎을 모아 잡는다.

2 허벅지 안쪽에 힘을 주어 다리를 모으고 서서히 한 발씩 바닥에서 뗀다. 발끝을 바닥에서 떼고 10초 이상 자세를 유지한다.

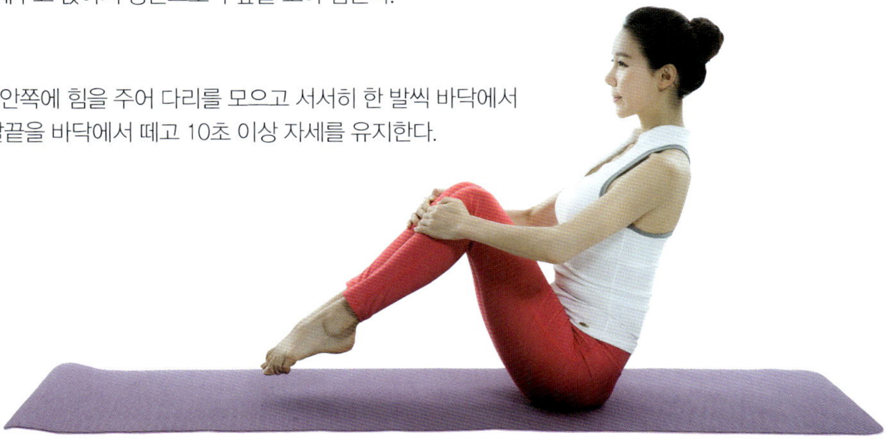

2단계

전신 균형 운동

2단계 산후 요가는 출산 후 약 50일, 오로가 다 빠져 나가고 몸이 어느 정도 회복되었을 때 시작하는 것이 좋다. 상·하체의 균형을 유지할 수 있게 하거나 배와 골반 주변의 근육을 탄력 있게 만드는 등 체형 회복을 돕는 동작을 한다. 하지만 아직 체력과 근력이 완전히 회복된 상태가 아니므로 관절 등 몸에 무리가 가는 동작은 피한다.

발끝 잡고 허리 펴기

배와 엉덩이, 허벅지에 살이 집중적으로 붙는 여성형 비만을 예방한다. 좌골 신경통에도 도움을 주며 골반을 예쁘게 만들어주는 효과도 있다.

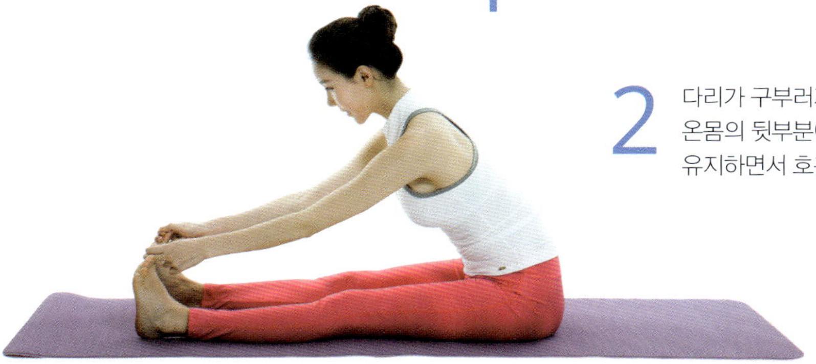

1 두 다리를 앞으로 뻗고 앉아 손으로 엄지발가락을 잡아당긴다.

2 다리가 구부러지지 않을 만큼 상체를 앞으로 숙여 온몸의 뒷부분이 당겨지게 한다. 자세를 10초 이상 유지하면서 호흡한다.

Check

손으로 잡는 것이 힘들면 밴드나 수건을 이용한다.

보트 자세

배의 힘으로 상·하체의 균형을 유지하는 동작으로 배와 골반 주변의 근육을 탄력 있게 만든다. 배와 허벅지 안쪽의 근육을 고르게 발달시켜 산후의 체형 회복에도 도움을 준다.

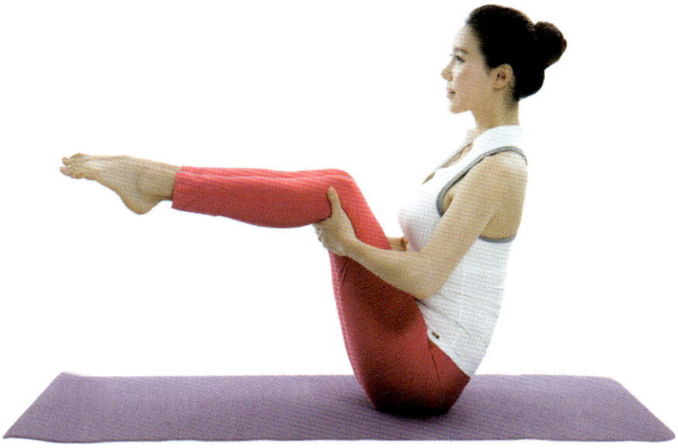

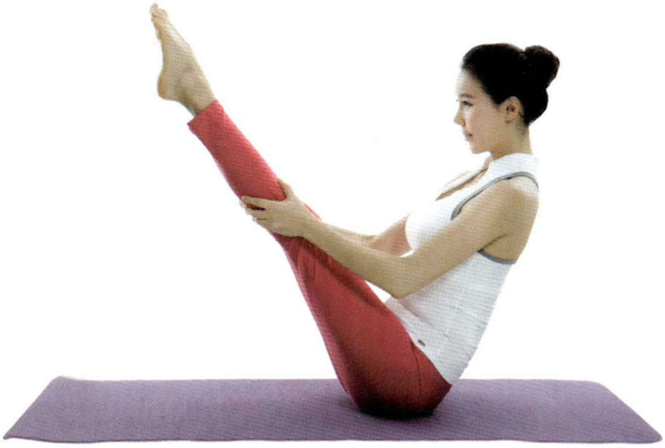

1 무릎을 세우고 앉아서 서서히 한 발씩 가슴 앞으로 들어 올려 다리를 모아 균형을 잡는다.

2 무리가 되지 않는다면 두 다리를 앞으로 뻗어 중심을 잡는다.

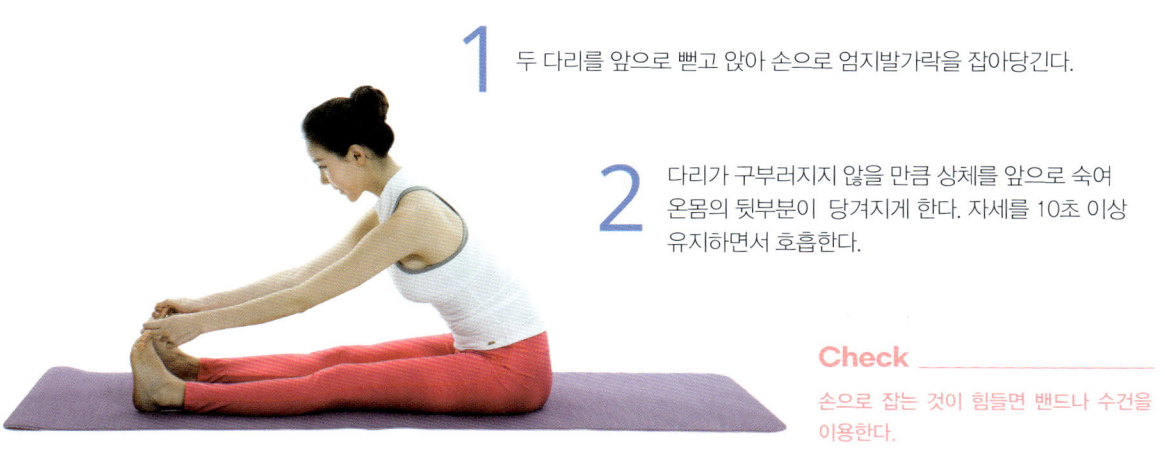

전신 늘리기

온몸의 피로를 풀어주고 상체와 하체를 골고루 자극하는 동작이다. 가능한 한 근육에 탄력이 느껴질 만큼 내려가 자세를 유지한다.

1단계

1 왼쪽 다리는 안쪽으로 접고 오른쪽 다리는 옆으로 쭉 뻗고 앉는다. 발끝은 몸쪽으로 당긴다.

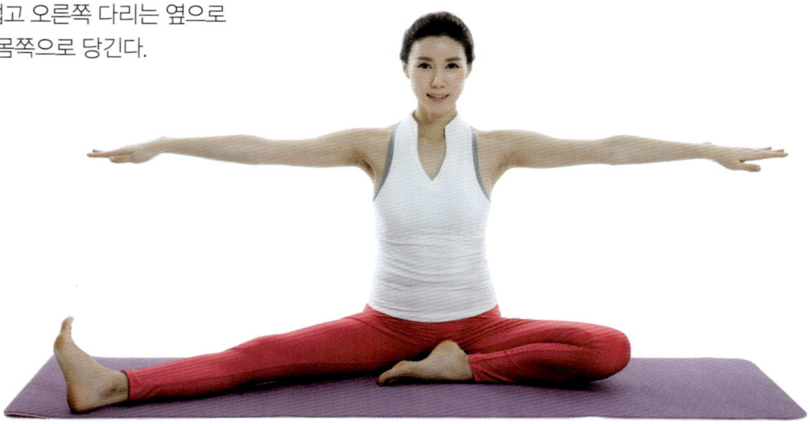

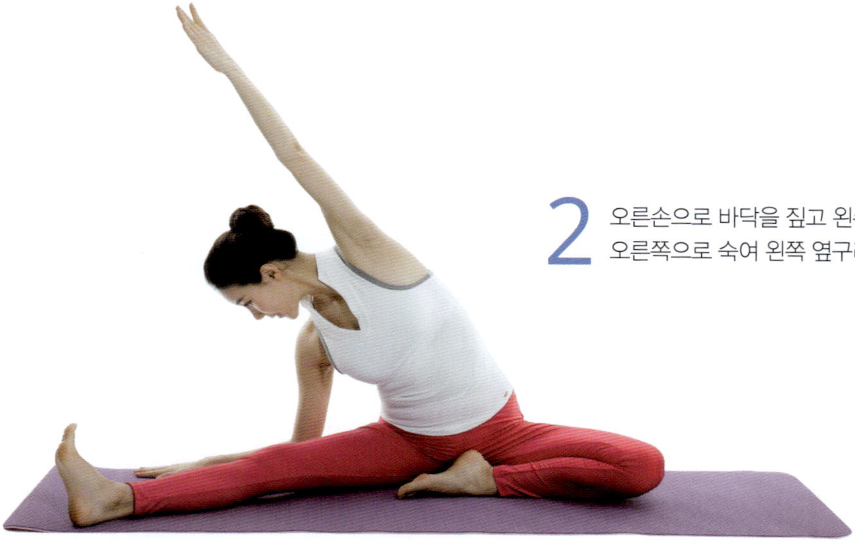

2 오른손으로 바닥을 짚고 왼손을 위로 쭉 뻗으며 상체를 오른쪽으로 숙여 왼쪽 옆구리를 최대한 늘인다.

2단계

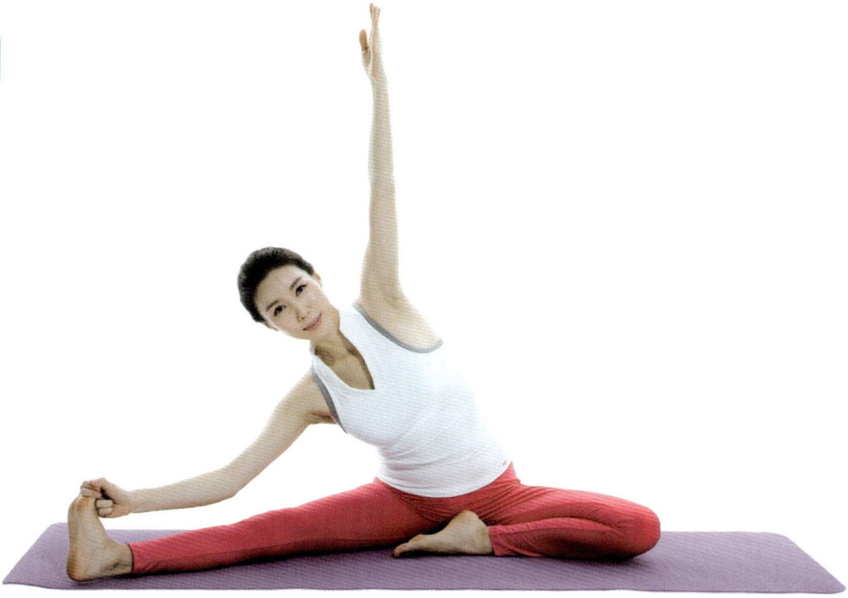

3 오른손으로 엄지발가락을 잡아당기며 다리 뒤쪽에 더 강한 자극이 오게 한다.

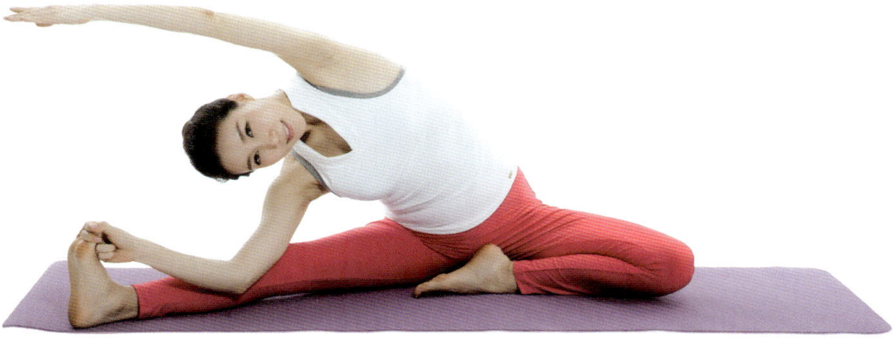

4 상체를 최대한 숙여 다리와 옆구리가 강하게 이완되는 것을 느낀다.

고양이 · 소 자세

몸의 관절을 유연하게 하고 척추에 탄력과 유연성을 길러준다. 특히 뭉치기 쉬운 등 근육을 풀어주는 효과가 있다.

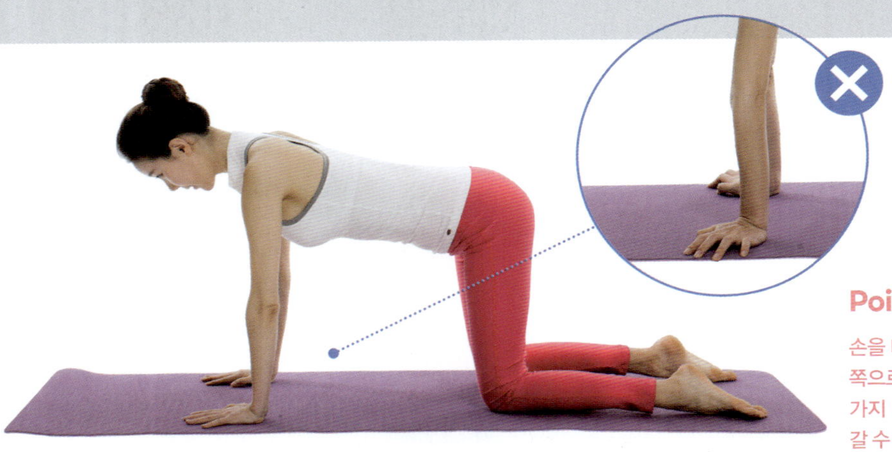

Point

손을 바깥쪽으로 향하게 짚어 팔꿈치가 안쪽으로 향하면, 팔 근육 전체에 힘이 들어가지 않고 팔꿈치와 손목 관절에 무리가 갈 수 있다. 특히 손목은 출산 후 가장 무리가 가기 쉬운 부분이므로 팔 전체 근육을 사용하도록 각별히 신경 쓴다.

1 양손과 무릎을 바닥에 대고 엎드려 네발 자세를 취한다. 이때 손목에 무리가 가지 않도록 팔꿈치를 바깥쪽으로 돌리고 팔 근육 전체에 힘을 주어 손바닥을 바닥에 밀착시킨다.

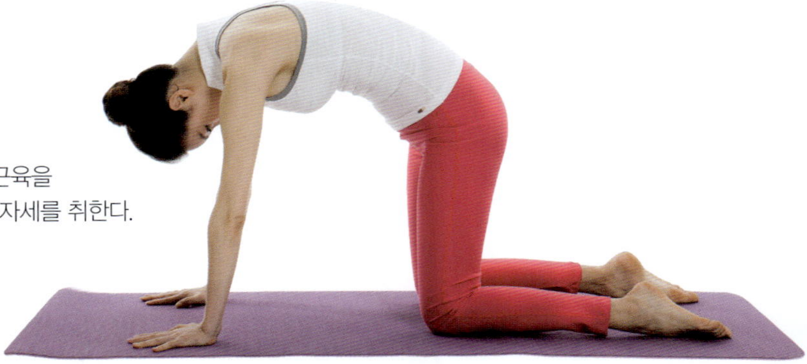

2 등을 둥글게 말아 올려 척추와 등 근육을 이완시키고 배를 수축시켜 고양이 자세를 취한다.

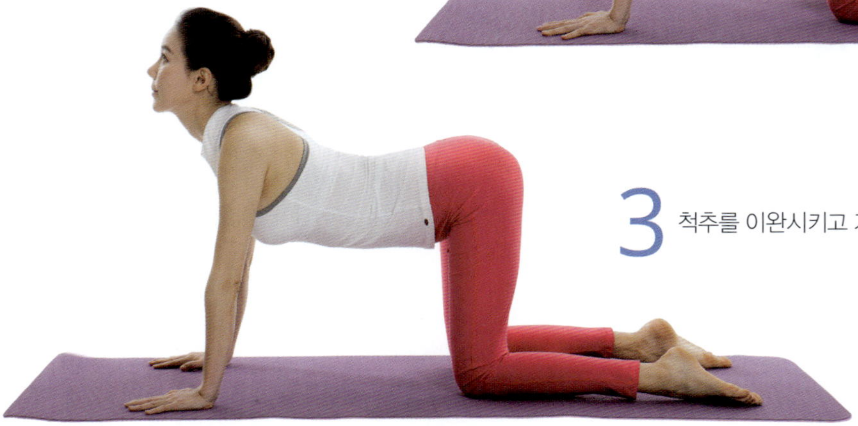

3 척추를 이완시키고 가슴을 들어 올려 소 자세를 취한다.

고양이 자세

상체와 척추를 부드럽게 이완시키고 내장 기능이 원활해지도록 하며 소화를 돕는다. 생식기의 위치를 바르게 하는 데도 도움을 준다.

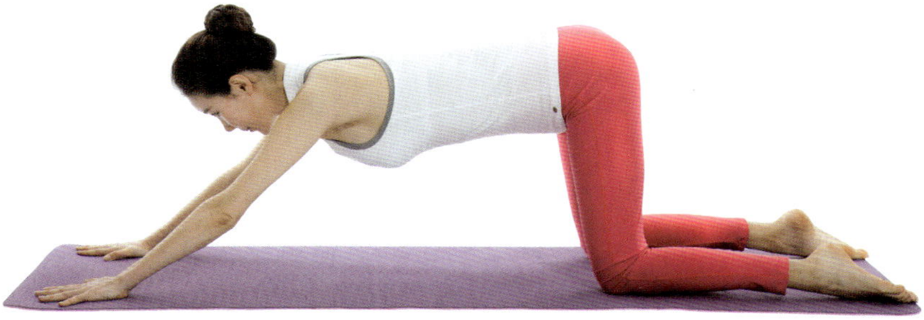

1 양손과 무릎을 바닥에 대고 엎드려 양손을 앞으로 내밀어 짚는다.

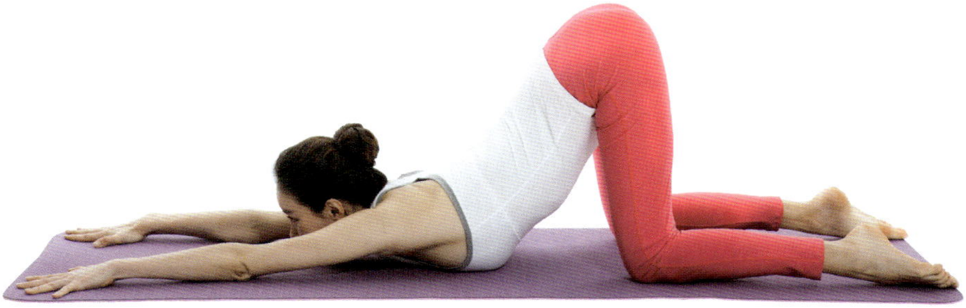

2 턱과 가슴이 바닥에 닿을 만큼 상체를 앞으로 숙인다.

상체 세우기

큰 호흡으로 가슴의 혈액순환을 좋게 해 가슴 답답한 증상을 없애고, 소화를 돕는다. 상체를 뒤로 젖힐 때는 배의 힘으로 자세를 유지한다.

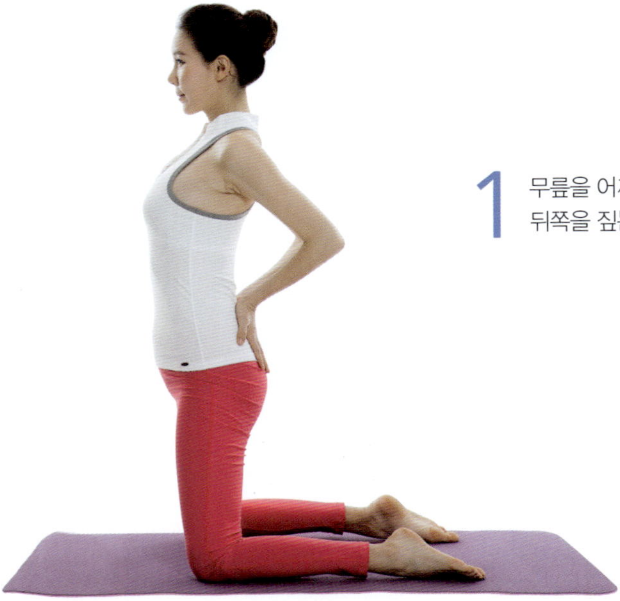

1 무릎을 어깨너비만큼 벌리고 양손으로 골반 뒤쪽을 짚는다.

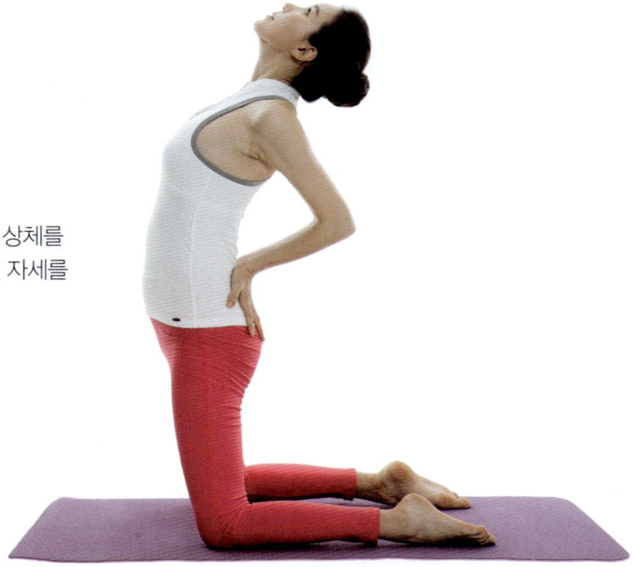

2 가슴을 활짝 펴고 숨을 크게 들이마시며 상체를 뒤로 젖힌다. 배에 힘이 들어간 상태에서 자세를 유지한다.

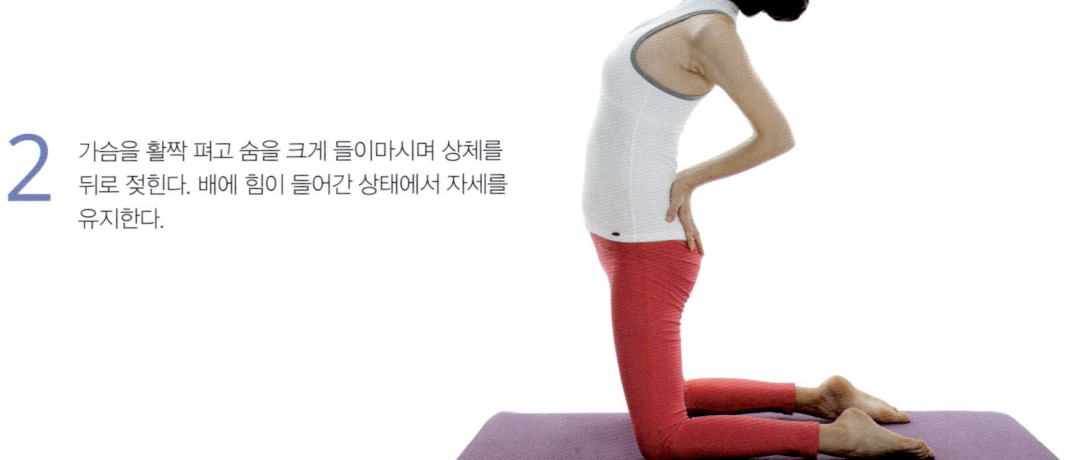

상체 숙여 복식호흡 하기

온몸의 혈액순환을 돕고 배의 힘을 길러준다. 골반과 척추의 균형을 회복하는 데도 효과적이다. 동작을 하면서 척추나 무릎이 구부러지지 않도록 한다.

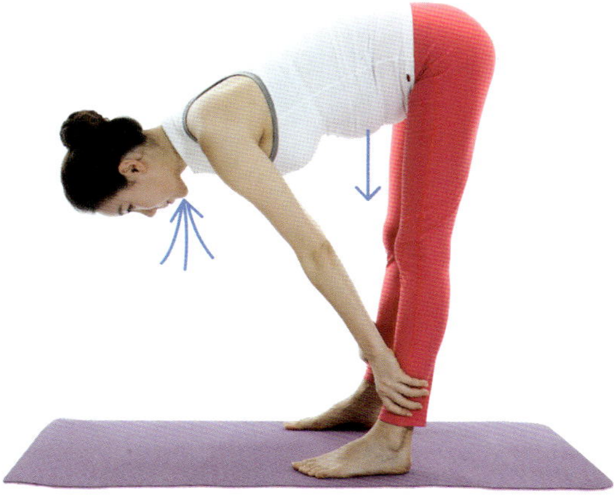

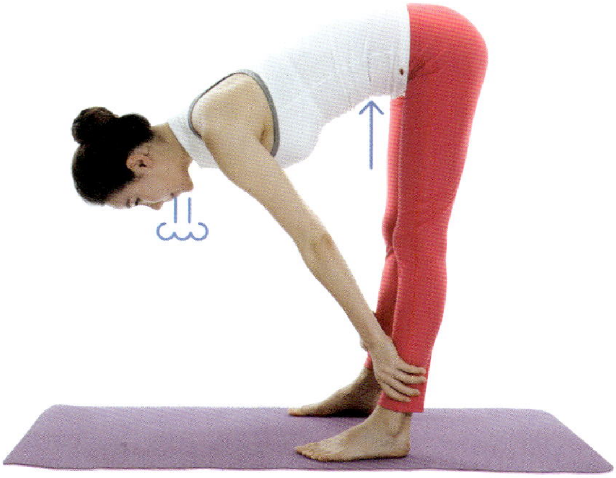

1 양발을 어깨너비만큼 벌리고 서서 상체를 최대한 숙여 발목을 잡거나 정강이 뼈 위쪽을 잡는다.

2 그대로 복식호흡을 한다. 숨을 들이마실 때 배가 나오고 내쉴 때 배가 들어가면서 상체가 더 숙여져 다리 뒤쪽에 자극이 오게 한다.

복부 조이기

골반과 자궁의 위치를 바르게 잡고 배를 조여 탄력 있는 복근을 만들어준다.

1 무릎을 세우고 편안하게 누워서 양손을 배에 올린다.

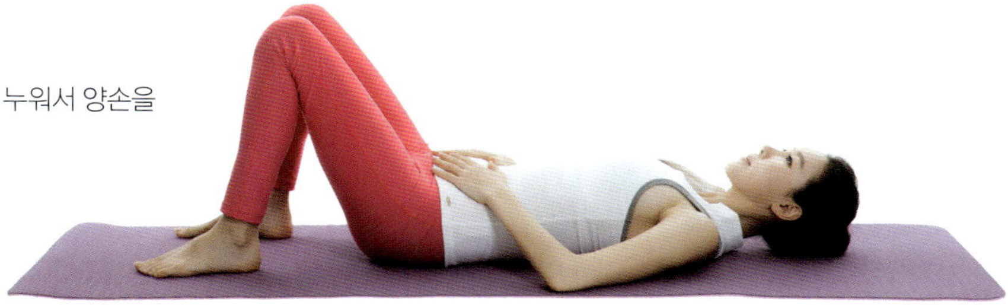

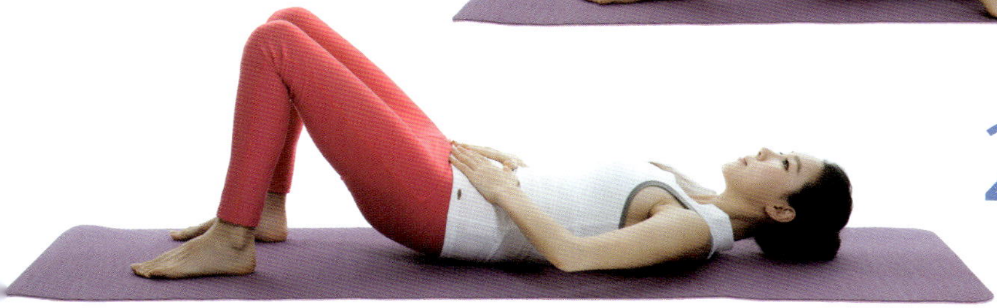

2 그대로 복식호흡을 한다. 숨을 들이마실 때 배가 최대한 나오게 하고 내쉴 때 배를 최대한 이완시킨다. 내쉴 때는 복벽이 단단해질 때까지 배에 힘을 준다.

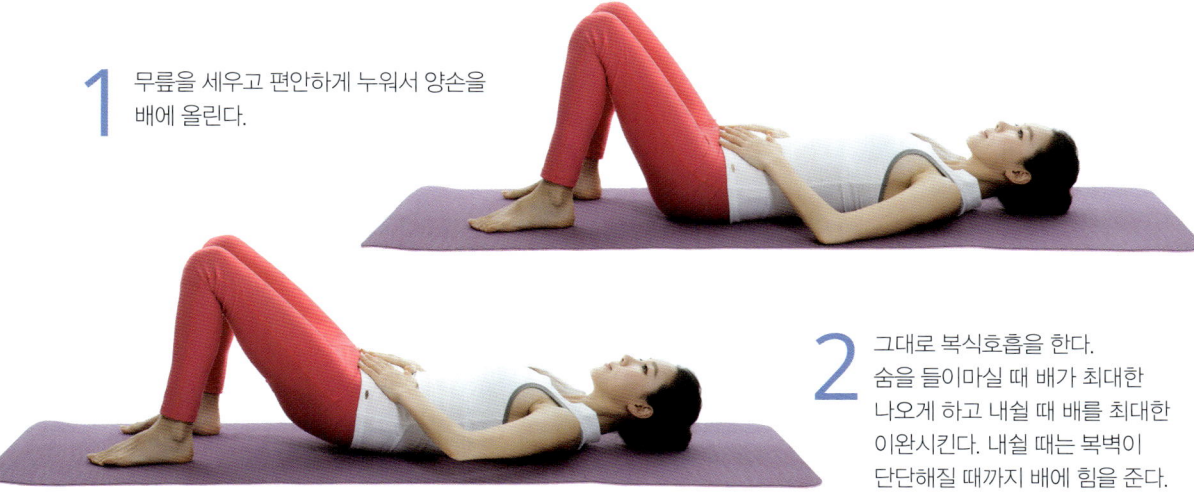

3단계

유연성 · 근력 운동

출산 이전의 컨디션으로 돌아온 것처럼 몸이 완벽하게 회복되고 2단계 운동까지 익숙해졌다면 3단계 산후 요가를 한다. 3단계 운동은 근육에 자극을 주어 근력을 회복시키고 체력을 향상시킬 수 있는 동작들이다. 무리하지 않으면서 동작을 반복하다보면 자연스럽게 바른 자세를 익히고 체력을 기를 수 있다.

스쿼트

척추와 골반의 위치를 바로잡고 척추기립근과 하체의 근육을 회복시킨다.

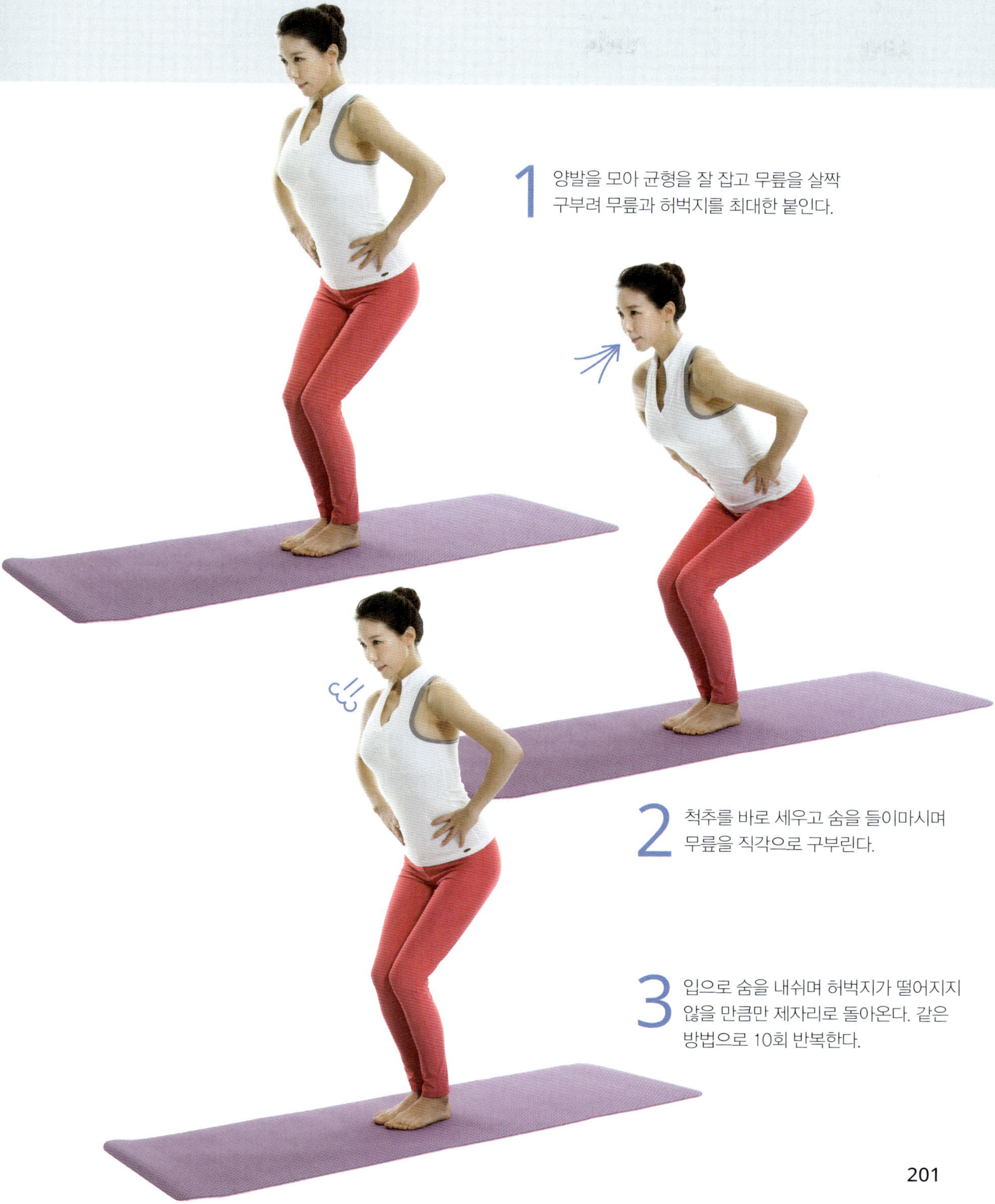

1 양발을 모아 균형을 잘 잡고 무릎을 살짝 구부려 무릎과 허벅지를 최대한 붙인다.

2 척추를 바로 세우고 숨을 들이마시며 무릎을 직각으로 구부린다.

3 입으로 숨을 내쉬며 허벅지가 떨어지지 않을 만큼만 제자리로 돌아온다. 같은 방법으로 10회 반복한다.

런지

온몸의 균형감각을 기르고 탄력 있는 엉덩이와 다리를 만들어준다. 균형을 잡기 힘들면 책상이나 의자를 이용해 동작을 해도 좋다.

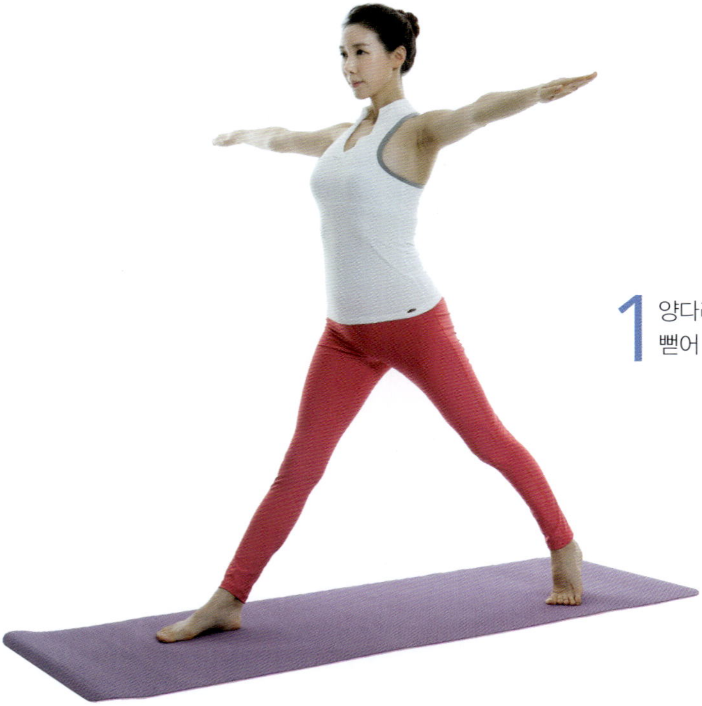

1 양다리를 앞뒤로 넓게 벌리고 양팔을 옆으로 뻗어 균형을 잡는다.

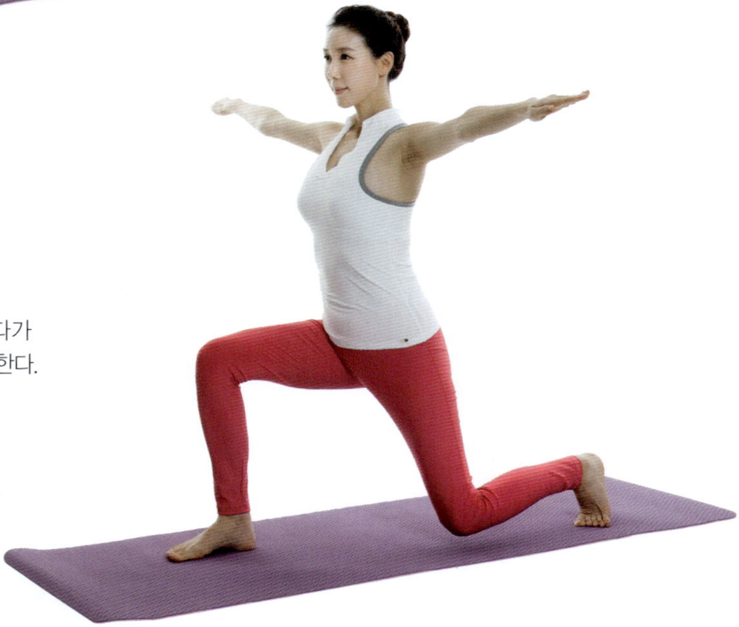

2 양 무릎이 직각이 되도록 굽혔다가 제자리로 돌아온다. 10회 반복한다.

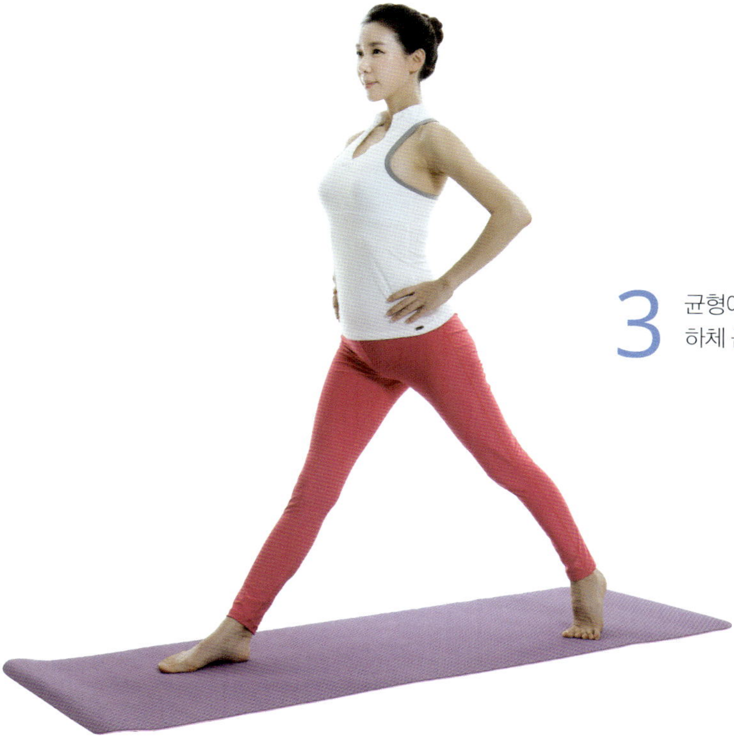

3 균형이 잘 잡히면 양손을 허리 위에 올려
하체 근육의 움직임에 더 집중한다.

4 무릎이 바닥에 닿지 않도록 다리를 구부려 자세를
유지하고 천천히 제자리로 돌아온다. 10회 반복한다.

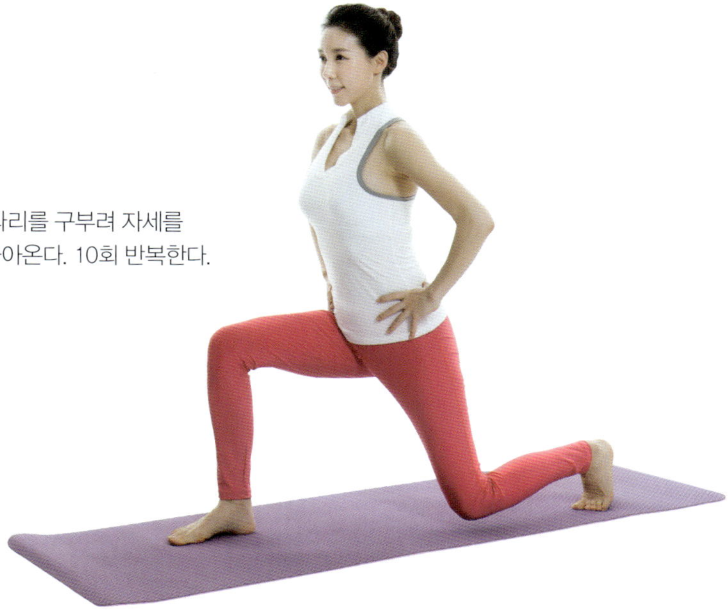

레그 익스텐션

온몸의 균형감각과 하체 근육을 다듬어주는 효과가 있다. 이 동작은 무릎이 구부러지지 않도록 자세를 유지하면서 해야 하므로 넘어지지 않도록 주의한다.

1 바르게 서서 양손을 허리 위에 놓고 한쪽 다리를 살짝 든다.

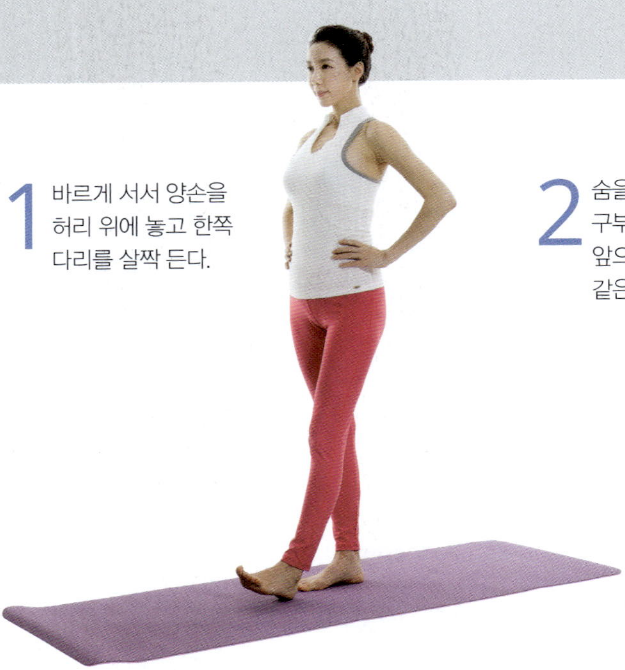

2 숨을 내쉬면서 무릎이 구부러지지 않을 만큼 다리를 앞으로 들어 올린다. 반대쪽도 같은 방법으로 한다.

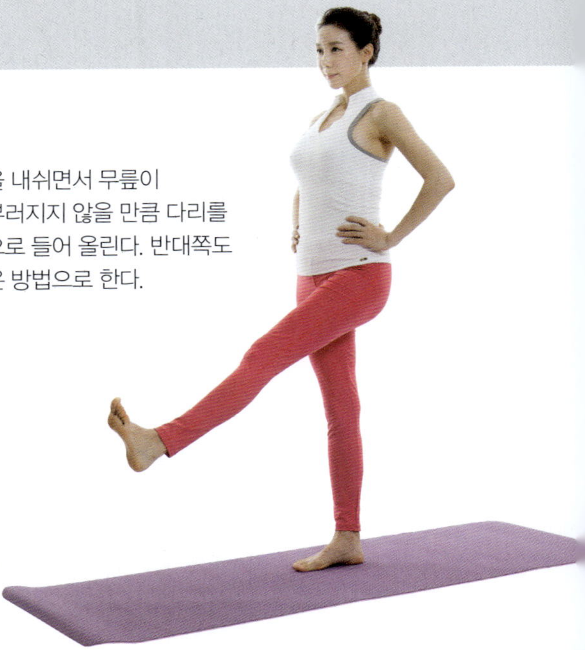

상체 숙이기

상체와 하체의 큰 근육을 자극하여 온몸의 혈액순환을 돕는다. 특히 머리를 아래로 향하게 하여 두통을 완화하고 어깨의 피로를 풀어준다.

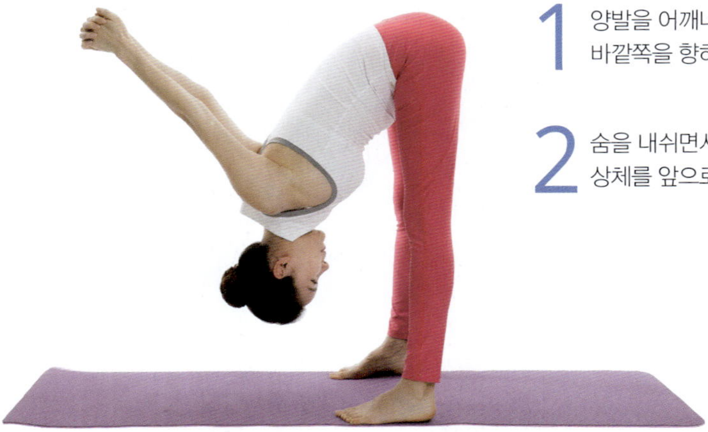

1 양발을 어깨너비보다 넓게 벌리고 발끝보다 뒤꿈치가 조금 더 바깥쪽을 향하게 선다. 양손은 몸 뒤에서 깍지 낀다.

2 숨을 내쉬면서 양손이 풀어지거나 구부러지지 않을 만큼만 상체를 앞으로 숙인다. 그대로 10초 이상 자세를 유지한다.

Check

양손이 닿지 않을 경우 수건이나 밴드를 이용하는 것도 좋다.

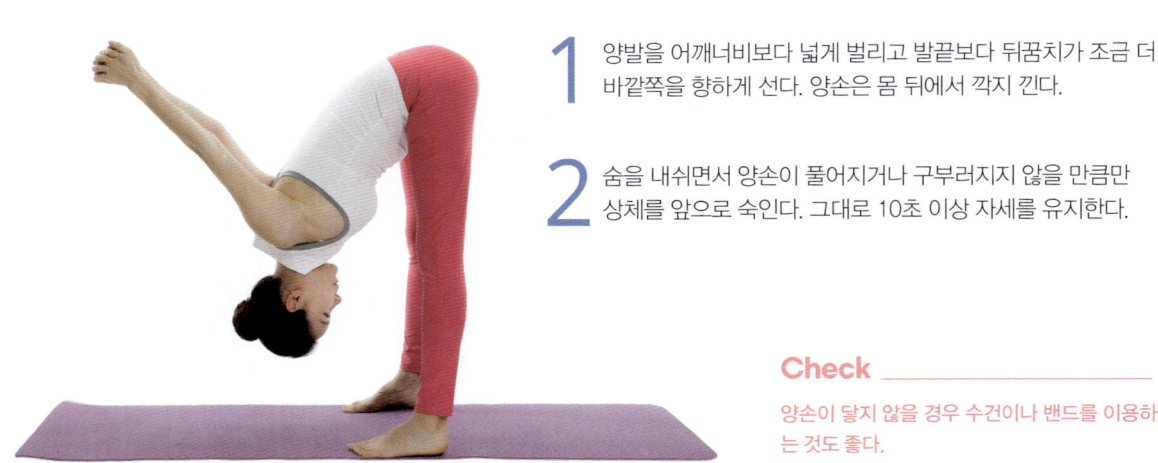

플랭크

온몸의 근육을 탄력 있게 사용하는 동작으로 배와 척추기립근의 힘을 길러주며 기초 체력을 회복하는 데 효과적이다.

1 팔꿈치와 무릎을 바닥에 대고 엎드려서 양손을 깍지 낀다. 이때 팔꿈치는 어깨너비로 벌린다.

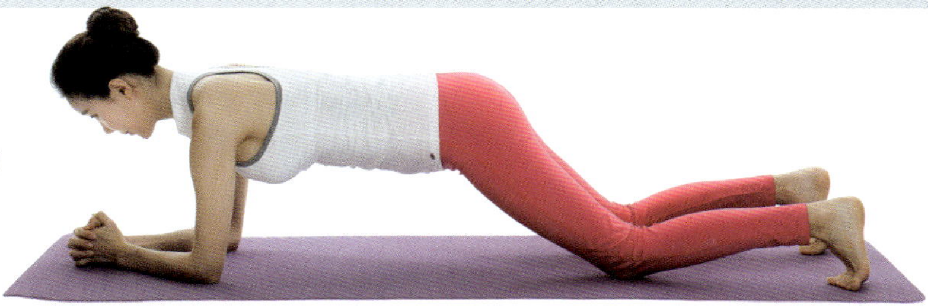

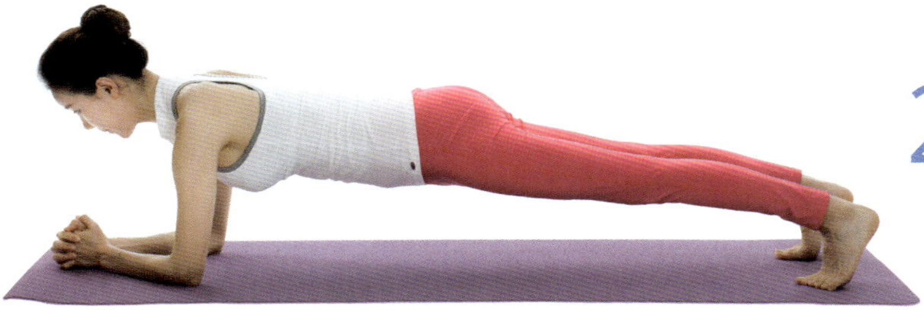

2 배를 최대한 집어넣어 온몸에 균형이 잡히면 무릎을 바닥에서 떼고 배에 힘을 주어 자세를 유지한다.

상체 젖히기

흉곽을 열어 호흡을 크게 하도록 유도하는 동작이다. 명치 부분의 울혈을 해소하고 산소 공급이 원활하도록 해 몸의 순환을 돕는다.

1 양 발끝을 모으고 무릎은 넓게 벌려 삼각형을 유지하고 앉아서 상체를 뒤로 젖힌다. 이때 양손으로 바닥을 짚어 몸을 받친다.

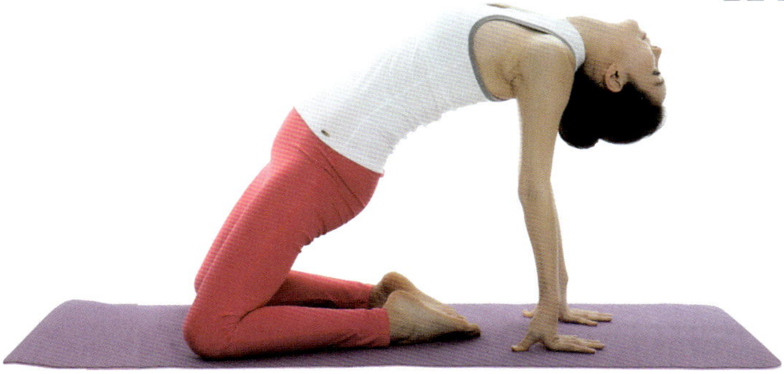

Point

상체를 최대한 뒤로 젖혀 흉곽을 움직여 호흡하고 배는 수축시킨다.

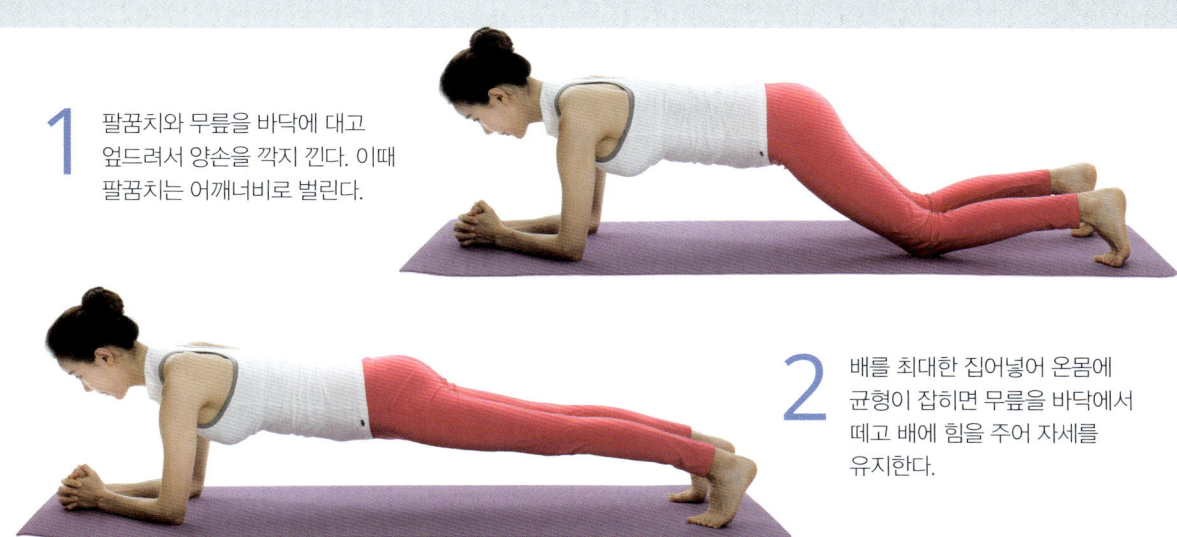

골반 들기

골반과 척추의 균형을 잡고 자궁의 위치를 바로잡는 데 효과적이다. 출산 후 늘어진 골반 주변의 근육을 회복하는 데도 도움을 준다.

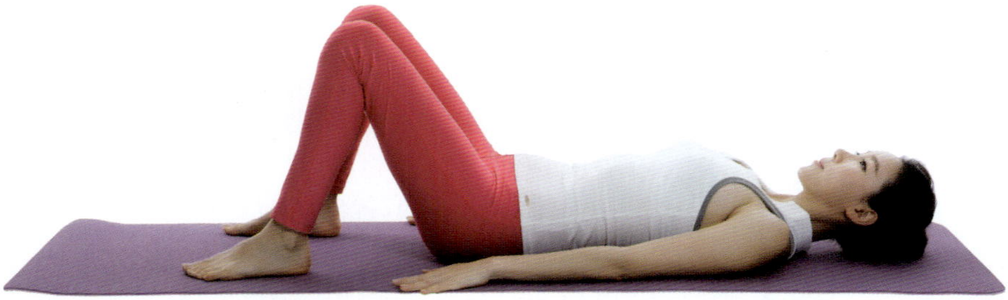

1 무릎을 세우고 바르게 누워서 양손으로 바닥을 짚어 균형을 잡는다.

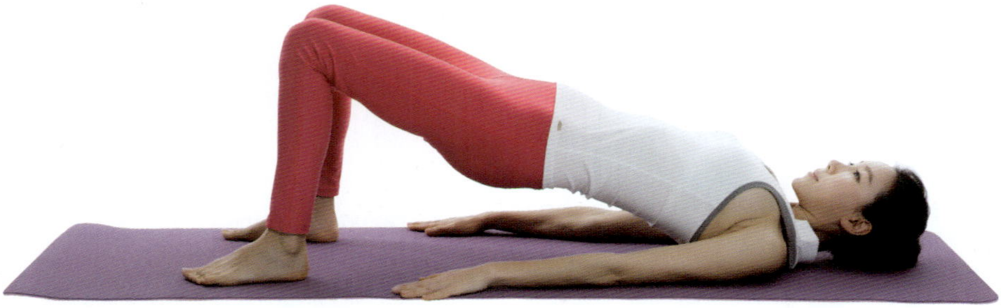

2 숨을 내쉬면서 무릎에서 어깨까지 사선이 되도록 골반을 최대한 들어 올린다. 이때 배가 납작해지도록 한다. 자세를 10초 이상 유지하고, 10회 반복한다.

골반 조이기

골반과 허벅지 근육 강화에 도움을 주며 하체와 골반, 척추의 균형을 바로잡는 데 효과적이다. 동작을 하는 동안 무릎을 조여 볼이 떨어지지 않도록 한다.

1 무릎과 무릎 사이에 작은 볼이나 타월을 말아서 끼운다.

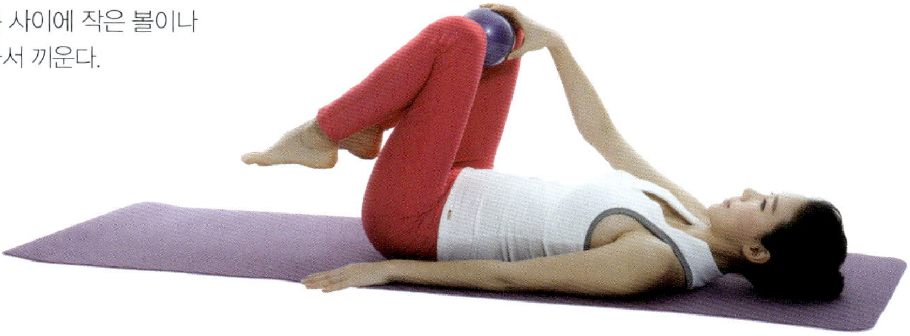

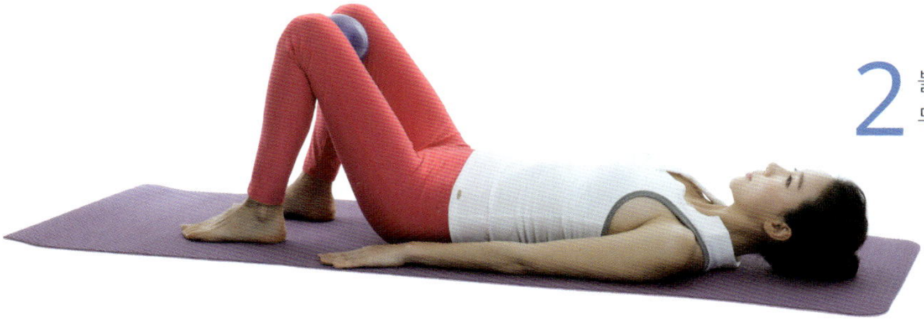

2 볼이 떨어지지 않도록 골반부터 무릎까지 허벅지 안쪽에 힘을 준다.

3 무릎으로 볼을 잡은 상태에서 숨을 내쉬며 골반을 최대한 들어 올린다. 무릎을 조여 10초 이상 자세를 유지하고, 10회 반복한다.

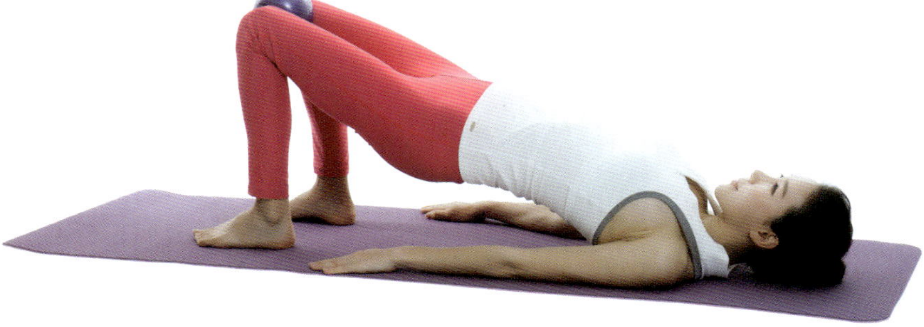

4단계

전신 회복 운동

이 시기에는 예전의 몸매로 되돌리는 전신 운동이 필요하다. 출산으로 틀어진 관절과 근육을 바로잡고 골반을 조여 균형을 유지하는 운동을 해 몸을 완벽히 회복시킨다. 단 유연성과 근력이 생기지 않은 상태에서 4단계 동작들을 하면 몸에 무리를 줄 수 있으므로 3단계까지의 동작을 통해 몸을 충분히 적응시킨 후에 시작한다.

소머리 자세

골반의 균형과 상체의 유연성 회복에 효과적이다. 요통이나 좌골신경통 등 출산 후 골반의 균형이 맞지 않아 생기는 증상을 완화하는 데도 좋다.

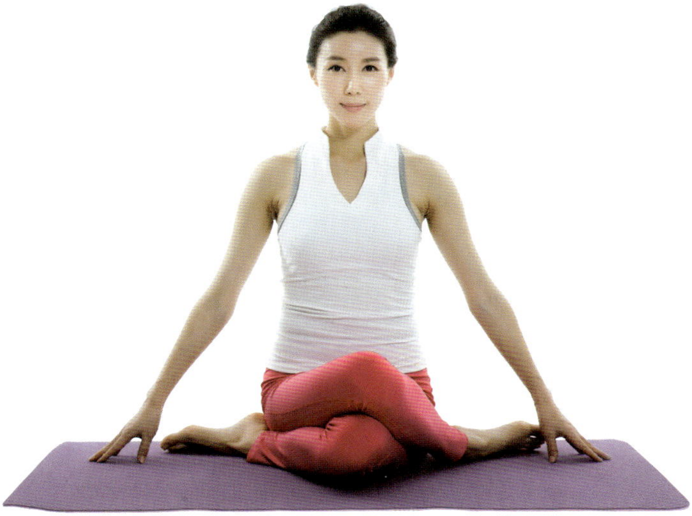

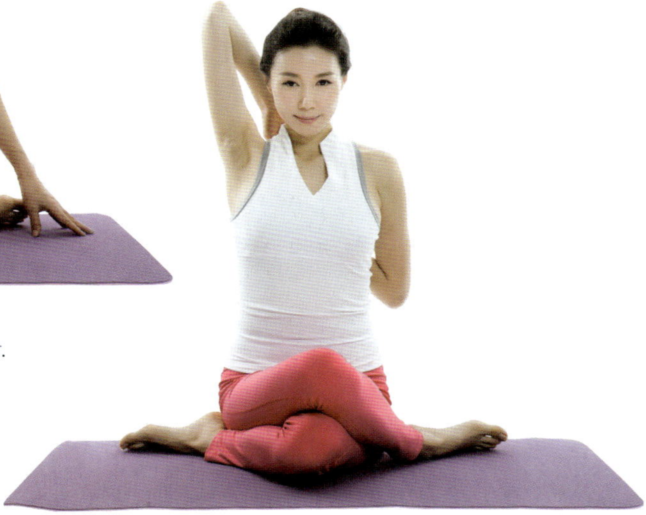

1 왼쪽 다리 위에 오른쪽 다리를 포개어 앉는다.

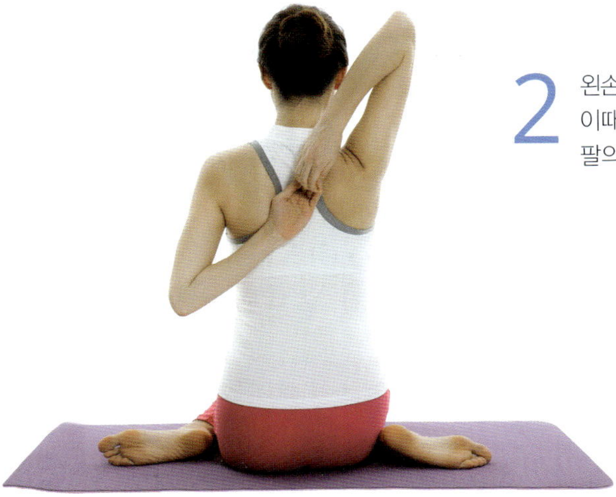

2 왼손은 아래로, 오른손은 위로 등 뒤에서 맞잡는다. 이때 배를 수축시키고 골반 뒤쪽의 자극에 집중한다. 팔의 위치를 바꾸어 같은 방법으로 한다.

Check

등 뒤에서 손이 잡히지 않을 때는 타월이나 밴드를 이용한다.

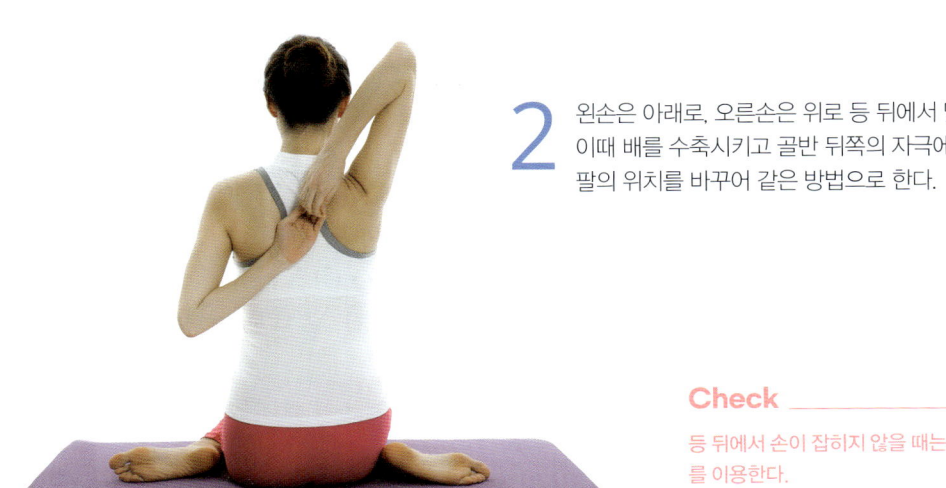

무릎 대고 기지개 켜기

온몸의 근육을 사용하기 때문에 전체적인 순환을 도와준다. 피로 해소에 효과적이며 근력 회복에도 도움을 준다.

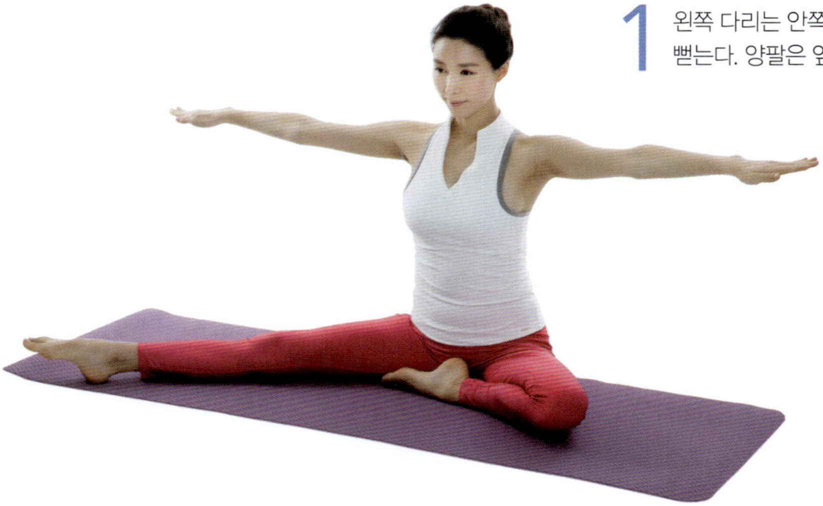

1 왼쪽 다리는 안쪽으로 접고 오른쪽 다리는 옆으로 뻗는다. 양팔은 옆으로 뻗어 골반의 균형을 잡는다.

2 왼손을 뒤로 짚고 오른손은 앞으로 뻗는다.

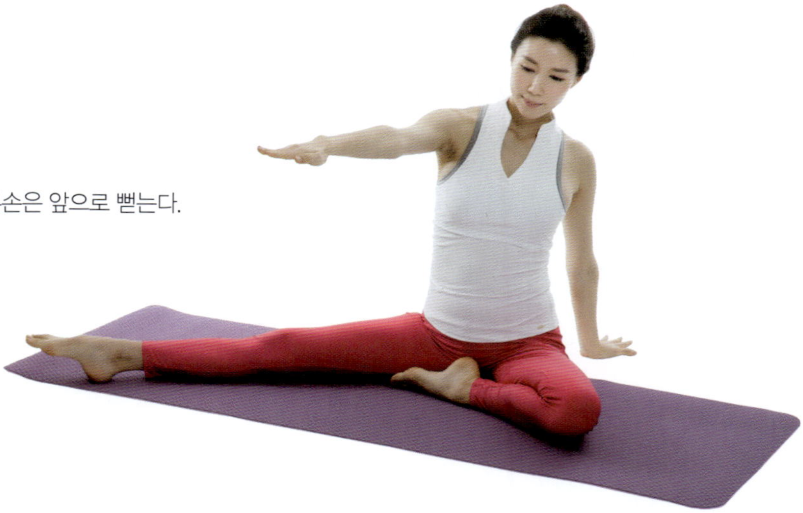

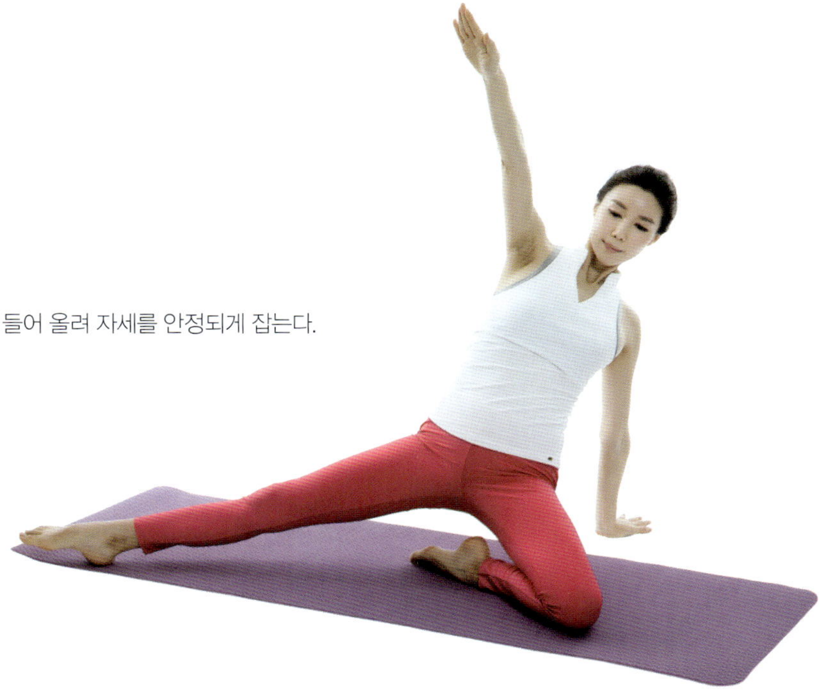

3 골반을 살짝 들어 올려 자세를 안정되게 잡는다.

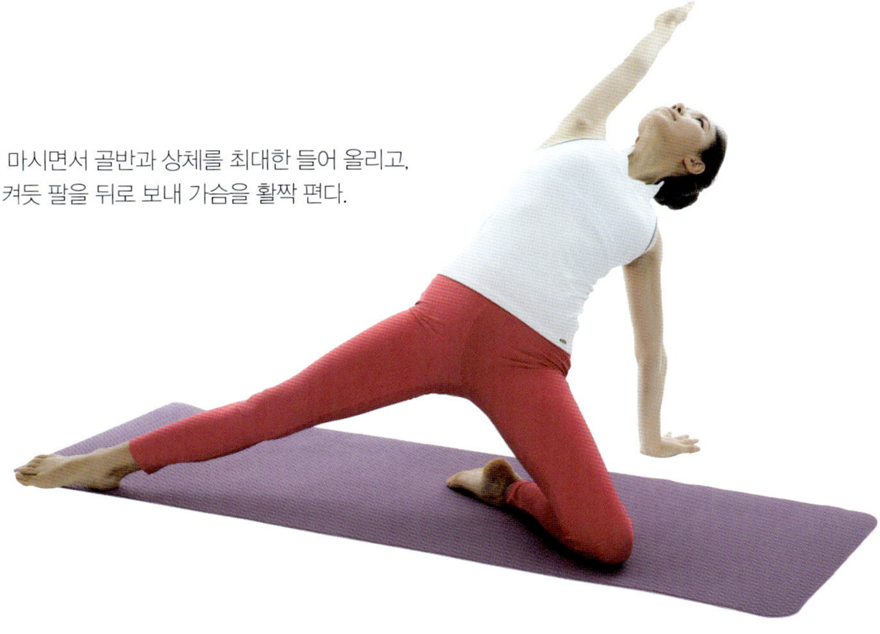

4 숨을 크게 마시면서 골반과 상체를 최대한 들어 올리고,
기지개를 켜듯 팔을 뒤로 보내 가슴을 활짝 편다.

힙업 운동

하체의 균형을 잡아주는 동작으로 곧은 다리 라인과 힙업에 도움이 된다. 또한 같은 동작을 반복하면서 다리 근육의 힘을 키울 수 있다.

1 양 무릎과 팔꿈치를 바닥에 대고 균형을 잡은 다음 다리를 뒤로 쭉 뻗는다.

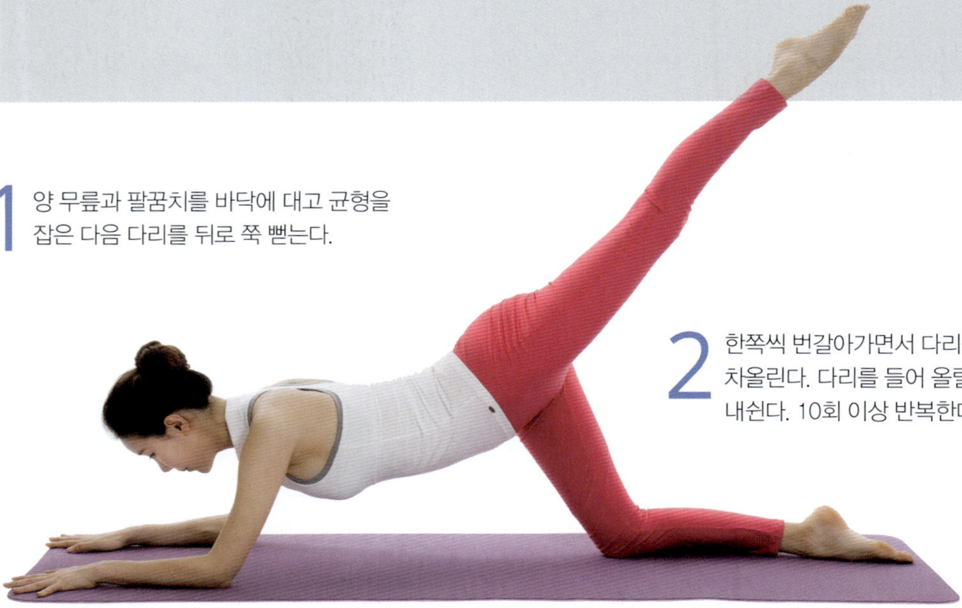

2 한쪽씩 번갈아가면서 다리를 뒤로 차올린다. 다리를 들어 올릴 때 호흡은 내쉰다. 10회 이상 반복한다.

낙타 자세

출산 후에는 수유로 인해 어깨와 등에 통증이 오기 쉽다. 이 자세는 굽은 등을 펴고 어깨의 불균형을 바로잡기 때문에 요통이나 어깨 결림에 효과적이다.

1 양 무릎을 어깨너비로 벌리고 양손으로 골반 윗부분을 짚어 상체를 뒤로 젖힌다.

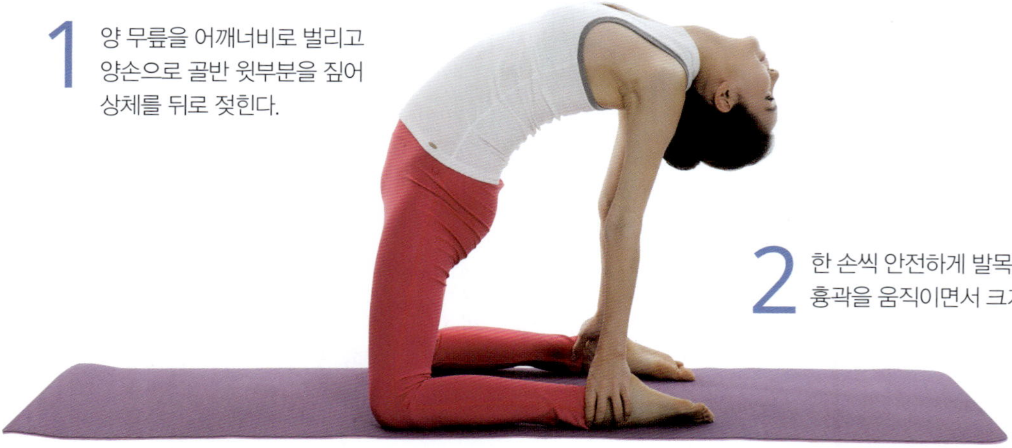

2 한 손씩 안전하게 발목 위에 올리고 흉곽을 움직이면서 크게 호흡한다.

밸런스

몸을 움직이게 하는 조절 근육을 단련시키는 전신 운동으로 균형감각을 기르는 데 효과적이다. 특히 하체와 골반의 라인을 예쁘게 잡아준다.

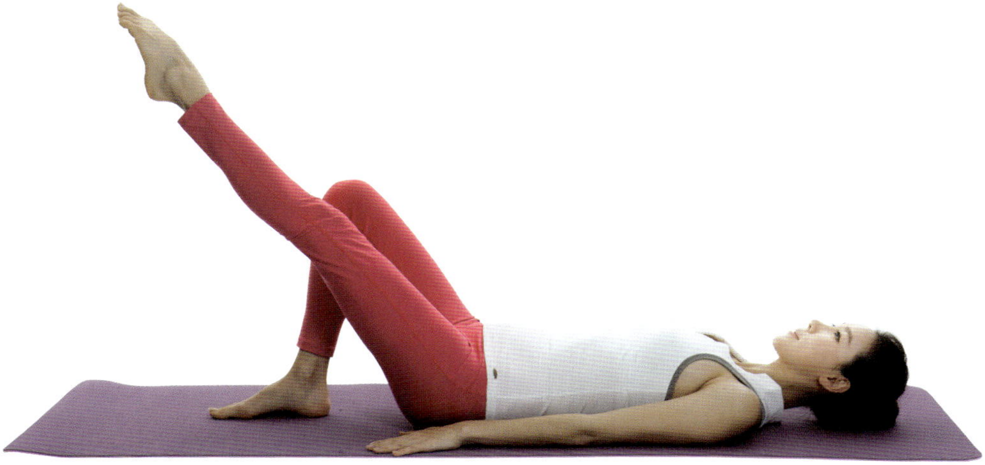

1 무릎을 세우고 누워서 한쪽 다리를 대각선 방향으로 들어 올려 한 발로 균형을 잡는다.

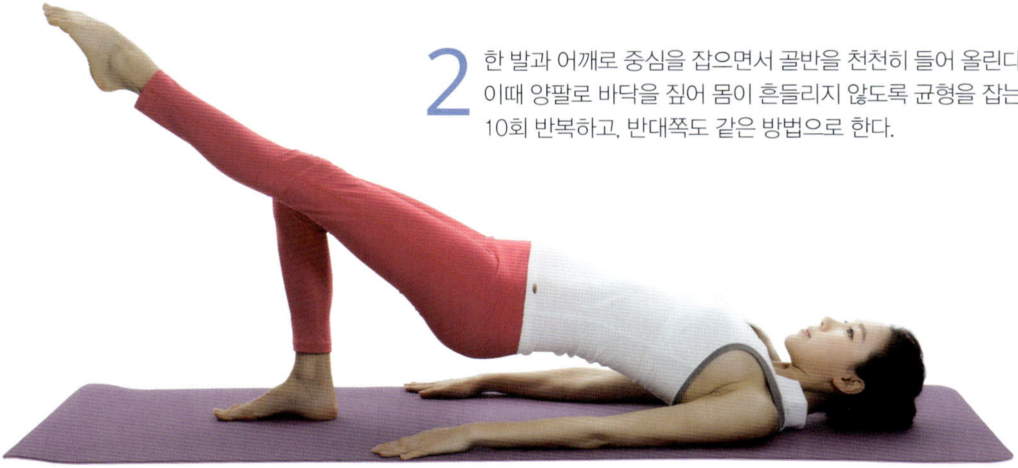

2 한 발과 어깨로 중심을 잡으면서 골반을 천천히 들어 올린다.
이때 양팔로 바닥을 짚어 몸이 흔들리지 않도록 균형을 잡는다.
10회 반복하고, 반대쪽도 같은 방법으로 한다.

굴렁쇠

척추의 정렬을 돕고 등의 피로를 푸는 데 효과적이다. 바닥을 이용해 등과 척추를 마사지하면 혈액순환에도 도움이 된다.

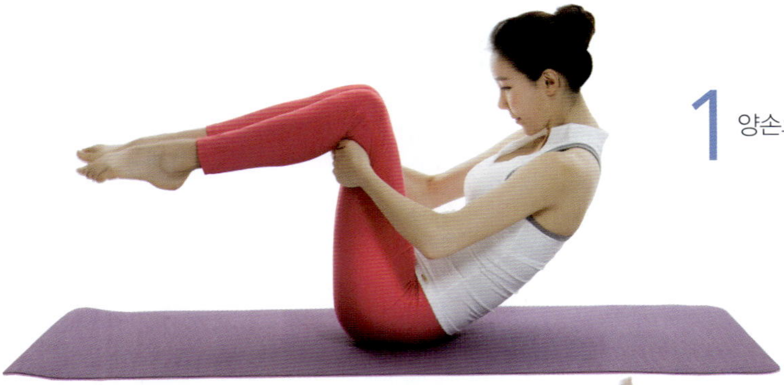

1 양손으로 허벅지 뒤쪽을 잡아 들어 올린다.

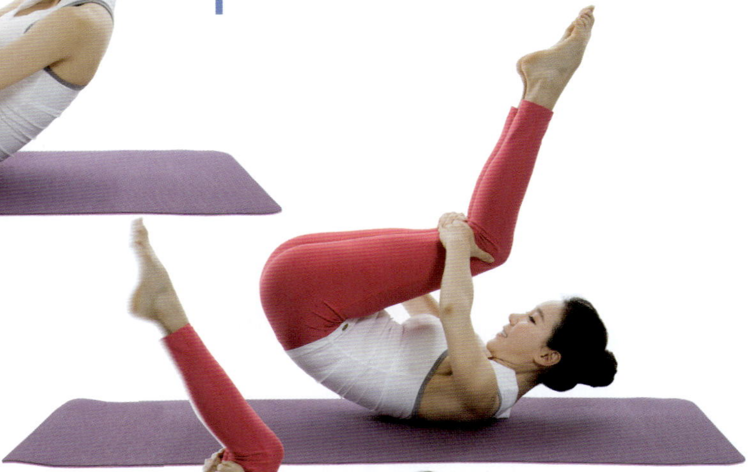

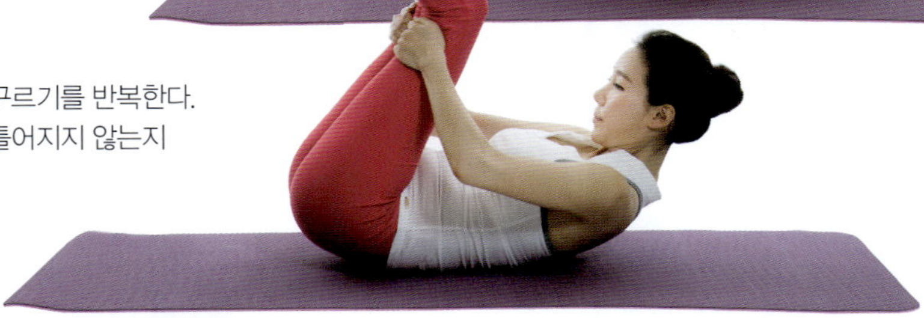

2 배의 힘으로 앞뒤로 구르기를 반복한다. 이때 척추의 균형이 틀어지지 않는지 확인하면서 구른다.

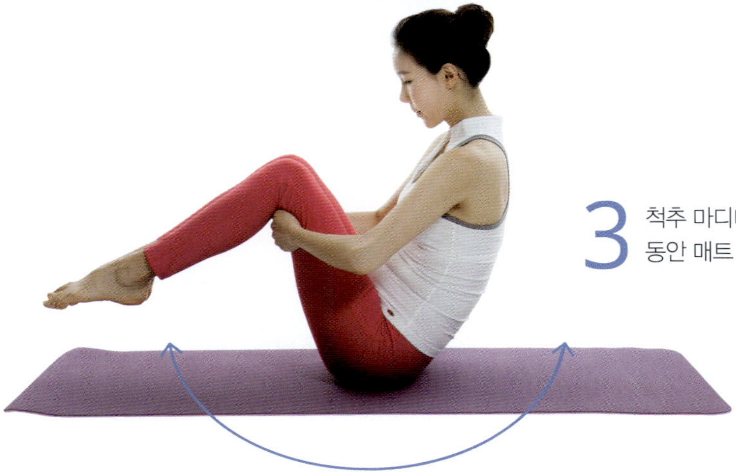

3 척추 마디마디의 이완에 집중하고 동작을 하는 동안 매트 밖으로 벗어나지 않도록 주의한다.

거꾸로 서기

어깨의 피로를 풀고, 하체와 허리를 유연하게 하며, 신진대사가 원활하도록 돕는다. 한 번에 무리하게 하지 않도록 주의하고, 동작을 하면서 호흡이 편하지 않으면 다리의 무게가 분산될 수 있도록 발끝을 소파나 테이블 위에 올린다.

1 누워서 다리를 머리 위로 넘긴다. 이때 양손으로 바닥을 짚어 다리를 멀리 보낸다.

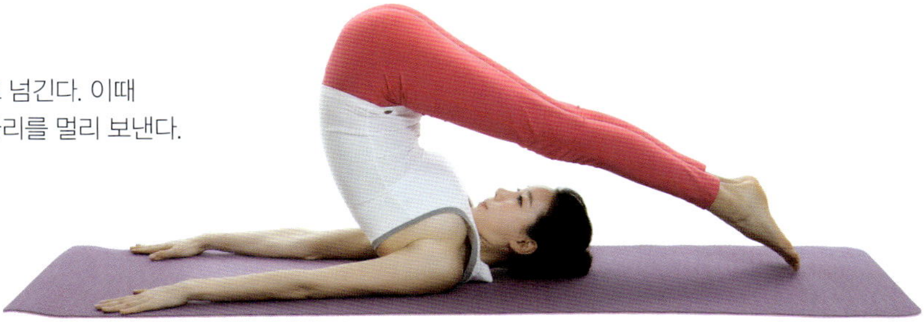

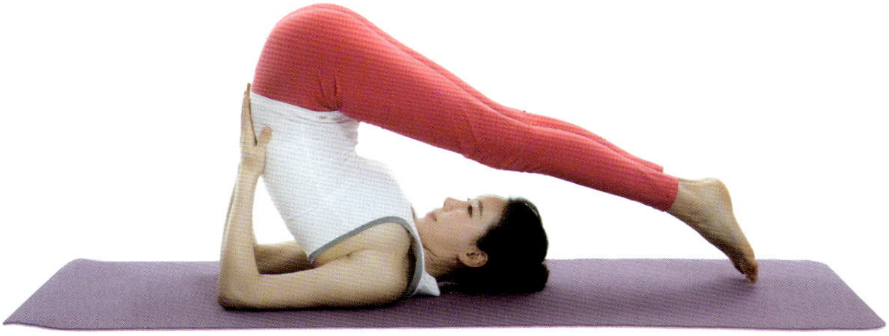

2 다리가 다시 넘어오지 않도록 등을 양손으로 받치고 크게 호흡한다.

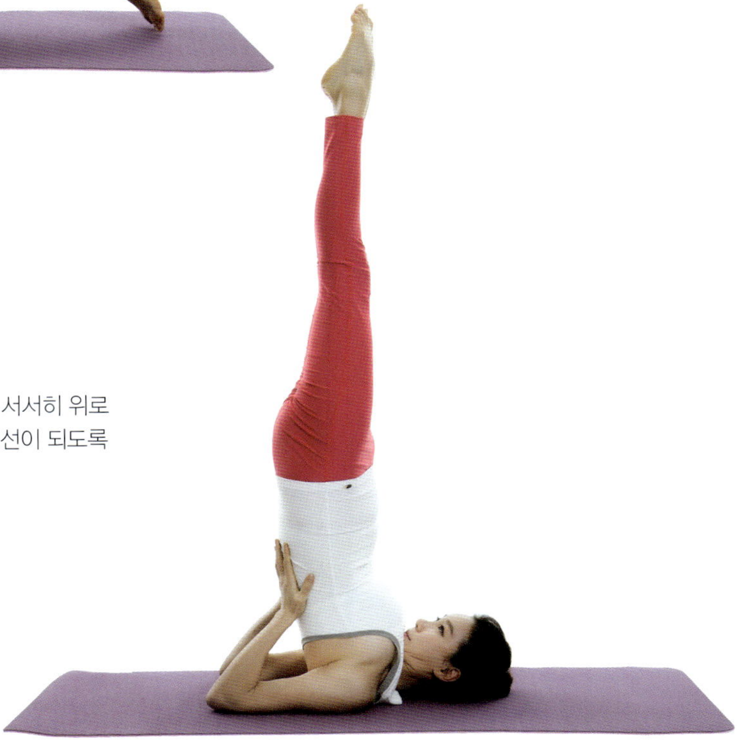

3 양손으로 등을 단단히 받치고 다리를 서서히 위로 들어 올린다. 발끝부터 어깨까지 일직선이 되도록 자세를 유지한다.

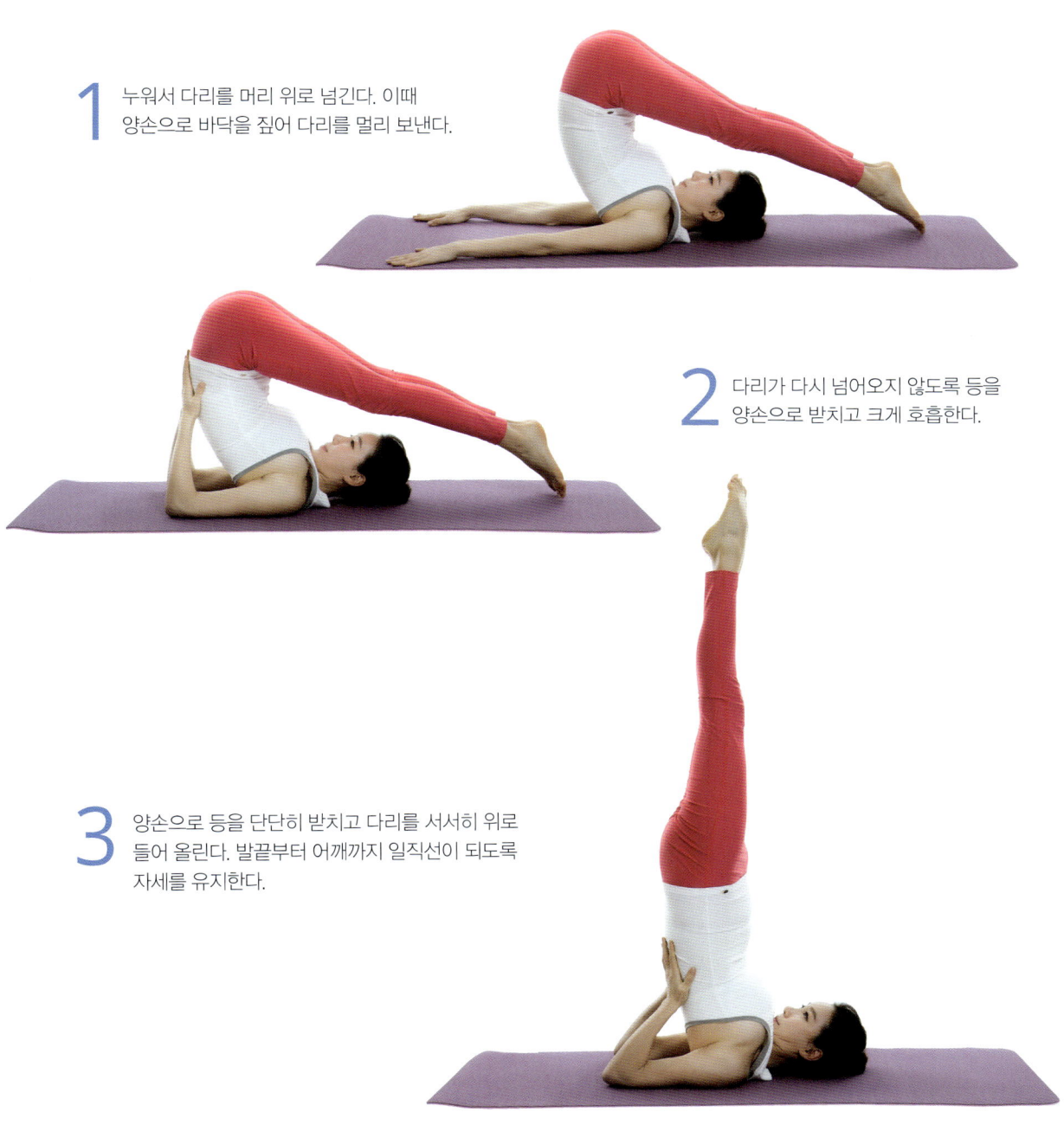

책 속 부록

1

짐볼을 이용한 **홈 요가**

산후 조리 기간은 출산이라는 큰일을 치른 산모에게 아주 중요한 시간입니다. 하지만 갓 태어나 엄마만 바라보고 있는 아기를 옆에 두고 자신의 몸을 챙기기란 쉬운 일이 아니에요. 이 시기의 건강 관리는 자신의 평생 건강을 좌우한다고 말할 수 있을 정도로 중요하기 때문에 틈틈이 운동을 해야 합니다. 언제 어디서나 할 수 있는 요가는 산후 건강 관리는 물론, 산전 몸매로 되돌리기에 가장 적합한 운동이라 할 수 있습니다.

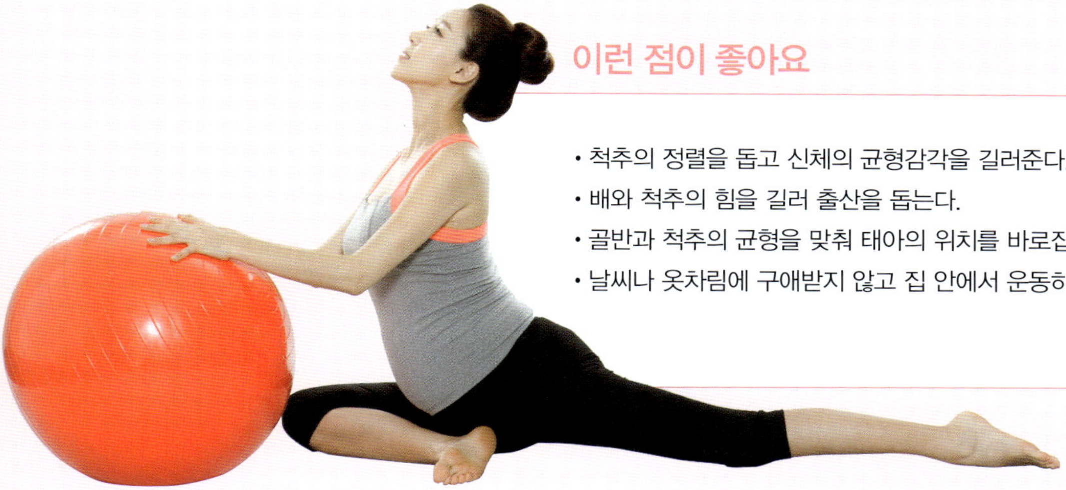

이런 점이 좋아요

- 척추의 정렬을 돕고 신체의 균형감각을 길러준다.
- 배와 척추의 힘을 길러 출산을 돕는다.
- 골반과 척추의 균형을 맞춰 태아의 위치를 바로잡는다.
- 날씨나 옷차림에 구애받지 않고 집 안에서 운동하기 좋다.

바닥에서 하는 짐볼 요가

나비 자세

자신의 유연성을 최대한 활용할 수 있고 동작을 안정감 있게 할 수 있다. 골반 주변 근육과 고관절을 부드럽게 한다.

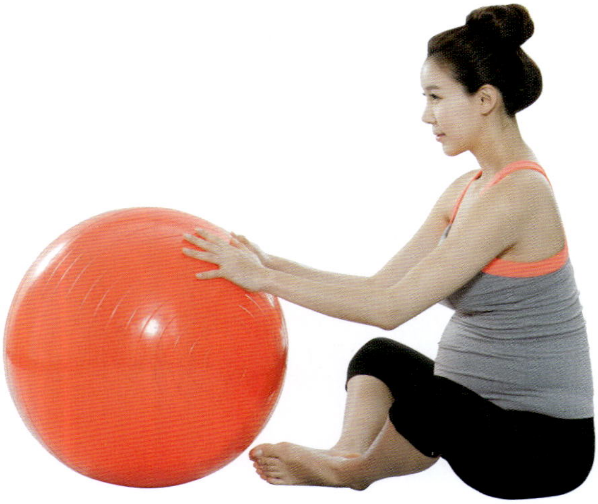

1 볼을 앞에 두고 발바닥을 맞대고 앉아 나비 자세를 취한다.

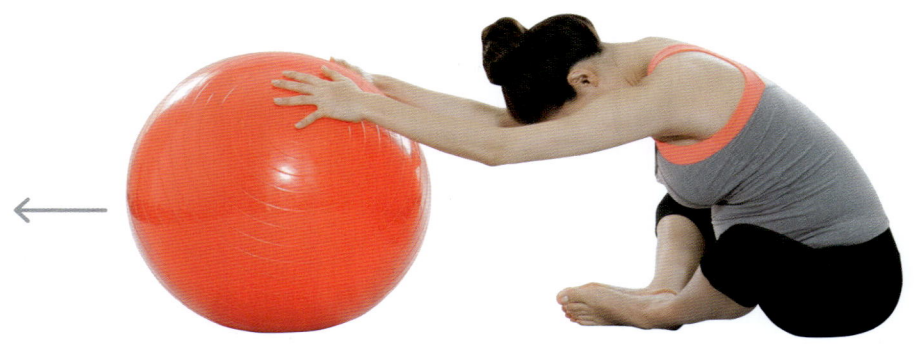

2 양손으로 볼을 굴리며 상체를 천천히 앞으로 숙인다.

짐볼 운동을 처음 하는 경우라면 볼을 다루는 방법이 익숙하지 않아 중심을 잃어 넘어지는 위험이 따를 수 있다. 짐볼과 친해지면서 안전하게 할 수 있는 동작으로 시작한다. 짐볼 운동은 볼에 체중을 분산시키면서 동작을 할 수 있기 때문에 몸에 부담을 주지 않고 자신의 몸 상태에 맞춰 운동할 수 있다.

다리 뻗어 옆구리 늘리기

상체의 무게를 짐볼에 분산시켜 무리하지 않고 상체의 근육을 이완시킬 수 있다. 하체의 근육을 안전하게 이완시키는 데도 효과적이다.

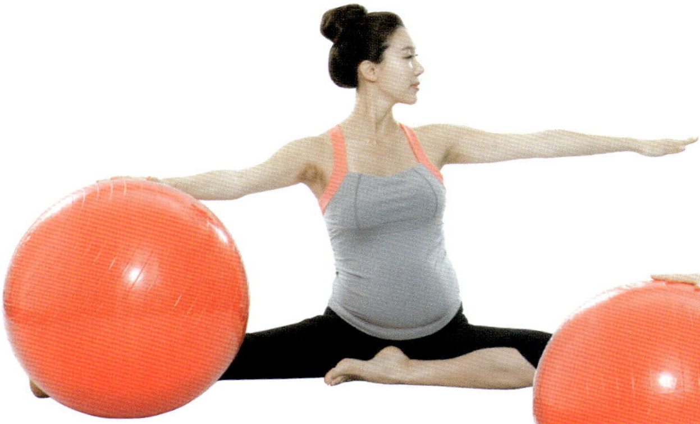

1 왼쪽 다리는 안으로 접고 오른쪽 다리는 옆으로 뻗은 다음, 오른손으로 볼을 잡아 균형을 잡는다.

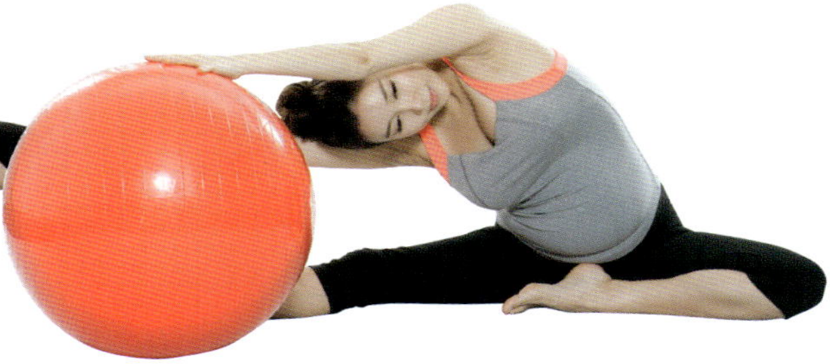

2 볼을 옆으로 밀면서 왼쪽 옆구리를 최대한 늘린다. 반대쪽도 같은 방법으로 한다.

비둘기 자세

짐볼에 상체의 무게를 실어 척추와 고관절에 무리가 가지 않는다. 임산부의 심폐 기능과 깊은 호흡 운동에도 효과적이다.

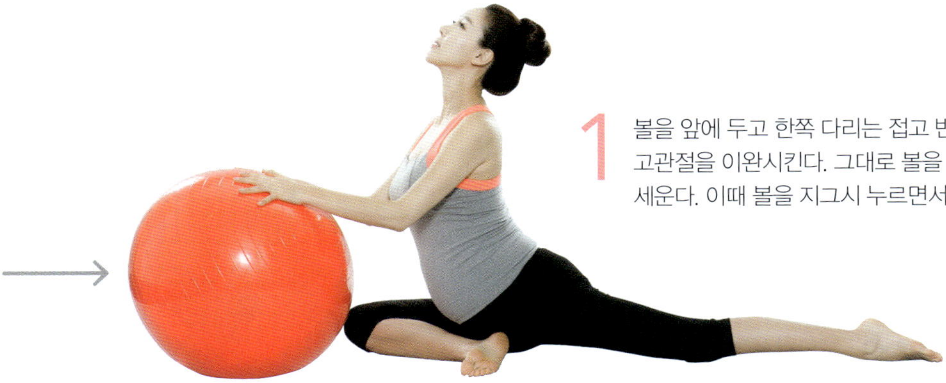

1 볼을 앞에 두고 한쪽 다리는 접고 반대쪽 다리는 뒤로 뻗어 고관절을 이완시킨다. 그대로 볼을 몸 쪽으로 당기면서 상체를 세운다. 이때 볼을 지그시 누르면서 상체의 무게를 분산시킨다.

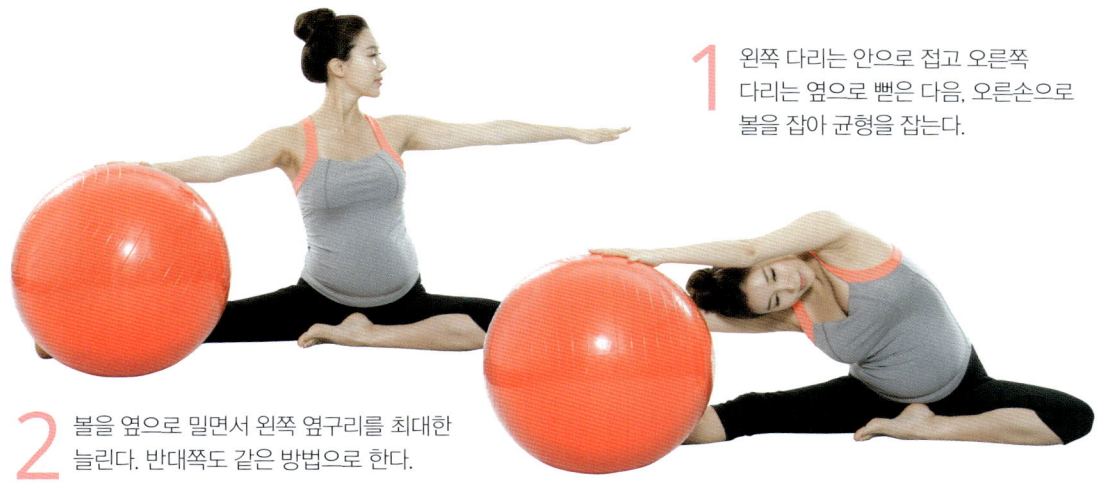

허벅지 늘리기

고관절과 허벅지 주변의 근육을 이완시켜 하체의 순환을 돕고 부종을 예방한다.

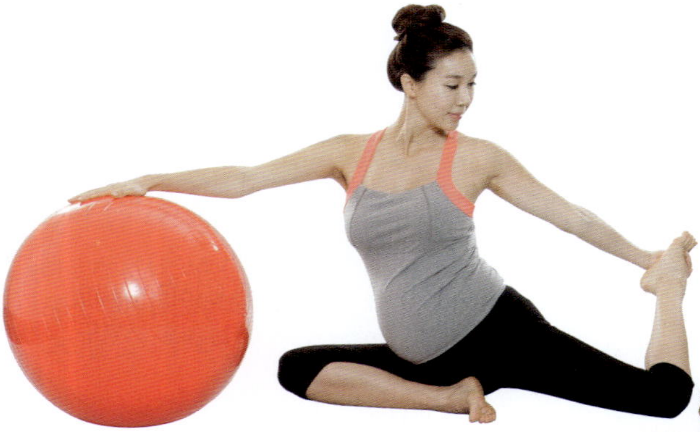

1 오른쪽 다리는 안으로 접고 왼쪽 다리는 뒤로 뻗은 다음, 왼손으로 발끝을 잡는다.

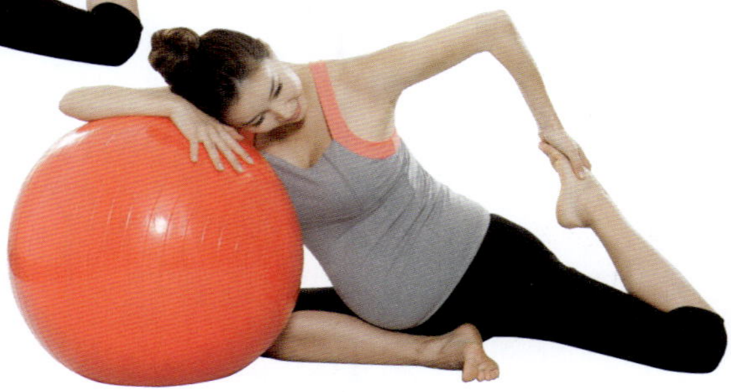

2 상체를 볼에 기대고 허벅지가 충분히 늘어나도록 발을 당기며 발등을 지그시 누른다. 반대쪽도 같은 방법으로 한다.

척추 늘리기

척추를 길게 늘여 임신 중에 올 수 있는 허리의 부담을 덜어준다. 상체를 이완시켜 피로 해소에도 도움이 된다.

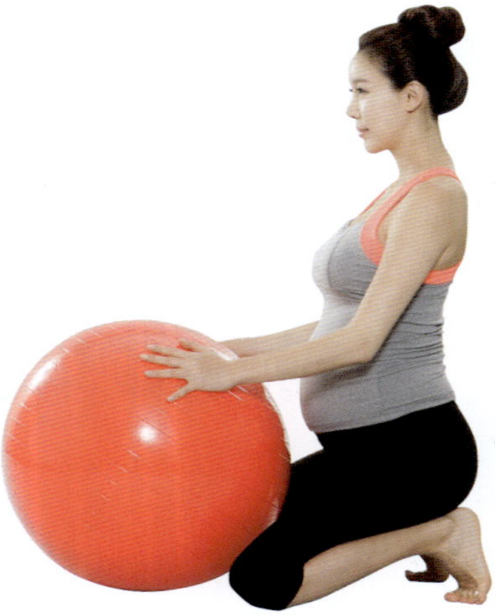

1 볼을 앞에 두고 무릎을 어깨너비로 벌려 꿇고 앉는다.

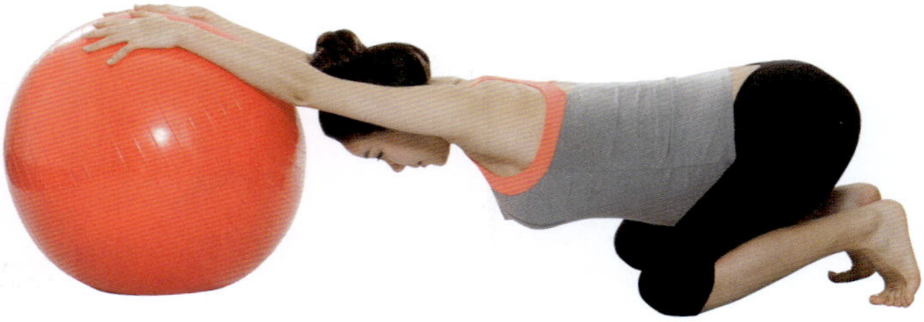

2 균형을 잡으면서 볼을 앞으로 굴려 양팔과 척추를 최대한 늘린다.

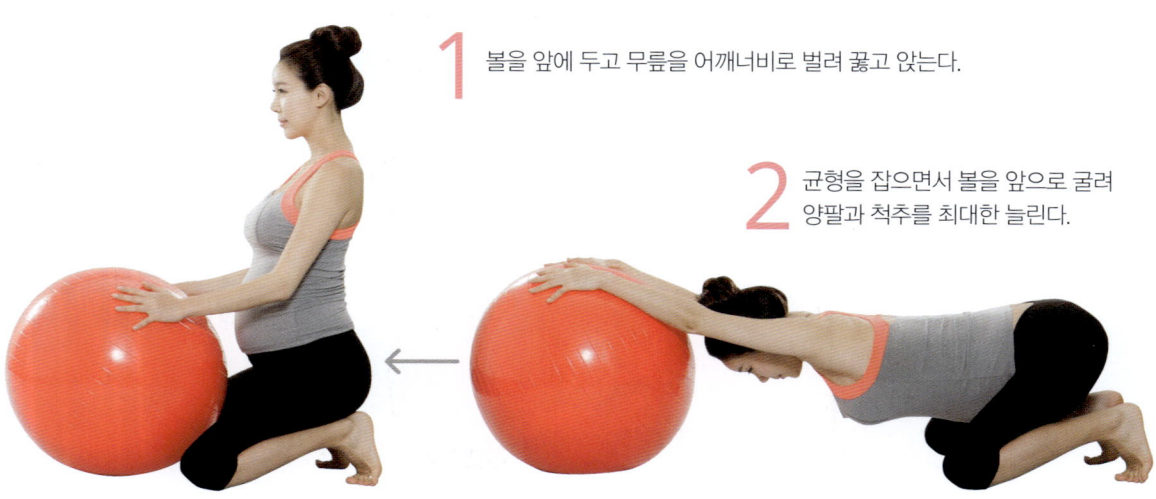

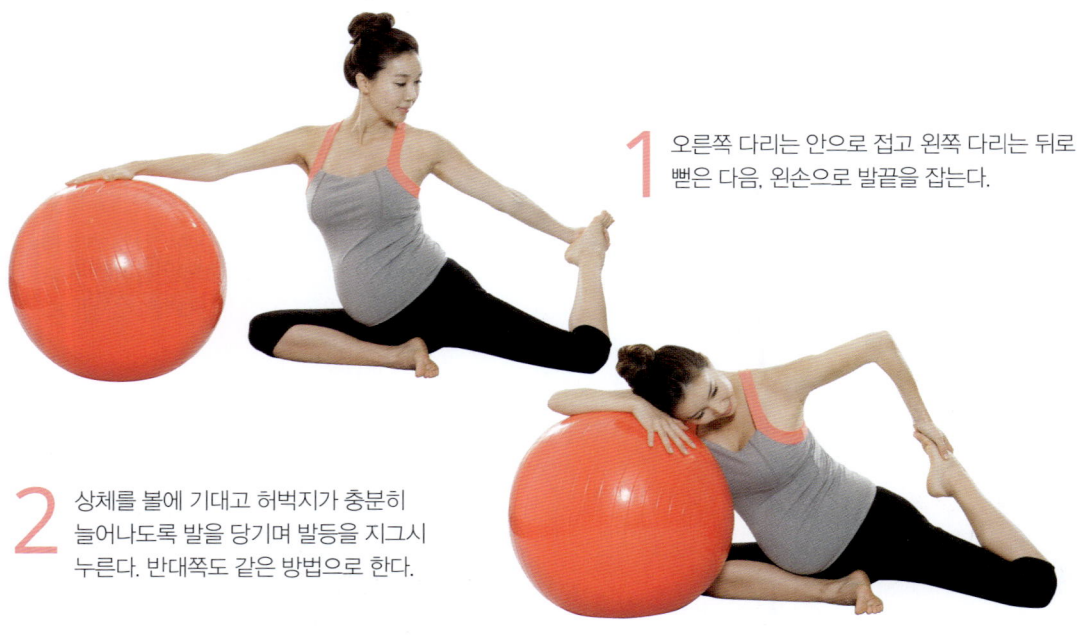

옆으로 공 굴리기

허벅지 안쪽 근육에 탄력을 주는 동작으로 온몸의 균형감각과 신체 조절 능력을 기를 수 있다. 동작을 반복하면서 안정적인 호흡을 유도한다.

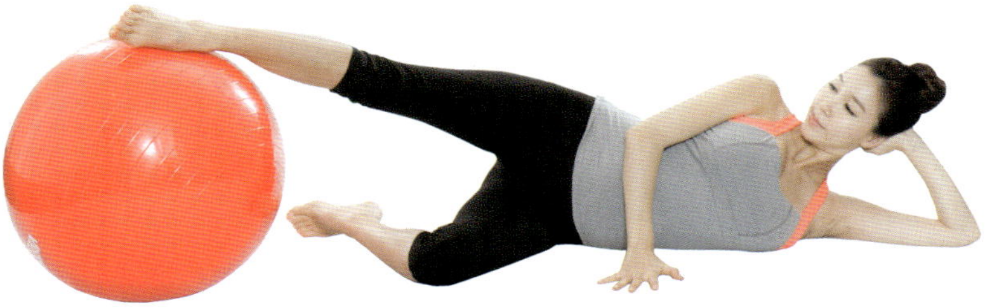

1 옆으로 누워서 볼 가운데에 한쪽 발끝을 올린다.

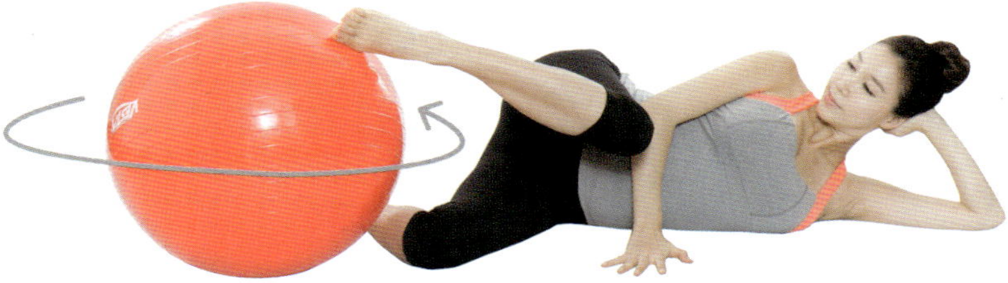

2 발끝으로 가볍게 볼을 굴린다. 반대쪽으로도 한다.

다리 스트레칭

하체의 힘과 균형감각을 길러주며 다리의 부종을 예방할 수 있다. 하체를 곧고 예쁘게 만드는 데에 효과적이다.

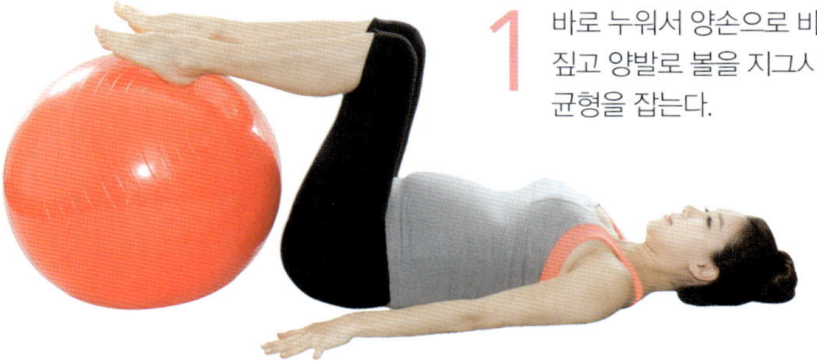

1 바로 누워서 양손으로 바닥을 짚고 양발로 볼을 지그시 눌러 균형을 잡는다.

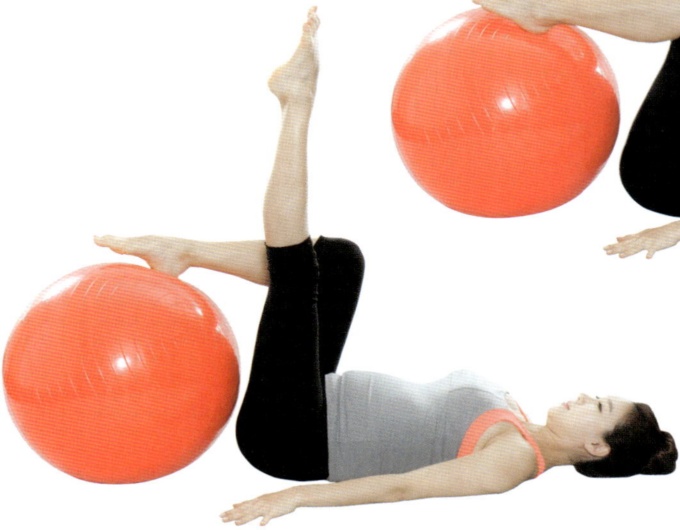

2 한쪽 다리씩 번갈아가며 위로 쭉 뻗는다.

앉아서 하는 짐볼 요가

허리 돌리기

허리와 배를 효과적으로 이완시킨다. 골반 기저근을 짐볼에 밀착시켜 동작을 하기 때문에 골반 이완 운동에 많은 도움이 된다.

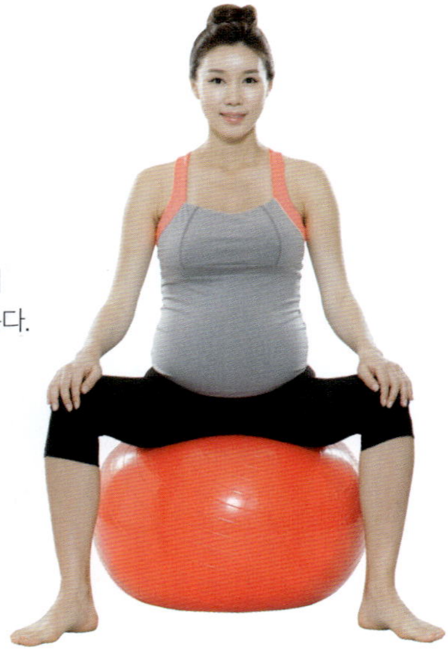

1 볼 위에 앉아서 균형을 잘 잡는다.

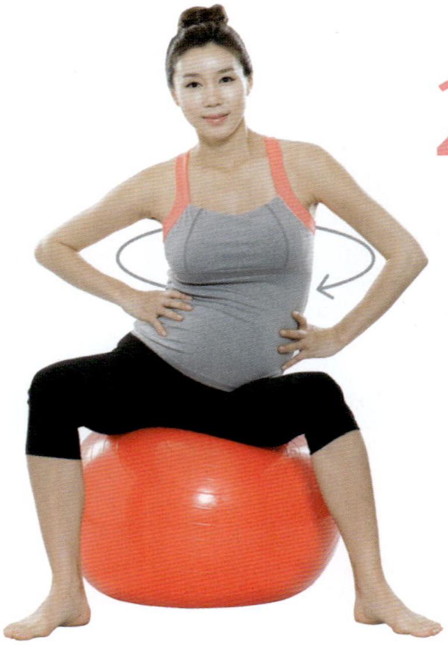

2 골반을 시계 방향 또는 반대 방향으로 돌린다.

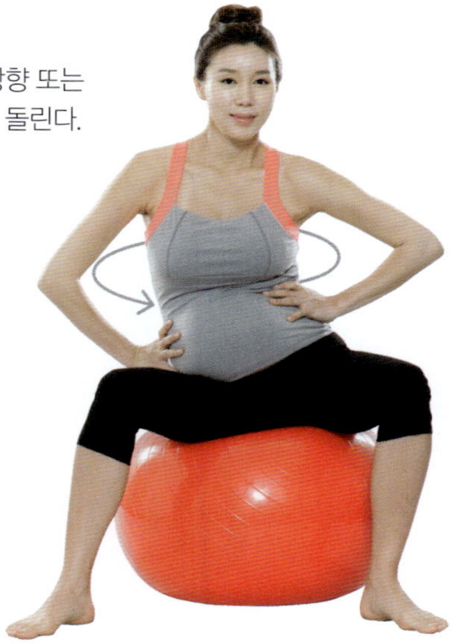

짐볼을 다루는 데 익숙해지고 1단계 동작들이 자연스러워졌다면 짐볼 위에 앉아서 운동해본다. 볼 위에 앉아서 하는 동작들은 균형감각을 익히는 데 효과적이며, 바른 자세를 잡는 데 도움을 준다. 또한 골반 기저근에 무리가 가는 것을 줄여주기 때문에 임신 후기로 갈수록 도움이 된다.

골반 앞뒤로 움직이기

척추를 바르게 움직이고 바른 자세를 유지할 수 있도록 도와준다. 또한 골반과 상체의 정렬을 도와 복부의 균형감각을 향상시킨다.

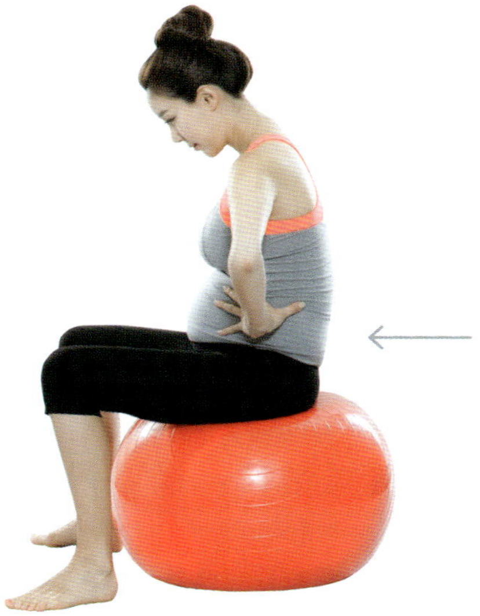

1 볼 위에 앉아서 허리와 배에 무리가 가지 않을 만큼 척추를 중심으로 골반을 앞뒤로 움직인다.

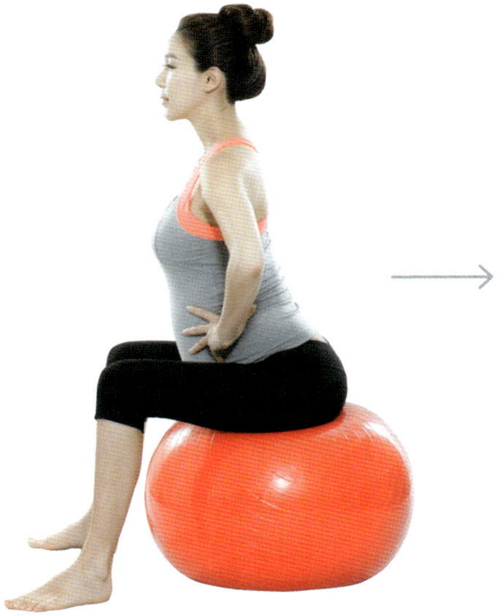

옆구리 늘리기

피로 해소에 도움이 되며, 상체의 군살을 없애고 몸의 라인을 아름답게 가꾸어준다.

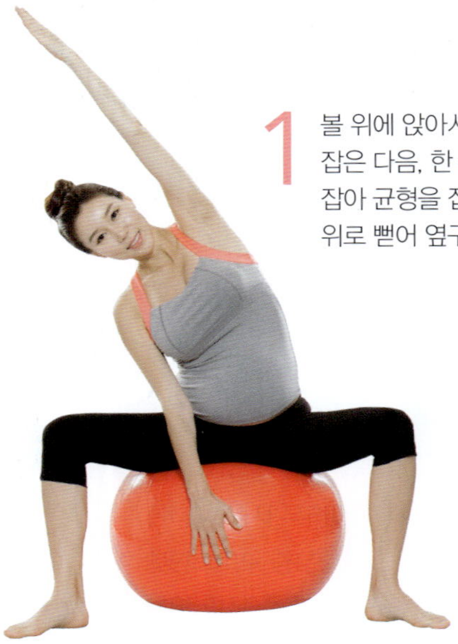

1 볼 위에 앉아서 양발로 중심을 잡은 다음, 한 손은 볼 가운데를 잡아 균형을 잡고 다른 한 손은 위로 뻗어 옆구리를 늘린다.

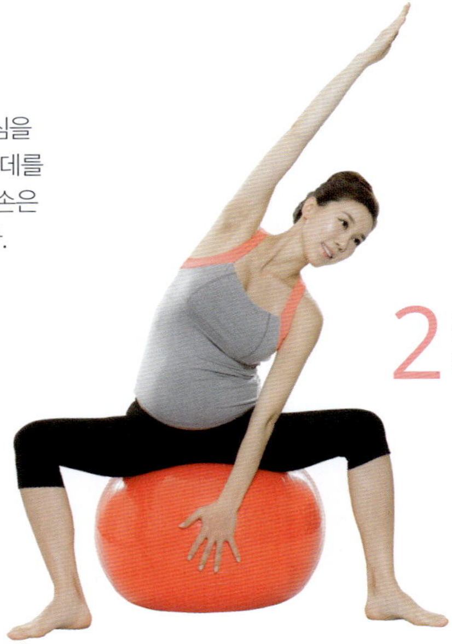

2 같은 방법으로 좌우 번갈아 한다.

척추 비틀기

척추와 골반, 허벅지 안쪽을 풀어주는 동작으로 온몸의 혈액순환이 원활해지도록 돕는다. 스트레칭을 통해 기분도 바꿀 수 있다.

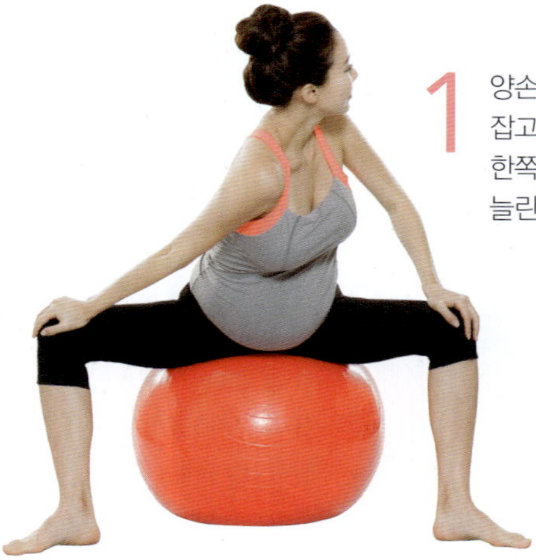

1 양손으로 양쪽 무릎을 잡고 허리를 편 다음 한쪽으로 비틀며 길게 늘린다.

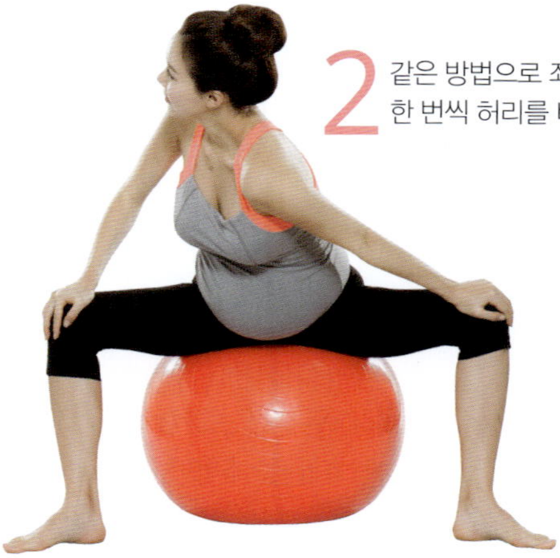

2 같은 방법으로 좌우로 한 번씩 허리를 비튼다.

한 발로 균형 잡기

하체 근육을 단련하고 균형감각을 향상시키는 기본 동작이다.

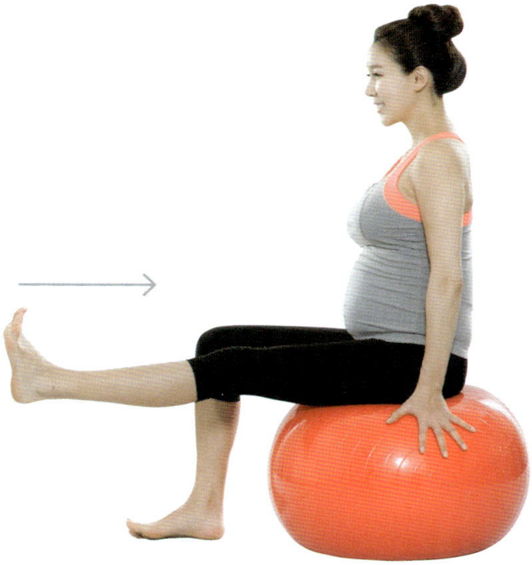

1 양손으로 볼을 잡아 균형을 잡은 다음 한 발을 앞으로 뻗어 하체를 단련한다. 발끝은 몸 쪽으로 당긴다.

2 반대쪽도 같은 방법으로 한다.

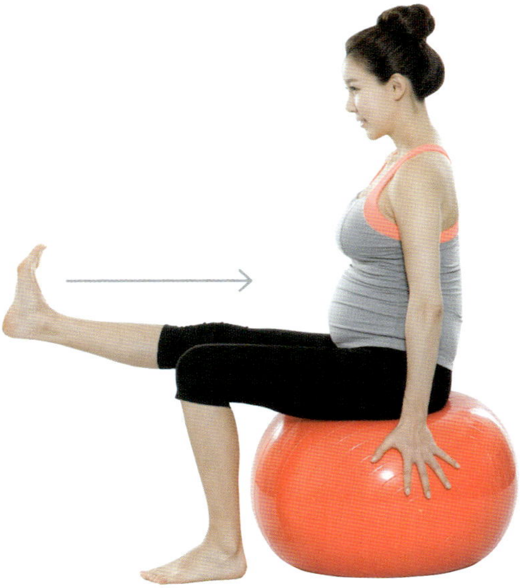

낙타 자세

상체를 이완시켜 복벽을 길게 늘리는 동작으로 복부 공간을 늘리고 가슴이 답답한 증상을 완화한다. 흉곽을 넓히고 어깨와 등의 피로도 풀어준다.

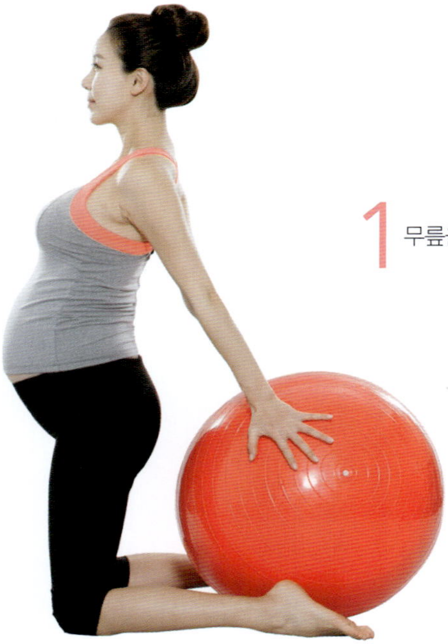

1 무릎을 벌려 바닥에 대고 서서 발목 사이에 볼을 둔다.

2 손으로 볼을 잡고 균형을 잡으면서 천천히 등을 볼에 기대어 눕는다.

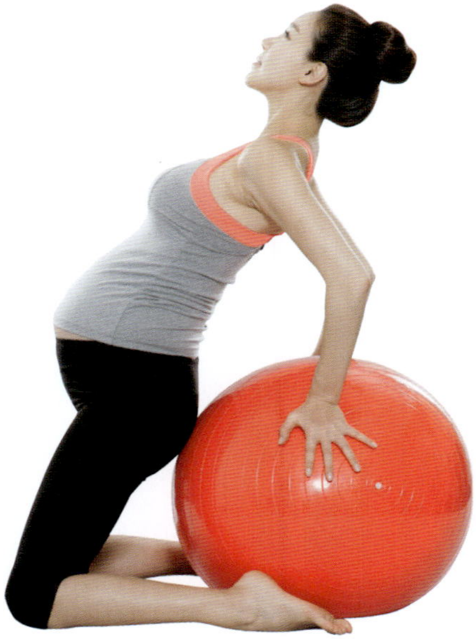

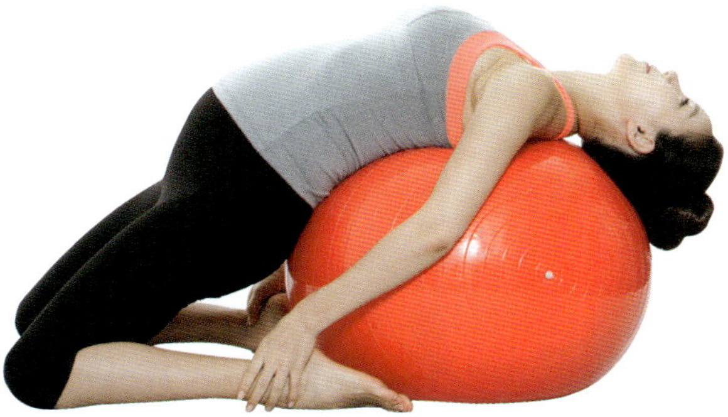

3 완전히 누워서 양손으로 발목을 잡는다.

plus yoga

Step-up 응용 동작

❶ 볼에 등을 기대고 누워 양손을
머리 뒤에서 깍지 낀다.

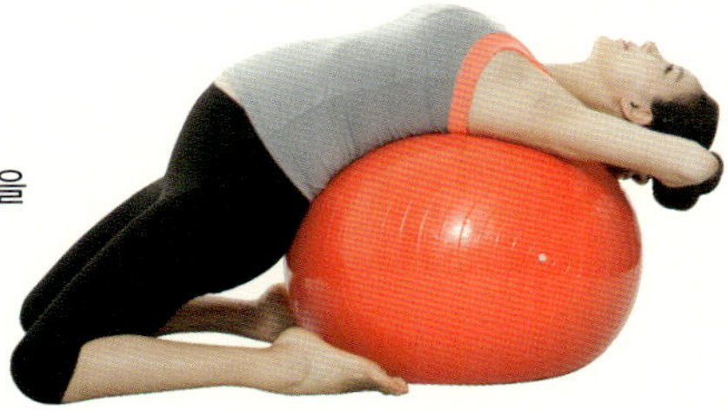

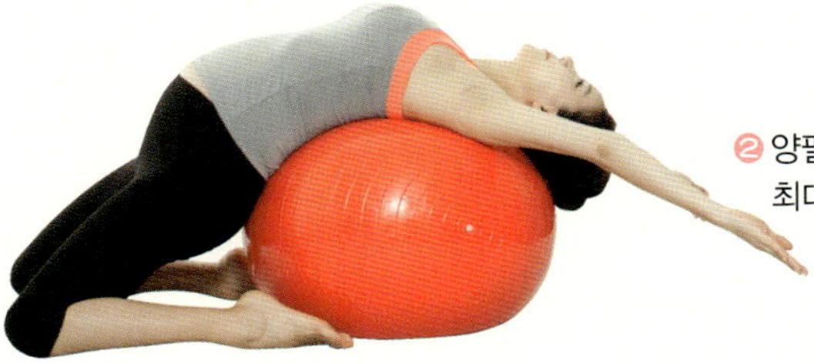

❷ 양팔을 머리 위로 쭉 뻗어 상체를
최대한 늘린다.

❸ 위로 뻗은 팔을 한 팔씩 번갈아가면서
옆으로 내려 어깨와 가슴을 풀어준다.

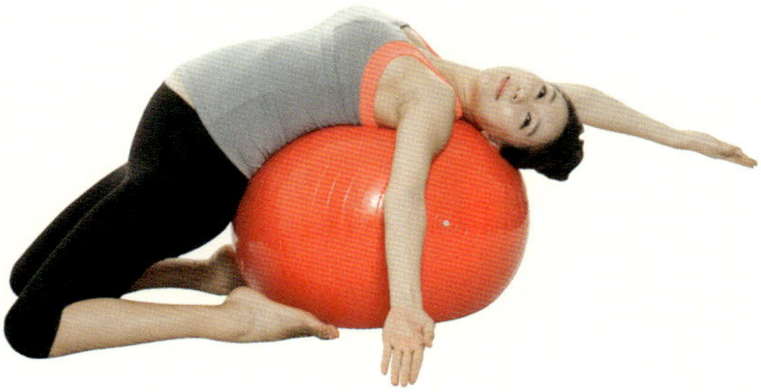

3단계 | 볼 이용하기

짐볼 웨이트 트레이닝

스쿼트

관절에 무리가 가는 것을 덜어주고 하체를 단련시킨다.

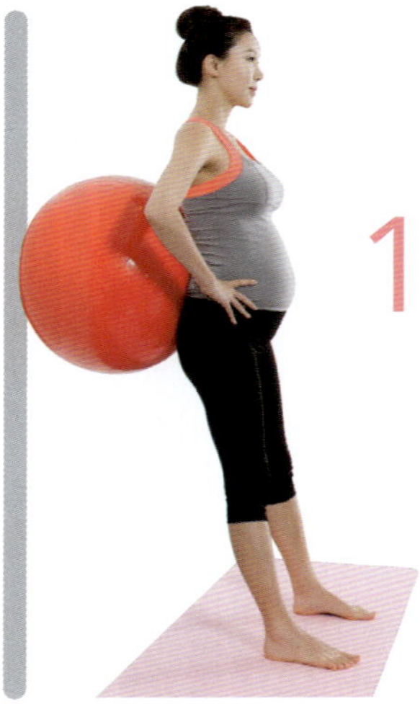

1 벽과 골반 위쪽 사이에 볼을 놓고 양발을 한 발 앞으로 내딛어 볼에 기댄다.

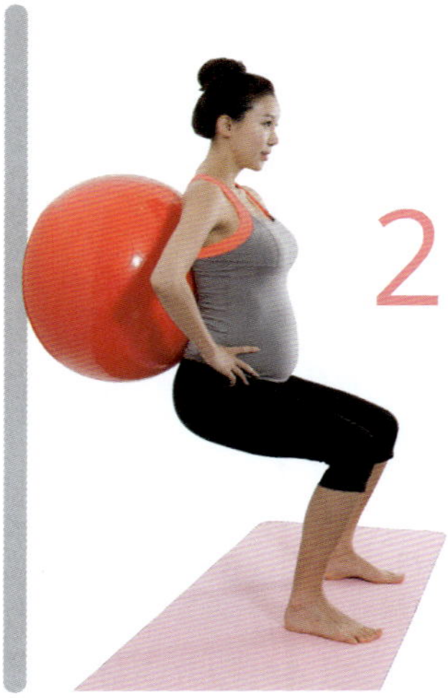

2 그 상태에서 무릎을 직각으로 구부리며 앉았다가 일어나기를 10회 반복한다.

햄스트링 스트레칭

상체와 하체의 유연성과 근육의 탄력을 향상시킨다. 특히 허벅지 뒤쪽의 근육을 유연하게 한다.

1 양발을 넓게 벌리고 서서 볼을 잡아 균형을 잡는다.

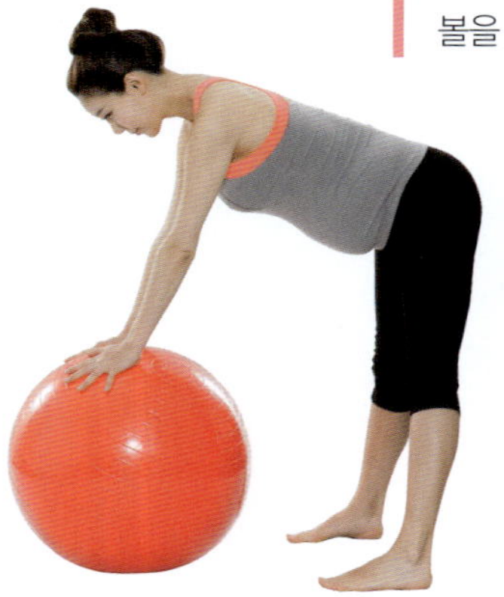

2 볼을 앞으로 굴리며 척추가 구부러지지 않을 만큼 상체를 숙인다.

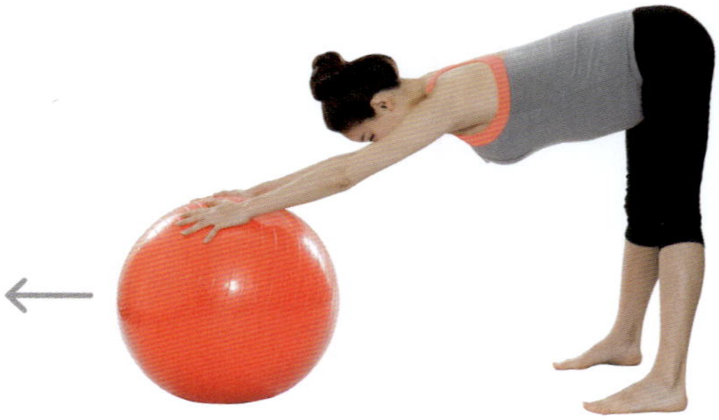

임신 중에는 수분이 몸에 저장되면서 체중은 늘지만, 활동량이 줄면서 근육의 양은 오히려 줄어든다. 늘어나는 체중만큼 근육이 유지되어 관절을 보호해준다면 힘든 임신 기간을 건강하게 보낼 수 있다. 짐볼을 이용하여 무리 없이 근육을 단련시킬 수 있는 가벼운 웨이트 트레이닝 동작을 소개한다.

T 자세

온몸의 근육을 사용하여 균형감각을 익히는 데 도움이 된다. 짐볼은 특히 T 자세를 할 때 좋은 보조 도구가 된다.

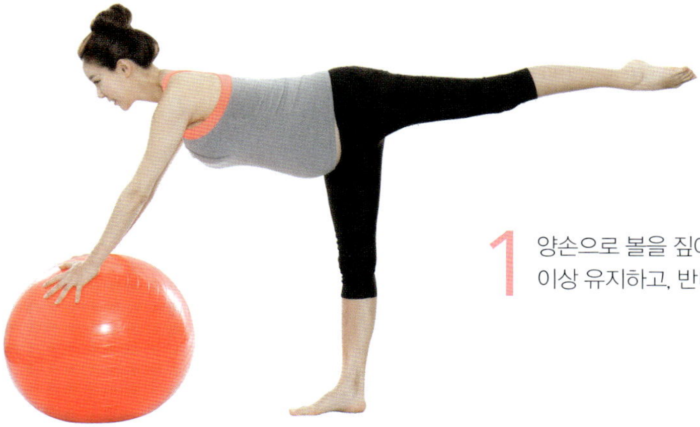

1 양손으로 볼을 짚어 T 자세를 취한다. 그대로 10초 이상 유지하고, 반대쪽 다리도 같은 방법으로 한다.

좌우로 공 들기

짐볼을 들어 올리는 동작은 양팔의 근력 운동은 물론 가벼운 전신 근력 운동이 된다. 신체 조절 능력도 향상시킨다.

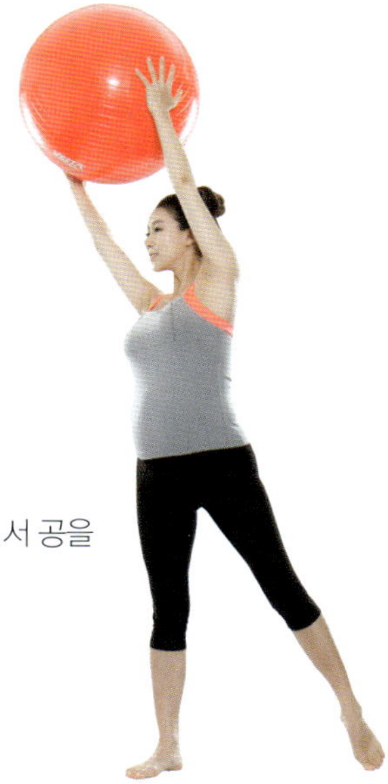

1 무릎을 구부렸다가 펴면서 공을 던지듯이 들어 올린다.

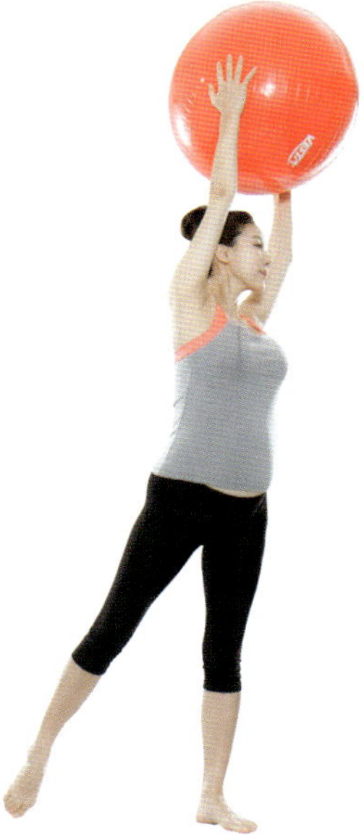

2 같은 방법으로 좌우 번갈아 한다.

책 속 부록

2

워킹맘을 위한 **오피스 요가**

앉아 있는 시간이 많은 엄마와 태아는 쉽게 지치고 피로감도 빨리 오지요. 사무실에서 간단히 할 수 있는 요가 동작들을 소개합니다. 임신 중에 흔히 생기는 부종, 요통, 어깨 결림, 가슴 통증 등의 증상들을 완화하는 동작들입니다. 틈틈이 하면 직장생활을 병행해야 하는 임신 기간을 건강하고 활기차게 보낼 수 있습니다.

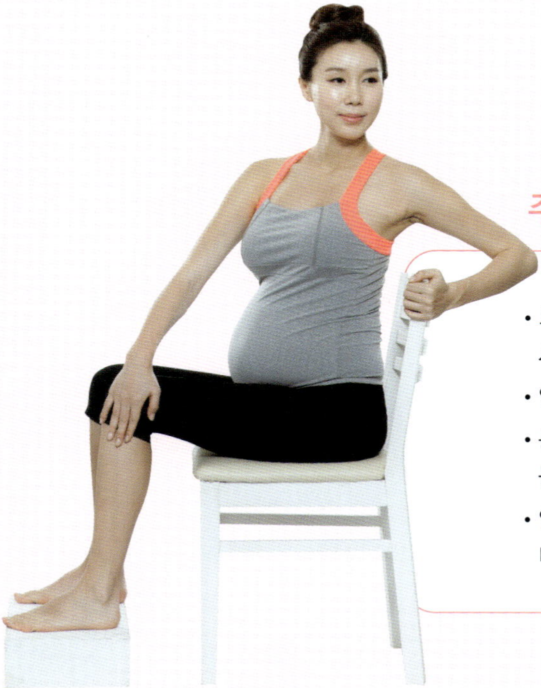

주의하세요

- 의자가 안정적이어야 하므로 바퀴 달린 의자는 사용하지 않는다.
- 임신복 등 불편한 옷차림을 하지 않는다.
- 동작을 무리하게 다 하기보다 한 시간에 한 번씩 몸을 움직이면서 틈틈이 한다.
- 일주일에 2번 정도 퇴근 후에 동영상과 함께 하면 더 효과적이다.

의자에 바르게 앉기

한 시간에 한 번 이상 일어나서 움직이고, 가능한 한 골반을 바로 하여 자세가 흐트러지지 않게 한다. 바른 자세는 모든 운동의 첫걸음이다.

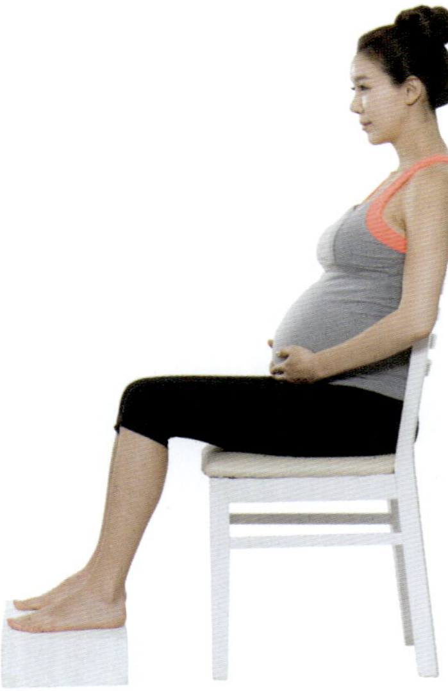

바른 자세

의자 깊숙이 앉아 낮은 받침대 위에 발을 올리고 무릎이 직각이 되도록 다리를 세운다. 다리를 직각으로 세우면 하체에 혈액이 정체되어 생기는 부종을 예방할 수 있고 흐트러지는 자세를 바로 잡는 데 도움이 된다.

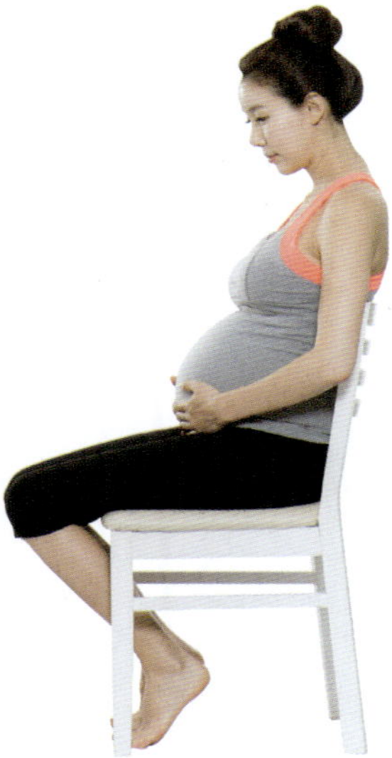

나쁜 자세

바르게 앉지 않으면 무릎에 무리가 가고 종아리가 붓는다.

골반 균형 잡기

허리의 피로를 풀고 골반의 위치를 바로잡아 태아가 바르게 자리 잡을 수 있도록 도와준다. 임산부의 자세를 바르게 만드는 데도 효과적이다.

1 바르게 앉아 양손으로 의자 등받이를 잡은 다음, 척추를 중심으로 골반을 좌우로 움직이며 자세를 바로잡는다.

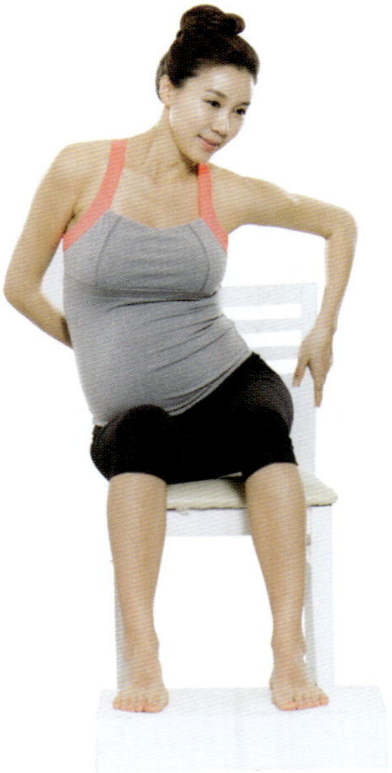

하체 순환 운동

하체의 기혈 순환을 원활하게 하고 근력 향상에 도움을 준다. 다리 라인을 가꾸는 데도 효과적이다.

1 의자에 기대어 바르게 앉은 다음 한쪽 다리를 쭉 뻗어 발끝을 심장 쪽으로 당긴다.

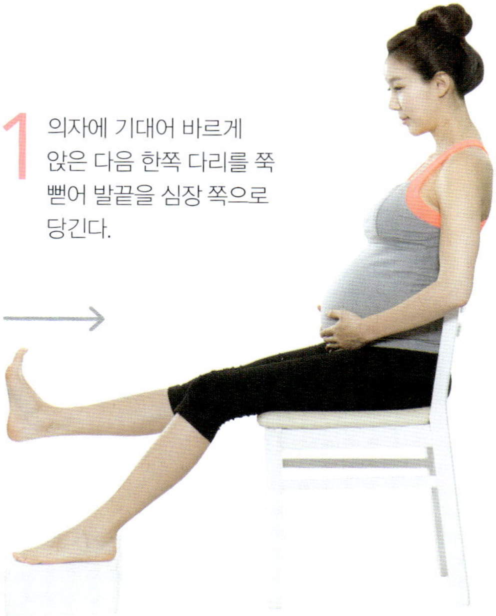

2 발끝을 앞으로 쭉 뻗어 무릎과 발목에 힘을 준다.

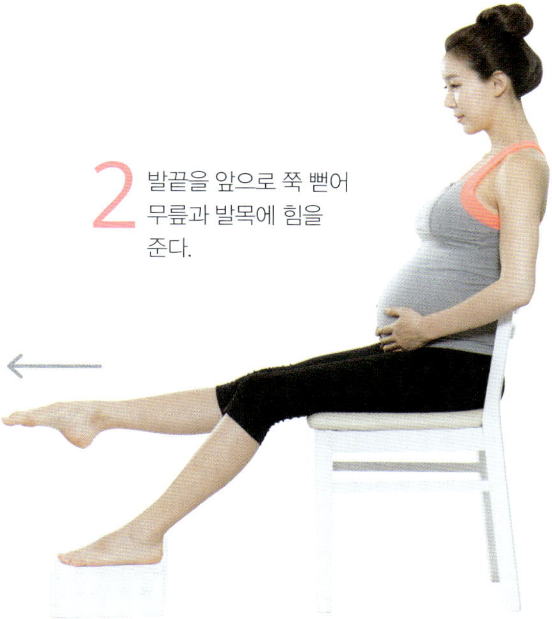

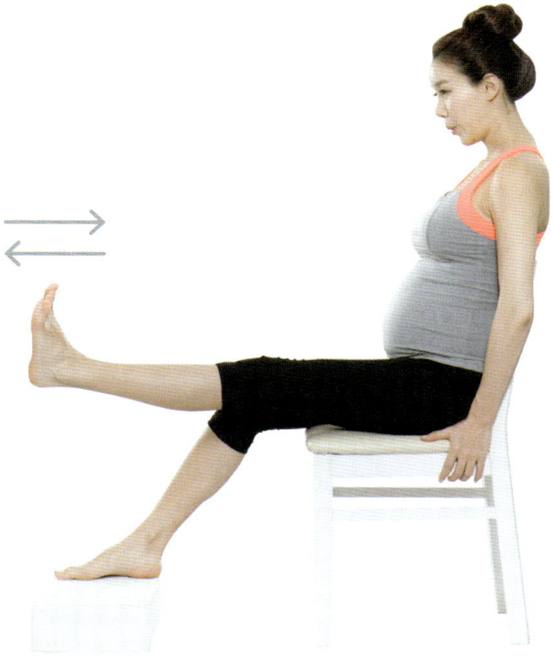

3 반대쪽 다리도 같은 방법으로 한다.

옆구리 늘리기

위장 경락과 간 경락을 자극하여 피로를 풀고 소화 기능을 돕는다.

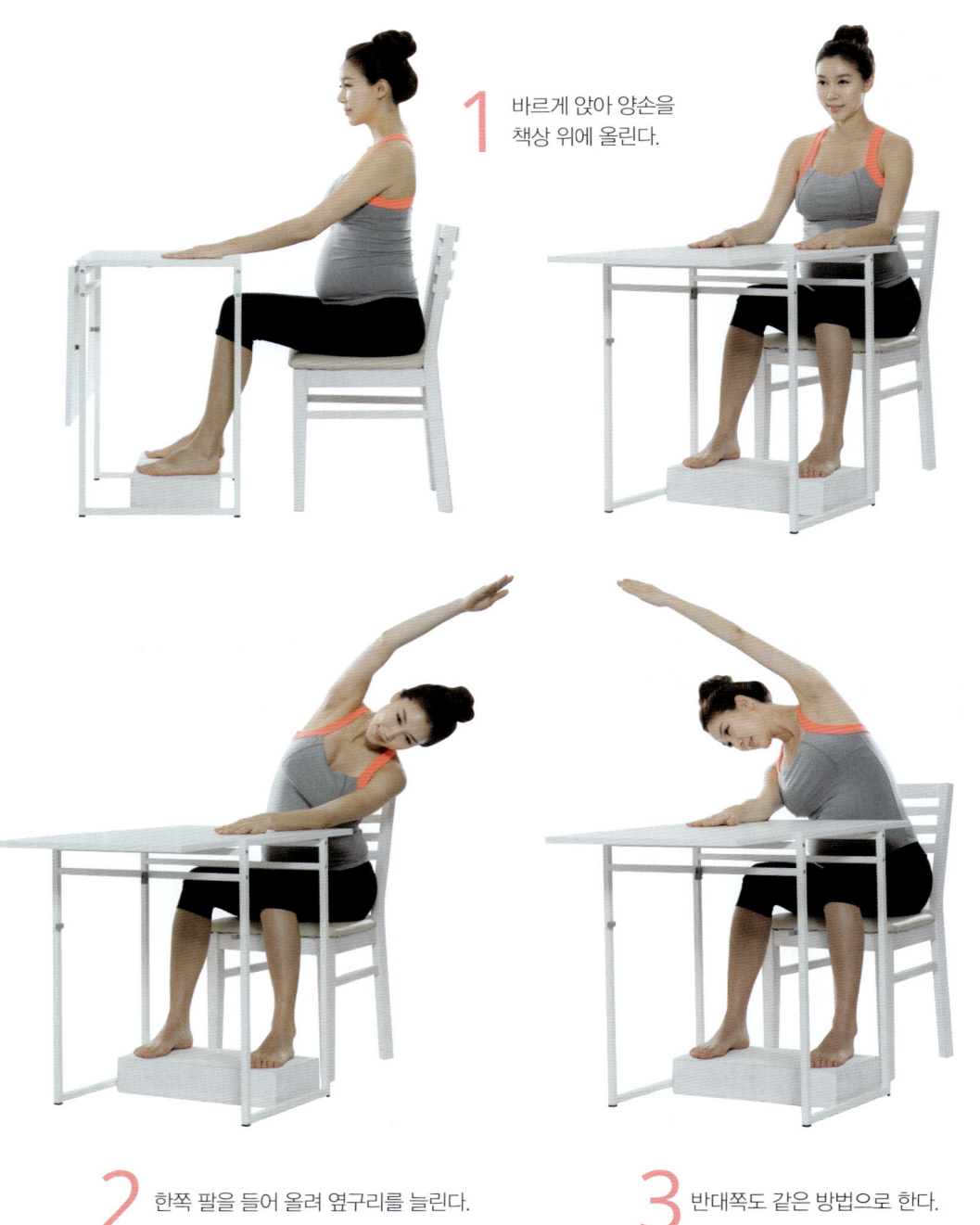

1 바르게 앉아 양손을
책상 위에 올린다.

2 한쪽 팔을 들어 올려 옆구리를 늘린다.

3 반대쪽도 같은 방법으로 한다.

상체 비틀기

복벽을 강화하여 배가 늘어지는 것을 예방하고, 척추를 풀어 허리와 어깨를 이완시킨다.

1 바르게 앉아 한 손은 의자 등받이를 잡고 다른 한 손은 반대쪽 무릎을 잡는다. 상체를 서서히 돌려 복식호흡을 한다. 반대쪽도 같은 방법으로 한다.

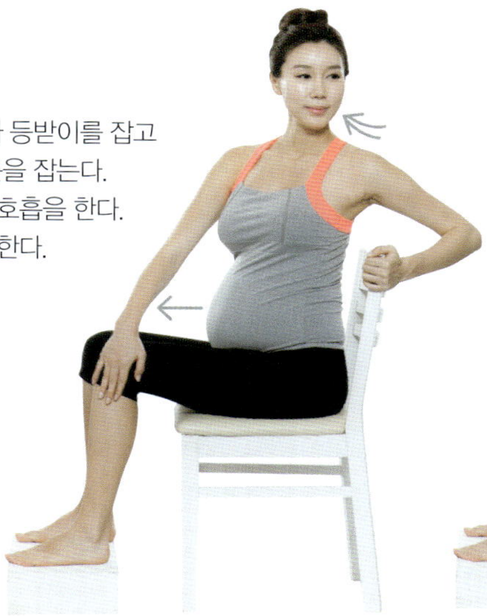

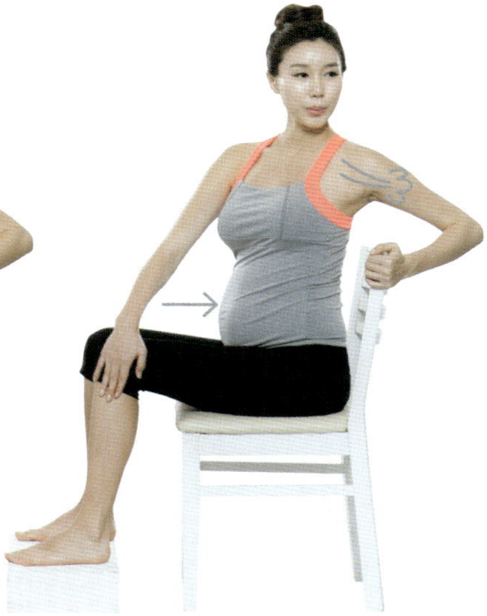

등 운동

가슴을 열고 등을 조이는 동작으로 스트레스 해소에 도움이 된다. 또한 등에 군더더기 살이 붙지 않도록 자극한다.

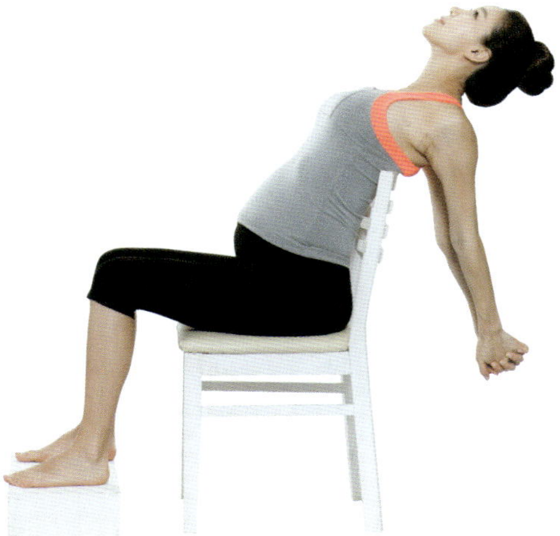

1 의자에 기대어 앉아 양손을 뒤로 깍지 낀다. 가슴을 활짝 열어 숨을 들이마시고 팔을 뒤로 쭉 뻗어 등 근육을 최대한 조인다.

가슴 운동

어깨와 목의 피로를 풀어주고, 가슴을 크게 열어 호흡하면서 스트레스를 해소한다. 긍정적인 마음으로 크고 깊게 호흡하며 자세를 유지한다.

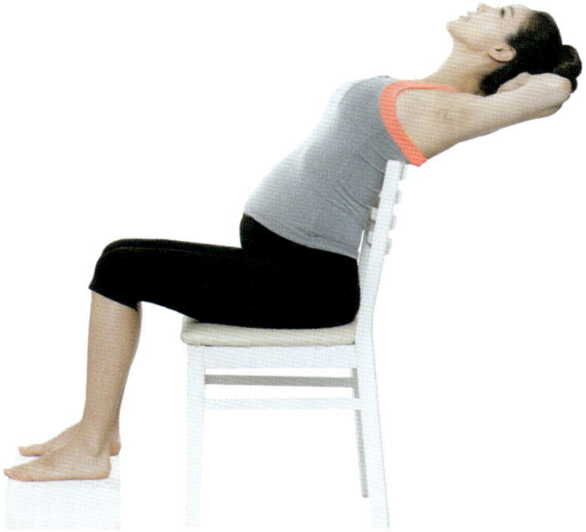

1 의자에 기대어 양손을 머리 뒤로 모은다. 가슴을 활짝 열어 크게 호흡한다.

종아리 마사지

임신 중에는 하체의 혈액순환이 원활하지 못해 다리가 특히 많이 붓는다. 순환이 잘 되도록 틈틈이 종아리를 마사지해 부종을 예방한다.

1 편하게 앉아서 한쪽 다리를 다른 쪽 무릎 위에 올리고 양손으로 종아리를 마사지한다.

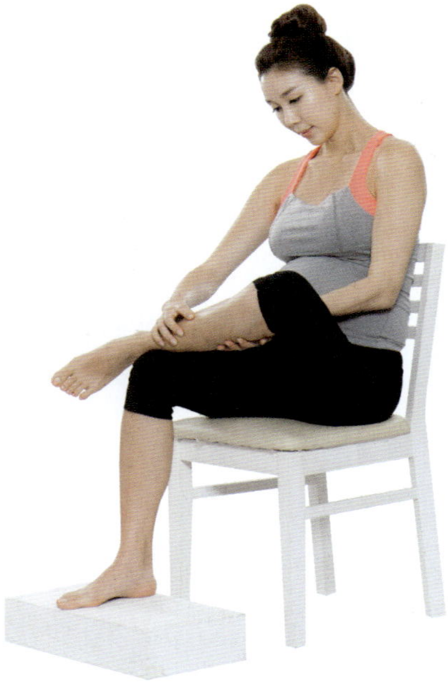

둔근 이완 운동

척추 뒤쪽 좌골신경계의 압박을 풀어주는 동작으로, 허리에 통증이 있거나 하체의 순환이 되지 않을 때 효과적이다. 상체 뒤쪽과 엉덩이까지 자극이 느껴지도록 동작을 한다.

1 한쪽 다리를 다른 쪽 무릎 위에 올리고 상체를 앞으로 숙여 엉덩이에 자극이 오도록 한다. 다리를 바꾸어 같은 방법으로 한다.

Point

이 동작으로 아무런 느낌이나 자극이 없다면 이미 유연한 상태이다. 자극을 더 주지 말고 그대로 자세를 유지한다.

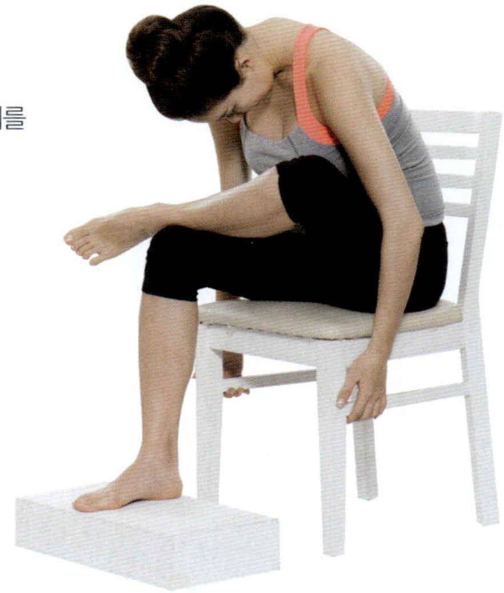

전신 뒷면 늘리기

허벅지 뒤쪽을 유연하게 하고 온몸을 늘리면서 피로를 풀어준다. 배와 척추의 균형을 잡아주는 효과도 있다.

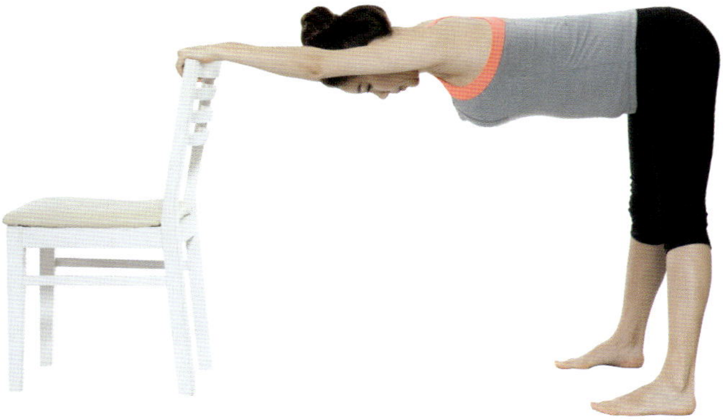

1 책상이나 의자 위에 양손을 올리고 천천히 뒤로 물러나면서 상체를 숙이고 엉덩이를 뒤로 뺀다. 이때 무릎이나 척추가 구부러지지 않을 만큼만 상체를 숙인다.

plus yoga

Step-up 응용 동작

무릎을 한쪽씩 번갈아 구부려 더 강한 자극을 준다.

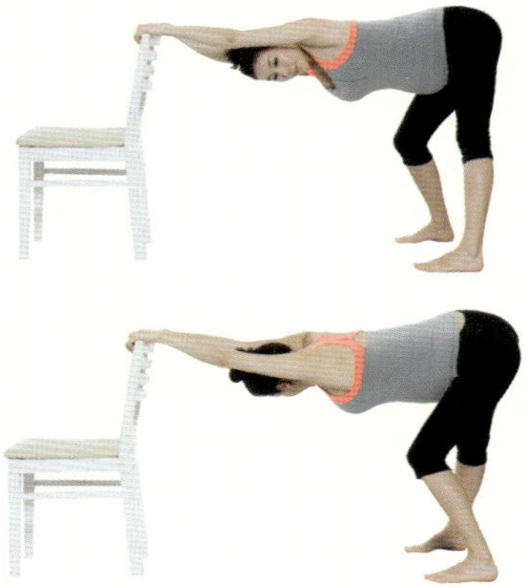

허리 긴장 완화 운동

복벽과 척추의 근육을 탄력 있게 만들고, 바른 자세를 할 수 있도록 유도한다.

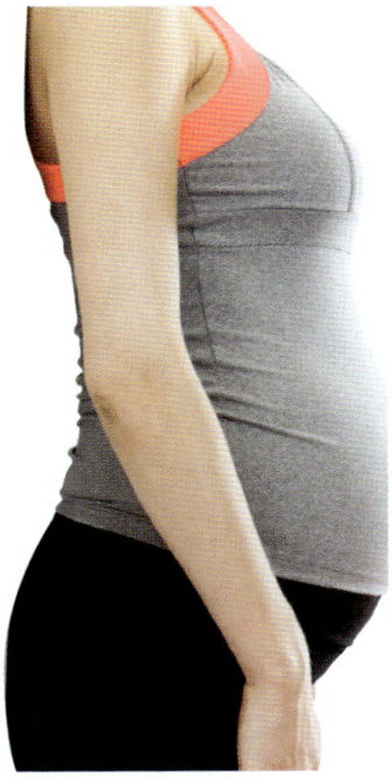

1 등과 어깨는 벽에 붙이고 양발은 살짝 앞으로 내딛어 넘어지지 않도록 균형을 잡고 벽에 기대어 선다.

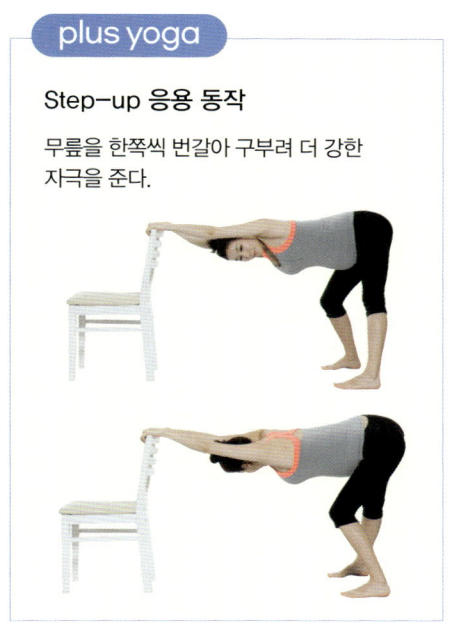

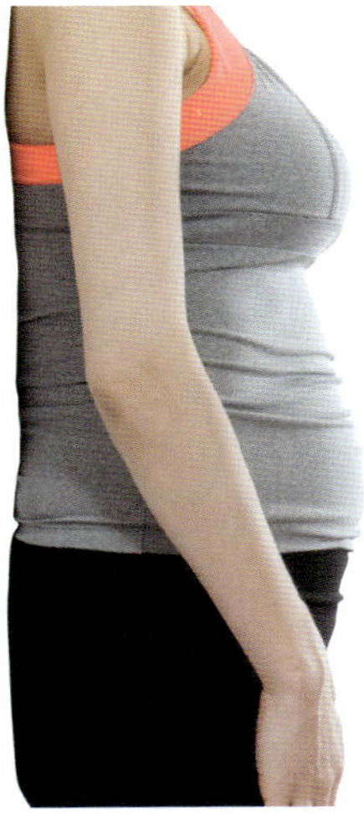

2 숨을 길에 내쉬면서 배를 수축시키고 척추가 벽에 닿도록 최대한 밀착시킨다.

힙업 운동

오래 앉거나 서 있는 임산부의 하체 운동에 좋은 동작으로, 하체의 혈액순환을 돕고 균형감각을 길러준다. 하체의 근육 강화에도 효과적이다.

1 책상이나 의자를 양손으로 짚고 상체를 비스듬히 숙이면서 한 발을 뒤로 뻗는다.

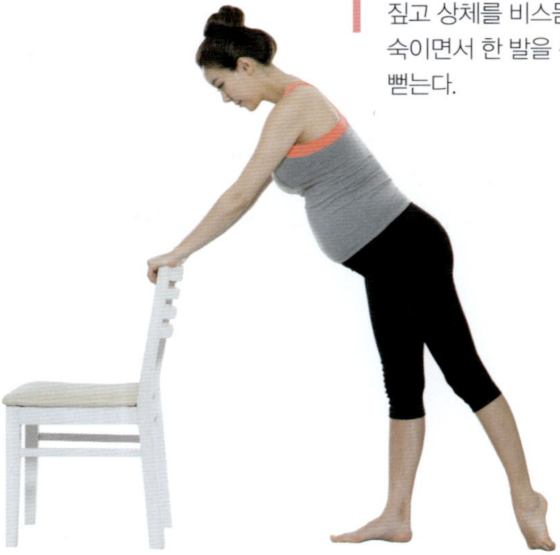

2 뒤로 뻗은 다리를 엉덩이 근육에 자극이 올 정도만 들어 올린다. 균형을 잡으면서 10회 반복하고, 반대쪽도 한다.

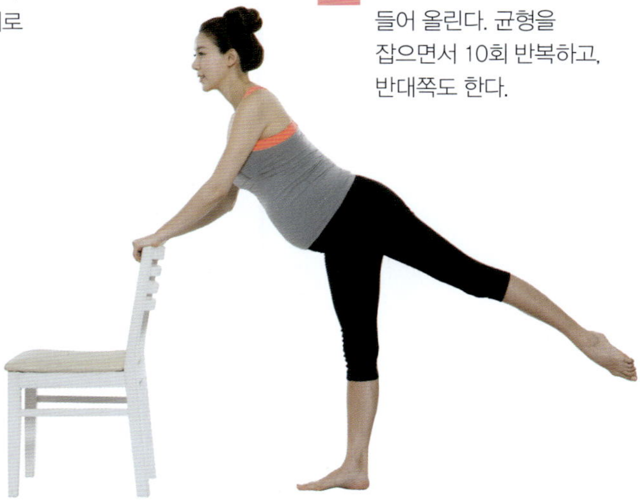

스쿼트

임산부의 근력 손실에 대비하여 근육을 보강하고 하체의 순환을 돕는다. 바른 자세를 유지하는 데도 도움이 된다.

1 책상이나 의자를 한 손으로 짚고 서서 균형을 잡는다.

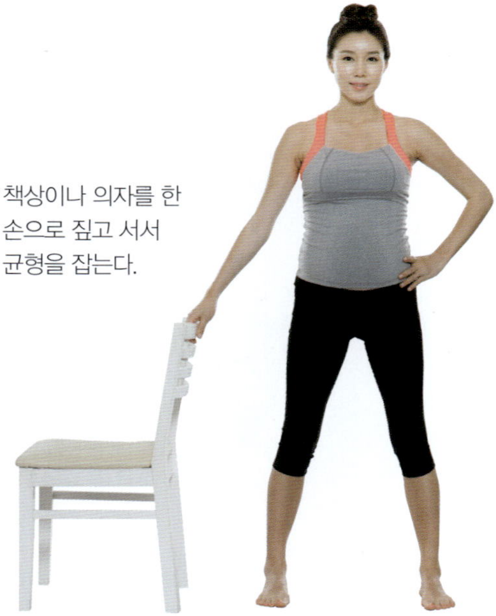

2 무릎을 직각으로 구부려 앉았다가 서서히 일어나는 동작을 반복한다. 일어날 때는 다리와 엉덩이에 힘을 준다.

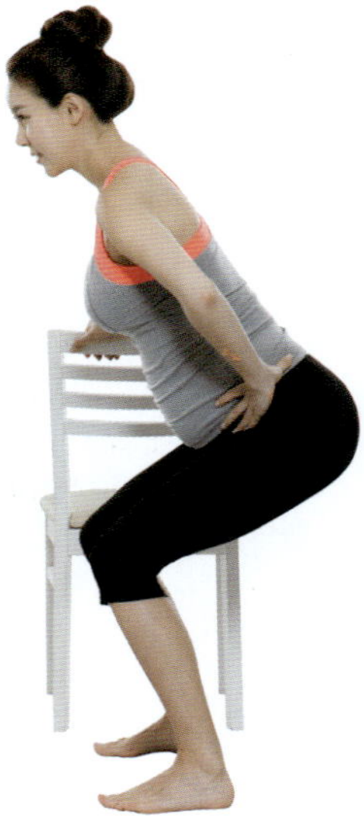

종아리 풀기

오래 앉아 있거나 서 있게 되면 다리 부종뿐 아니라 종아리 경련이 오기 쉽다. 틈틈이 종아리를 늘여 경련을 예방하고 부기를 완화한다.

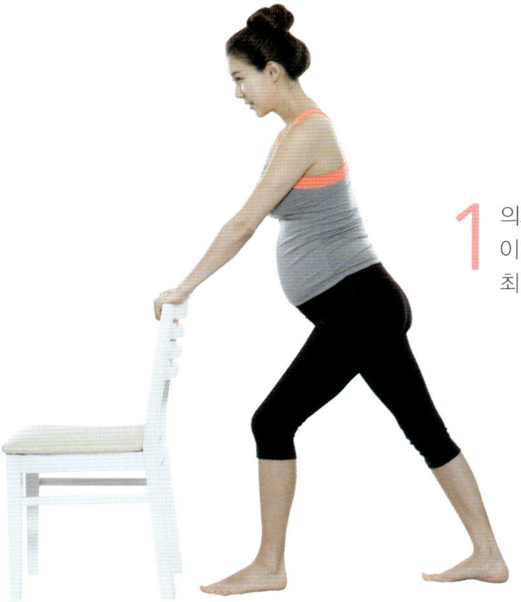

1 의자나 책상을 양손으로 짚고 한쪽 다리를 뒤로 뻗는다. 이때 발바닥을 바닥에 붙여 무릎 뒤에서부터 뒤꿈치까지 최대한 당겨지게 한다. 반대쪽도 같은 방법으로 한다.

휴식

장시간 허리를 펴고 앉아 있으면 척추가 긴장되어 두통이 생기고 몸이 쉽게 피로해진다. 그럴 땐 몸을 웅크려 심신을 안정시키고 긴장된 몸을 잠시 이완시키는 것이 좋다.

1 의자 위나 바닥에 무릎을 꿇고 앉아서 몸을 웅크려 허리와 목을 완전히 이완시킨다. 제자리로 돌아왔다가 다시 앉아 휴식하기를 반복하면서 몸의 피로를 풀어준다.

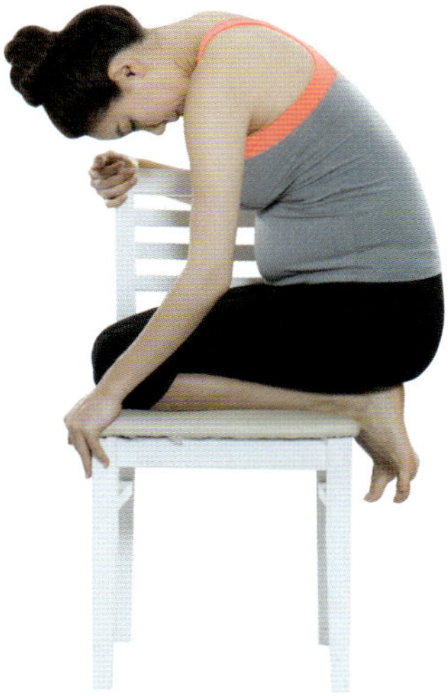

아기는 건강하게, 엄마는 날씬하게

소피아의 임산부 요가

지은이 | 박서희

사진 | 한정수 (Studio etc)
사진 어시스트 | 이문규
진행 | 송미라

장소협찬 | 이글루 스튜디오
의상협찬 | 트루폭시
메이크업 & 헤어 | 현 프로 출장 메이크업, 준오헤어 압구정점, 살롱루즈

편집 | 김연주 권민희
디자인 | 한송이
마케팅 | 신용천 추미경 안효원

인쇄 | 금강인쇄

초판 1쇄 | 2014년 10월 1일
개정판 1쇄 | 2026년 1월 25일

펴낸이 | 이진희
펴낸곳 | (주)리스컴

주소 | 서울시 강남구 테헤란로 87길 22, 7층(삼성동, 한국도심공항)
전화번호 | 대표번호 02-540-5192
편집부 02-544-5194
FAX | 0504-479-4222
등록번호 | 제2-3348

ISBN 979-11-5616-795-2 13590
책값은 뒤표지에 있습니다.